国家出版基金项目
NATIONAL PUBLICATION FOUNDATION

"十三五"國家重點出版物出版規劃項目

本草綱目研究集成

總主編 張志斌 鄭金生

本草綱目影校對照

六

果部

張志斌 鄭金生 校點

科学出版社
龍門書局
北京

圖書在版編目（CIP）數據

本草綱目影校對照. 六, 果部／張志斌, 鄭金生校點. —北京: 龍門書局, 2018.1

（本草綱目研究集成）

"十三五" 國家重點出版物出版規劃項目　國家出版基金項目

ISBN 978-7-5088-5323-9

Ⅰ.①本…　Ⅱ.①張…　②鄭…　Ⅲ.①《本草綱目》　Ⅳ.①R281.3

中國版本圖書館CIP數據核字（2018）第005449號

責任編輯：鮑　燕　曹麗英／責任校對：何艳萍等

責任印制：肖　興／封面設計：黄華斌

科學出版社
龍門書局 出版

北京東黄城根北街 16 號

郵政編碼：100717

http://www.sciencep.com

北京匯瑞嘉合文化發展有限公司 印刷

科學出版社發行　各地新華書店經銷

*

2018年1月第　一　版　開本：787×1092 1/16

2018年1月第一次印刷　印張：33 1/2

字數：795 000

定價：328.00圓

（如有印裝質量問題，我社負責調换）

本草綱目研究集成

學術指導委員會

本草綱目研究集成

編輯委員會

總序

進入二十一世紀，面向高概念時代，科學、人文互補互動，整體論、還原論朝向融通共進。中醫學人更應重視傳承，并在傳承基礎上創新。對享譽全球的重大古醫籍做認真系統的梳理、完善、發掘、升華，而正本清源，以提高學術影響力。晚近，雖有運用多基因網絡開展證候、方劑組學研究，其成果用現代科技語言表述，對醫療保健具有一定意義。然而積學以啟真，述學以爲道，系統化、規範化，多方位、高層次的文獻研究，當是一切中醫藥研究項目的本底，確是基礎的基礎，必須有清醒的認識，至關重要。

中醫千年古籍，貴爲今用。然古籍之所以能爲今用，端賴世代傳承，多方詮釋，始能溝通古今，勵行繼承創新。深思中醫學的發展史，實乃歷代醫家與時俱進，結合實踐，對前輩賢哲大家之醫籍、理論、概念、學説進行詮釋的歷史。而詮釋的任務在於傳達、翻譯、解釋、闡明與創新。詮釋就是要在客體（即被詮釋的文本）框架上，賦予時代的精神，增添時代的價值。無疑，詮釋也是創新。

明代李時珍好學敏思，勤于實踐，治學沉潛敦厚。博求百家而不倦，確系聞名古今之偉大醫藥科學家，備受中外各界人士景仰。明代著名學者王世貞稱其爲「真北斗以南一人」，莫斯科大學將其敬列爲世界史上最偉大的六十名科學家之一（其中僅有兩位中國科學家）。其巨著本草綱目博而不繁，詳而知要，求性理之精微，乃格物之通典。英國著名生物學家達爾文稱之爲「中國古代百科全書」。二〇一一年本草綱目被聯合國教科文組織列入「世界記憶名録」（同時被列入僅兩部中醫藥古籍），實爲中國傳統文化之優秀代表。欲使這樣一部不朽的寶典惠澤醫林，流傳後世，廣播世界，更當努力詮釋，整理發揚。此乃本草綱目研究集成叢書之所由作也。

中國中醫科學院成立六十年以來，前輩學者名醫于坎坷中篳路藍縷，負重前行，啟迪後學，篤志薪火傳承。志斌張教授、金生鄭教授，出自前輩經緯李教授、繼興馬教授之門下，致力醫史文獻研究數十年，勤勉精進，研究成果累累。二〇〇八年歲末，志斌、金生二位學長，联袂應邀赴德國洪堡大學，參與本草綱目研究國際合作課題。歷時三年餘，所獲甚豐。二〇一二年兩位教授歸國後，向我提出開展本草綱目系列研究的建議，令我敬佩。這是具有現實意義的大事，旋即與二位共議籌謀，欲編纂成就一部大型叢書，命其名曰本草綱目研究集成。課題開始之初，得到中醫臨床基礎醫學研究所領導的支持，立項開展前期準備工作。二〇一五年本草綱目研究集成項目獲得國家出版基金資助。此爲課題順利開展的良好機遇與條件。

中醫藥學是將科學技術與人文精神融合得最好的學科，而本草綱目則是最能體現科學百科精神的古代本草學著作，除了豐富的醫藥學知識之外，也飽含語言文字學、儒釋道學、地理學、歷史學等社會科學內容與生物學、礦物學、博物學等自然科學內容，真可謂是「博大精深」。要做好、做深、做精本草綱目的詮釋研究，實非易事。在志斌、金生二教授具體組織下，聯合國內中醫、中藥、植物、歷史地理、語言文字、出版規範等方面專家，組成研究團隊。該團隊成員曾完成中華大典下屬之藥學分典、衛生學分典、醫學分典、婦科總部，以及海外中醫珍善本古籍叢刊、温病大成、中醫養生大成等多項大型課題與巨著編纂。如此多學科整合之團隊，不惟多領域知識兼備，且組織及編纂經驗豐富，已然積累衆多海内外珍稀古醫籍資料。是爲本草綱目研究集成編纂之堅實基礎。

李時珍生於明正德十三年（一五一八）。他窮畢生之智慧財力，殫精竭慮，嘔心瀝血，經三次大修，終於明萬曆六年（一五七八）編成本草綱目。至公元二〇一八年，乃時珍誕辰五百周年，亦恰逢本草綱目成書四百四十周年。志斌、金生二教授及其團隊各位學者能團結一心，與科學出版社精誠合作，潛心數年，將我國古代名著本草綱目研究推向一個高峰！此志當勉，此誠可嘉，此舉堪贊！我國中醫事業有這樣一批不受浮躁世風之影響，矢志不渝於「自由之思想，獨立之精神」的學者，令我備受鼓舞。冀望書成之時培育一輩新知，壯大團隊。感慨之餘，聊撰數語，樂觀厥成。

中央文史研究館館員
中國工程院院士
王永炎
丙申年元月初六

總前言

本草綱目研究集成是本着重視傳承，并在傳承基礎上創新之目的，圍繞明代李時珍本草綱目（此下簡稱綱目）進行系統化、規範化，多方位、高層次整理研究而撰著的一套學術叢書。綱目不僅是中華民族傳統文化的寶典，也是進入「世界記憶名録」，符合世界意義的文獻遺産。欲使這樣一部寶典惠澤當代，流芳後世，廣播世界，更當努力詮注闡釋，整理發揚。本叢書針對綱目之形制與内涵，以「存真、便用、完善、提高、發揚」爲宗旨，多方位進行系統深入研究，撰成多種專著，總稱爲本草綱目研究集成。

我國偉大的醫藥學家李時珍，深明天地品物生滅無窮，古今用藥隱顯有異；亦熟諳本草不可輕言，名不核則誤取，性不核則誤施，動關人命。故其奮編摩之志，窮畢生精力，編成綱目巨著。至公元二〇一八年，乃李時珍誕辰五百周年，亦恰逢綱目成書四百四十周年。當此之際，我們選擇綱目系列研究作爲一項重點研究課題，希望能通過這樣一項純學術性的研究，來紀念偉大的醫藥學家李時珍。

爲集思廣益，本課題成員曾反復討論應從何處着手進行具有創新意義的研究。綱目問世四百餘年間，以其爲資料淵藪，經節編、類纂、增删、續補、闡釋之後續本草多至數百。中、外基於綱目而形成的研究專著、簡體標點、注釋語譯、外文譯注等書，亦不下數百。至於相關研究文章則數以千計。儘管如此，至今綱目研究仍存在巨大的空間。諸如綱目文本之失真，嚴格意義現代標點本之缺如，系統追溯綱目所引原始文獻之空白，綱目藥物及藥圖全面研究之未備，書中涉及各種術語源流含義研究之貧乏，乃至綱目未收及後出本草資料尚未得到拾遺彙編等等，都有待完善與彌補。

在明確了綱目研究尚存在的差距與空間之後，我們決定以「存真、便用、完善、提高、發揚」爲宗旨，編撰下列九種學術研究著作。

一、本草綱目導讀：此爲整個叢書之「序曲」。該書重點任務是引導讀者進入綱目這座宏偉的「金谷園」。

二、本草綱目影校对照：將珍貴的綱目金陵本原刻影印，并結合校點文字及校記脚注，采用單雙頁對照形式，以繁體字豎排的版式配以現代標點，并首次標注書名綫、專名綫。這樣的影印與校點相結合方式，在綱目研究中尚屬首創。此舉旨在最大程度地保存綱目原刻及文本之真，且又便於現代讀者閱讀。

三、本草綱目詳注：全面注釋書中疑難詞彙術語，尤注重藥、病、書、人、地等名稱。此書名爲「詳注」，力求選詞全面，切忌避難就易。注釋簡明有據，體現中外現代相關研究成果與中醫特色，以求便於現代運用，兼補綱目某些語焉不詳之憾。

四、本草綱目引文溯源：綱目「引文溯源」方式亦爲該叢書首創。綱目引文宏富，且經李時珍删繁汰蕪，萃取精華，故文多精簡，更切實用。然明人好改前人書，李時珍亦未能免俗，其删改之引文利弊兼存。此外，綱目雖能標注引文出處，却多有引而不確、注而不明之弊。本書追溯時珍引文之原文，旨在既顯現李時珍錘煉引文之功力，又保存綱目引文之真、落實文獻出處，提高該書的可信度，以便讀者更爲準確地理解綱目文義。

五、本草綱目圖考：此書研究角度乃前所未有。該書將金陵本、錢（蔚起）本、張（紹棠）本三大系統藥圖（各千餘幅）逐一進行比較，考釋綱目藥圖異同之原委，及其與前後本草藥圖之承繼關係，有助於考證藥物品種之本真，彌補綱目原藥圖簡陋之不足。

六、本草綱目藥物古今圖鑒：以綱目所載藥物爲單元，彙聚古代傳統本草遺存之二萬餘幅藥圖（含刻本墨綫圖及手繪彩圖），配以現代藥物基原精良攝影，并結合現代研究成果，逐一考察諸圖所示藥物基原。該書藥物雖基於綱目，然所鑒之圖涉及古今，其便用、提高之益，又非局促於綱目一書。

七、本草綱目辭典：此書之名雖非首創，然編纂三原則却係獨有：不避難藏拙、不抄襲敷衍、立足時珍本意。堅持此三原則，旨在體現專書辭典特色，以別於此前之同名書。所收詞目涉及藥、病、書、人、地、方劑、炮製術語等，以及冷僻字詞典故。每一詞條將遵循史源學原則，追溯詞源，展示詞證，保證釋義之原創性。此書不惟有益於閱讀綱目，亦可有裨於閱讀其他中醫古籍。

八、本草綱目續編：該書雖非詮釋綱目，却屬繼承時珍遺志，發揚綱目傳統之新書。該書從時珍未見之本草古籍及時珍身後涌現之傳統醫藥書（截止於一九一一年）中遴選資料，擷粹删重，釋疑辨誤，仿綱目體例，編纂成書。該書是繼綱目之後，對傳統本草知識又一次彙編總結。

九、本草綱目研究札記：這是一部體裁靈活，文風多樣，内容廣泛的著作。目的在於展示上述諸書在校勘、注釋、溯源、考釋圖文等研究中之思路與依據。綱目被譽爲「中國古代的百科全書」，凡屬上述諸書尚未能窮盡之綱目相關研究，例如綱目相關的文化思考與文字研究等，都可以「研究札記」形式進入本書。因此，該書既可爲本叢書上述子書研究之總「後臺」，亦可爲綱目其他研究之新「舞臺」，庶幾可免遺珠之憾。

本叢書學術指導委員會主任王永炎院士對詮釋學有一個引人入勝的理解，他認爲，詮釋學的任務在於傳達、解釋、闡明和創新，需要獨立之精神，自由之思想。本書的設計，正是基於這樣的一種精神。我們希望通過這樣可以單獨存在的各種子書，相互緊密關聯形成一個有機的整體，以期更好地存綱目之真，使詮釋更爲合理，闡明更爲清晰，寓創新於其中。通過這樣的研究，使綱目這一不朽之作在我們這一代的手中，注入時代的血肉，體現學術的靈魂，插上創新的翅膀。

當然，我們也深知，綱目研究的諸多空白與短板，并非本叢書能一次全部解決。在綱目整理研究方面，我們不敢説能做到完美，但希望我們的努力，能使綱目研究朝着更爲完美的方向邁進一大步。

張志斌　鄭金生

二〇一六年二月十二日

前言

本草綱目影校對照是本草綱目研究集成叢書之一種，主要任務爲「存真」與「便用」。「存真」即存本草綱目（下簡稱綱目）古籍原貌之真、顯李時珍原意之真。「便用」即方便現代讀者閱讀理解及使用。

現代綱目研究在「存真」、「便用」方面已取得了若干進展。例如綱目金陵本已多次影印，簡體校點本亦有多種。校點本中影響最大的是人民衛生出版社首次校點本（劉衡如校）、華夏出版社新校注本（劉衡如、劉山永校注）。此外，前輩學者尚志鈞、錢超塵所校綱目亦都具有很高的學術水準。

本書充分汲取上述工作已取得的成果，又經反復討論，廣泛咨詢，希冀在以下五個方面予以拓展：影校對照、繁體豎排、全式標點（新式標點，加上書名綫與專名綫）、保留原版式用意，以及同版多底本核校。

一　影校對照

中外單一的綱目影印已有多次，但迄今爲止尚未見綱目全本影校對照。近幾十年來校點綱目多采用金陵本，此因金陵本最接近李時珍綱目之真。然指望單一文字校勘以存綱目之真又談何容易！古人云：「校書如掃塵，旋掃旋生。」一個經過現代録入、校排的本子即便達到了最嚴格的出版要求（萬分之一差錯率），則綱目一百九十萬字仍有可能存在一百九十個訛誤！因此，采用影印與校點相對照的方式（簡稱「影校對照」）則可彌補單一校點、單一影印之不足。本書之「影校對照」，即在雙頁展示彩色金陵本書影，單頁給出相應的校點文字并出示校記。在同視野中展現影印、校點頁面，可取相得益彰之效。

本草綱目研究集成叢書中，還設計了本草綱目引文溯源、本草綱目詳注、本草綱目辭典等子書。此數書承擔了綱目引書原文追溯、綱目名詞術語及相關難點解釋等功能。因此本書之「校」，則專注於校正綱目編印過程中之文詞謬誤（兼及部分重要文獻出處錯誤），但注意保存李時珍原意之真。李時珍引文或糅合諸家之文，或以己意改易原文。此等引文只要文理通順，一般不改不注，不爲追求使綱目引文與原文保持一致而喪失綱目原文之真。凡屬李時珍原意，即便後人考其失誤（如全書皆誤出周憲王、李延飛等名稱），仍保留原文，僅加注指出此誤。至於時珍所引之書原文溯源、詞語釋義、義理辨析、藥物品種考訂之類的问題，將留待前述其他專門子書去解決。

二　繁體豎排

國内迄今已出版的綱目校點本無一例外都是簡體字本，且絶大多數是横排本。某些繁體字轉化成簡體字，會導致古籍原始信息丢失。例如：本草書中的「鬱金」與「郁李」、「射干」與「乾薑」、「生薑」與「姜公魚」三組中藥名，其中不同的「鬱」與「郁」、「干」與「乾」、「薑」與「姜」，在簡體字本中就成了相同的「郁」、「干」、「姜」。這類轉换很難尋回原字的形狀與意義，最終或導致永久丢失原字所含信息。

現代簡體字的制定着眼於方便一般民衆的閲讀理解，尚未充分顧及某些專業術語的特殊性。例如，中醫書中的「南面」與「南麪」，前者是指朝南的方位，後者則指南方的麪食。如果采用簡體字表達，兩個風牛馬不相及的概念就混爲一談了。因此，在重要中醫古籍整理中，采用繁體字可以提升存真的程度，避免原始信息丢失。有了繁體字本的基礎，再進行簡體字的整理工作，就可避免簡體字本難以還原的弊病。鑒於綱目至今缺乏繁體校點本，我們選用繁體字來校點綱目全書的意義就不言而喻了。

采用繁體字整理綱目，雖然避免了簡體字易丢失信息之弊，但其難度并没有因此而減輕。因爲古籍中繁體字存在着複雜的異體字取捨问題。二〇一三年版的通用規範漢字表適用於現代簡體字規範，却不盡適用於專業古籍的繁體字整理。因此，必須事先進行深入的相關文字研究。關於本書處理綱目繁體用字的各種問題，本書校後記將詳細羅列。至於本書采用豎排，主要是方便與影印頁的版式對照，并便於體現綱目金陵本原版式特殊含義（詳見下文）。

三 全式標點

全式標點除了使用新式標點諸種符號外，還特別使用了書名綫（波紋綫）與專名綫（直綫）。其中用書名綫代替書名號，用於標注書名及篇名。

關於書名綫

從劉衡如先生開始，現代各種綱目校點本都不加説明地略去了書名號。按説這不符合現代校點的規範要求，但後續校點者都心照不宣地避開這一難題。李時珍對引文出處的標示确實不規範，要逐一認定其所引全部書名并非易事。如食療本草，或簡稱「食療」、「食療方」，或稱「孟詵本草」，或以作者姓或名（「孟詵」、「孟氏」、「詵」及「張鼎」、「鼎」）來代替出處。更有甚者，如綱目「獮猴」之別名「王孫」注出「柳文」。「柳文」究竟是書名？人名？文章名？或某人之書簡稱？不加考察確實難以分辨。劉衡如先生以個人之力首次校點綱目，暫時避開這一難題情有可原。在綱目校點本出現三十多年後，我們再次校點綱目還不解決這一問題，如何向讀者交代？

標示綱目引用書名的確不易。例如「本經」，一般人會以爲是神農本草經的簡稱，實際上并非全都如此。綱目玄石云：「【弘景曰】本經慈石，一名玄石」，此「本經」確指神農本草經。但綱目大黄云：「【震亨曰】大黄苦寒善泄，仲景用之瀉心湯者，正因少陰經不足，本經之陽亢甚無輔……」，此「本經」指的是少陰經脈。而綱目芍藥云：「【别録曰】芍藥生中嶽川谷及丘陵……【承曰】本經芍藥生丘陵。」據上下文，此「本經」實指别録。最後這一類的「本經」是指作者「所本之經」，即其所依據的前人著作。因此遇到此類「本經」，必須將其引文逐條與神農本草經核對，才能判定是本經，還是「所本之經」，方能決定是否標示書名綫。因此準確標示書名綫，關係到考鏡本草學術之源流，絶非小事。

關於專名綫

現代青年讀者可能對專名綫接觸甚少，不明其用。專名綫用于標示專有名詞，包括地名、人名、朝代名、年號名等等。

以地名爲例：綱目紫石英有云：「烏程縣北壟山所出。」此「北壟山」是縣北的「壟山」？抑或山名「北壟山」？只有由專門的歷史地理學者在考證該地名的歷史沿革基礎上，才能確定如何標示專名綫。此句加上正確的專名綫則爲：「烏程縣北壟山」。即位於烏程縣北的壟山。可見沒有專業知識，要想標好專名綫是很困難的。

人名、朝代、年號也常出現疑似易混的問題。熟諳歷史的人知道「梁貞白先生」並非姓梁名貞白，而是梁代的貞白先生（即陶弘景）。但對一般的讀者，則必須將此名詞標示專名綫「梁貞白先生」，才能一目了然。又如「唐永徽故事」，不是關於「唐永徽」此人的故事，而是唐代永徽年間的舊事。

更冷僻一些的名詞，則需要深入考察。例如「宋齊丘化書」，據四庫全書提要考證，該書乃南唐譚峭所撰化書，被宋齊丘剽竊更名。李時珍或直引其名「宋齊丘」。然此「宋齊丘」非指宋代的齊丘，而是五代南唐人，姓宋名嵩，號齊丘子，人稱宋齊丘。所以，其專名號應該標作：「宋齊丘化書」。

當地名與人名并稱時，也會增加專名號標示的難度。如綱目中提到「菑川王美人」，此指菑川（地名）的王姓美人？抑或指菑川王的嬪妃？經深入考證原文所指之後，才知道正確的專名綫當爲「菑川王美人」，亦即「菑川王的嬪妃」之義。

專名綫標注涉及名詞多，難度更有甚於書名綫。因爲書名古今變化不大，又有書志或現存書籍可考。但地名與人名的查找更困難，這些名詞混雜起來就更是難上加難。所以，我們選擇全式標點，實際上是自出難題，向自己發起挑戰。要解決這一難題，就必須采用史源學方法，全面考察綱目所出人名、書名、地名，并對綱目引文進行溯源，才有可能最大限度地解決書名綫、專名綫的標示問題。經過數年的努力，我們已經基本完成了綱目中專名、書名的考察，并在本草綱目研究集成叢書中設立本草綱目引文溯源子書，以保證綱目全式標點有扎實穩固的研究基礎。

四 保留原版式用意

綱目金陵版爲豎排版式，但該版某些横向排列内容也有深意。例如金陵本引據古今經史百家書目中，某些同類書名末字相同的書籍排在同一横列。如圖一的第一、第三横列大多是「譜」，第二横列則大多是「志」。遺憾的是，僅十年之隔的江西本就忽略了金陵本排列原意，將原本的三列改爲兩列（見圖二）。此後現代横排校點本更難看到金陵本原版式用意。因此，保持繁體字豎排，就有可能保留金陵本原版式用意，達到更大的存真效果（見圖二）。

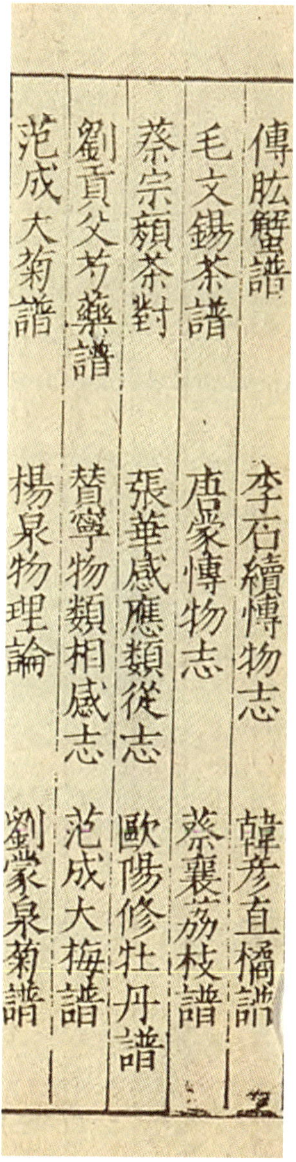
傅肱蟹譜　李石續博物志　韓彥直橘譜
毛文錫茶譜　唐蒙博物志　蔡襄荔枝譜
蔡宗顏茶對　張華感應類從志　歐陽修牡丹譜
劉貢父芍藥譜　賛寧物類相感志　范成大梅譜
范成大菊譜　楊泉物理論　劉蒙泉菊譜

圖一　金陵本百家書目葉書影

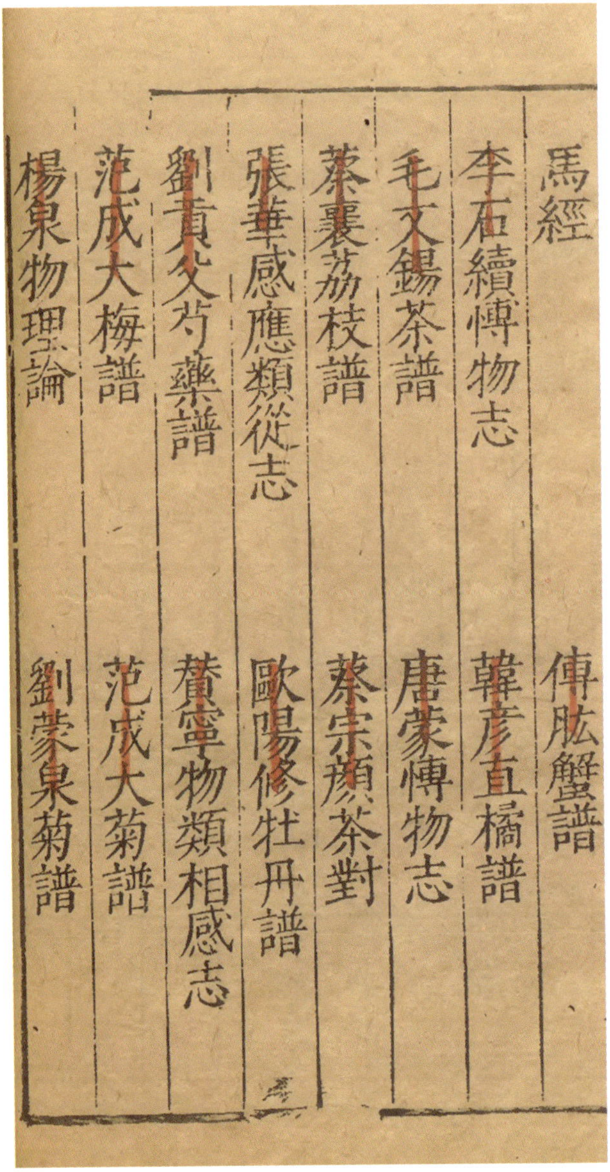
馬經　傅肱蟹譜
李石續博物志　韓彥直橘譜
毛文錫茶譜　唐蒙博物志
蔡襄荔枝譜　蔡宗顏茶對
張華感應類從志　歐陽修牡丹譜
劉貢父芍藥譜　贊寧物類相感志
范成大梅譜　范成大菊譜
楊泉物理論　劉蒙泉菊譜

圖二　江西本百家書目葉書影

傅肱蟹譜　李石續博物志　韓彥直橘録
毛文錫茶譜　唐蒙博物志　蔡襄荔枝譜
蔡宗顏茶對　張華感應類從志　歐陽修牡丹譜
劉貢父芍藥譜　贊寧物類相感志　范成大梅譜
范成大菊譜　楊泉物理論　劉蒙菊譜

圖三　本草綱目影校對照同葉模拟書影

金陵本版式最能反映李時珍的原意，即將具有某一特征的書名平行排列。除上述書名末字相同的書籍之外，有時還將同一作者的書置於同一横列，例如「張仲景金匱玉函方」、「張仲景傷寒論」在同一横列中并排，還有「孫真人千金備急方」「孫真人千金翼」、「孫真人千金髓方」等，都是横向排在一起。若變更版式，就不能一目了然看到其中的聯繫。此外，在綱目金陵版卷二還有多處使用了特殊版式，對理解原文含義均有裨益，兹不贅述。

五　同版多底本核校

綱目各種現代點校本都注意到找一個最爲可靠的底本，故金陵本是大家廣爲運用的底本。但今存各種金陵本在流傳過程中，會有不同的收藏者。這些藏書人的收藏目的可能各不相同。出於實用目的，某些藏書人可能對書中闕、損、訛、脱等問題進行一些修改。而爲了保持書籍的美觀，這種修改可能采用高精度描改方式，使之不易被察覺。對此現象，錢超塵先生早在二〇〇三年就已在北京中醫大學學報上撰文予以批評。若使用經過補訂修改過的某一底本，就很難盡可能准確地反映金陵本的原貌。當今綱目金陵本全世界僅存八部全帙（據日本學者真柳誠先生的最新研究，現存部數可能更多），分藏三個國家的圖書館。其中我國存有兩部，且均是各館的鎮館之寶，輕易不以示人。因此即便學風嚴謹的學者，也很難做到同時采用多種金陵本參校。下面舉兩個因單一底本致誤之例。

其一，卷十七「蕳茹」條「根」之「氣味」：「【普曰】神農：辛。岐伯：酸、鹹，有毒。李當之：大寒。【之才曰】甘草爲之使，惡麥門冬。」其中「有毒」與「惡麥」四個字，因此葉原書版刻缺損左下角而字殘闕。核對日本國會本、内閣本、美國國會本、中研院（中國中醫科學院）本均如此（見圖四至图七），惟上圖本經描補（見圖八）。其描補的「有毒」「惡」三字，可謂是天衣無縫，惟有最後一個「麥」低於正常行格，可被看出。因此，此前的校點本可能用的都是上圖本作爲底本，均只校出了一個「麥」字，其校語反映的并非金陵本原貌。

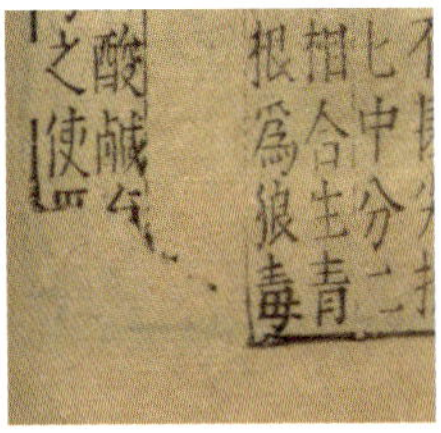

圖四　美國國會本蕳茹

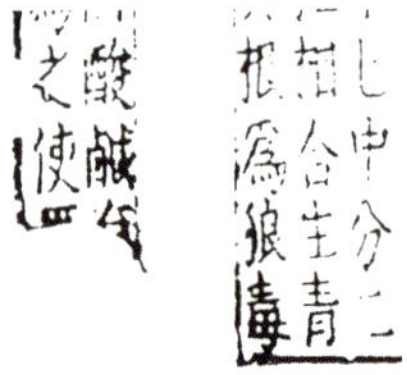

圖五　内閣本蕳茹

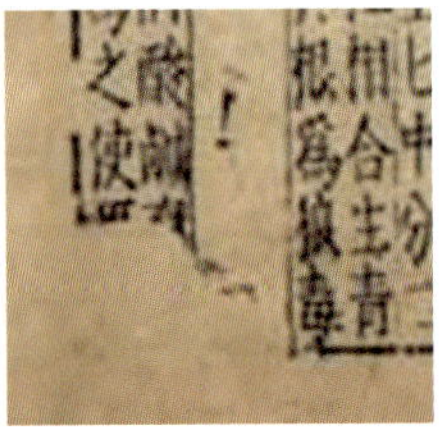

圖六　中研院本蕳茹

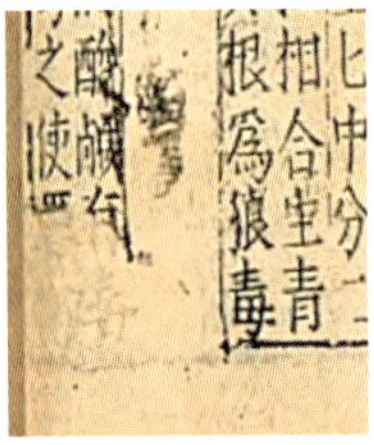

圖七　日本國會本蕳茹

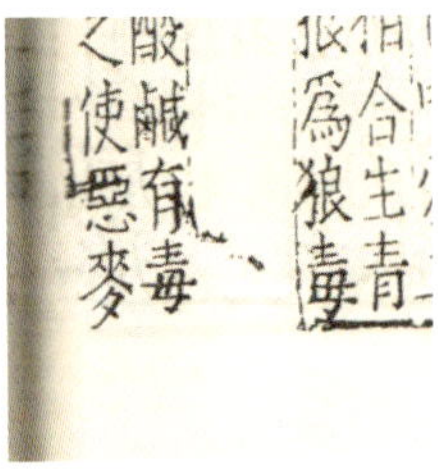

圖八　上圖本蕳茹

其二，卷十八旋花條「釋名」：「【炳曰】旋葍當作葍旋音福鏇，用根入藥。別有旋覆音璿伏，用花入藥。今云旋葍，誤矣。【頌曰】別録言其根主續筋，故南人呼爲續筋根。一名㹠腸草，象形也。【宗奭曰】世俗謂之鼓子花，言其花形肖也。【時珍曰】其花不作瓣狀，如軍中所吹鼓子，故有旋花、鼓子之名。」這一葉中，第一至四行的第十二字「用、呼、言、有」（凡四字），均缺損。還是一樣的問題，上圖本與中研院本經相對精細的描補（見圖九、十），不易分辨。其他，除內閣本尚保留原貌外（見圖十一），日本國會本與美國國會本也經過某些描補，但描補的方式比較粗略，甚至用的是紅筆（圖十二、圖十三）。通過五本對照，描補的問題則昭然顯示。同理，單一使用上圖本作爲底本的學者，就注意不到此處金陵本的原貌。

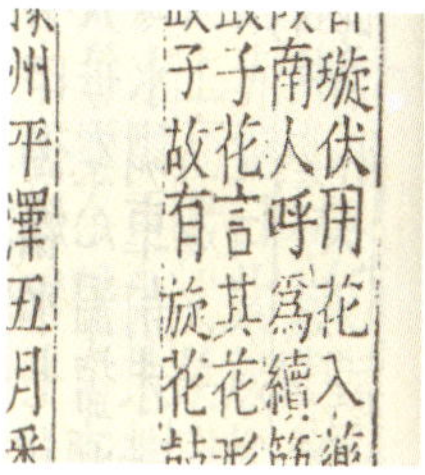
圖九　上圖本旋花

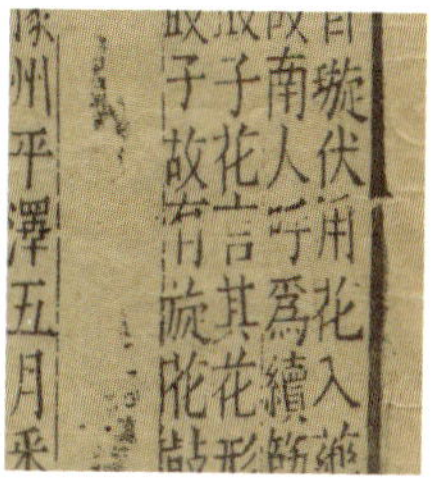
圖十　中研院本旋花

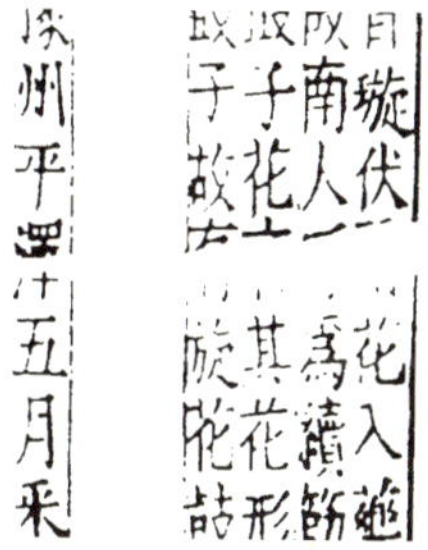
圖十一　內閣本旋花

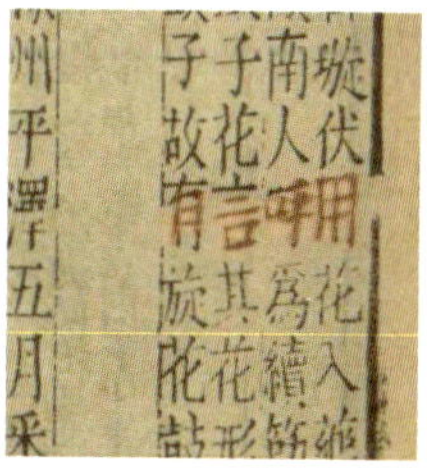
圖十二　日本國會本旋花

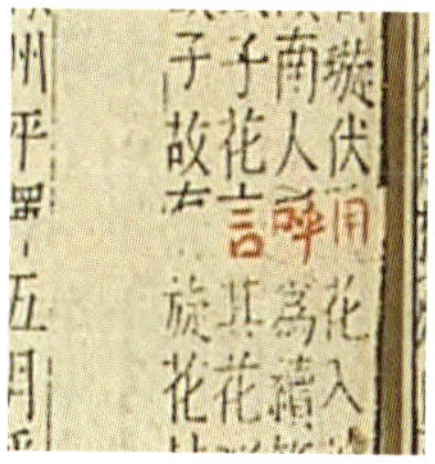
圖十三　美國國會本旋花

針對綱目這樣一部前人已經做過多次校點的偉大著作，如果想要在前人的基礎上有所超越，再次整理必須采取同版多底本進行核校。我們課題在前期工作中，爲了應對現存本草綱目若干金陵本被收藏者描補修改的問題。收集了現存八個全帙本中的五個。即：上海圖書館、中國中醫科學院圖書館、日本國立公文書館内閣文庫、日本國會圖書館、美國國會圖書館的藏本，以求得覽綱目金陵本最真實的原本面貌。

我們課題組希望在影校對照、繁體字豎排、加注書名綫與專名綫、保留原版式用意、同版多底本核校，這五個方面填缺補漏，精益求精，以期傳達更能存真，解釋更爲合理，闡述更爲清晰。但上述工作存在諸多困難，我們不敢説已經做得很好，但希望儘可能地朝着完美方向前進一步。歡迎中醫藥界同仁、各界朋友、各位讀者對本書校點所做的工作及存在的問題提出批評指正。

張志斌　鄭金生

二〇一七年二月八日

校點凡例

一、本書采用影印與校點結合、分單雙頁對照形式整理本草綱目（以下簡稱綱目）。校點部分使用繁體字、竪排，并儘量保持綱目金陵本原版式，以利存真、便讀。

二、本書影校以日本國會圖書館所藏金陵本爲底本（簡稱日本國會本），必要時核校另外四部金陵本：美國國會圖書館（美國國會本）、日本國立公文書館内閣文庫（内閣本）、中國中醫科學院圖書館（中研院本）、上海市圖書館（上圖本）藏本。

三、綱目版本除金陵本爲祖本外，明清時存在三個版本系統：江西本、錢蔚起本（錢本）、張紹棠本（張本）。今取江西本爲主校本，必要時參校錢本與張本，并充分汲取現代校勘研究成果，如人民衛生出版社劉衡如校點本（人衛本）、華夏出版社劉衡如、劉山永校注本（華夏本）、上海科學技術出版社錢超塵等校點本（上科本）、安徽科學技術出版社尚志鈞、任何校點本（安科本）等。參校本中還有李時珍曾大量引用的證類本草、普濟方等多種書籍。上述校勘用書及其版本等相關信息詳見本書末所附校後記。

四、本書專注於校正綱目編印過程所致文詞（或重要出處）謬誤，但注意保存李時珍原意之真。綱目引文或有化裁、增減，只要不悖原意、文理通順者，一般不改不注。若可能屬李時珍原意之誤，則出注指誤，不改原文。鑒於綱目祖本爲明後期坊刻本，明清翻刻本又罕有碩學通儒爲之校勘，故本書校勘綱目時，首重追溯引文相關原始文獻，不追求與金陵本以後諸翻刻本相合。若時珍所引原書已佚，或時珍自撰之文，無法溯源求本，則先據主校本，次爲參校本，擇善而從。疑難字詞、術語含義及學術爭議等，一般不加評注，可參本草綱目研究集成所含本草綱目引文溯源、本草綱目詳注、本草綱目辭典等子書。

五、本書校點文字版式多遵原書，惟將原雙行小字改作單行。另原書卷首之分卷目録及卷前標題或簡或繁，很不統一。現從中選擇相對規範的方式予以統一，如「本草綱目石部目録第十一卷」及「本草綱目石部第十一卷」。正文之前言「某類若干種」，時或大字，時或小字，現統一用大字表示，如「草之一 山草類三十一種」。凡卷末「某卷終」、「某部某卷終」等字樣，原書或有或無，并無定規，今均予删除。

六、原目録一仍其舊，統計數字一般按時珍所出。目録與正文不符時，出注説明。全書及每部書之前，另按正文實際内容新編目録。綱目附圖兩卷，圖頁所出藥名亦另編目録。目録中大字爲原藥圖上方横排藥名，小字爲圖内所注文字。

七、本書采用現代標點，并標注專名綫、書名綫。其中「某某方」，經溯源核實確有其書，或代指其書者，則標以書名號。否則視作方劑出處「某人之方」，僅將姓氏標注專名號。又「某氏方」，若作者之名不確，或雖有名而非特指某書者，一般不標書名號，僅標「某氏方」。如「胡氏方」（可能指胡氏婦人方、胡濙衛生易簡方）、「崔氏方」（可能指崔玄亮方、崔知悌方、崔行功方）、「張仲景方」（源於今本傷寒論、金匱要略）等。

八、校勘文字采用「改誤加注」與「指誤加注」結合。偶有同一誤字在同一藥條或同頁中反復出現，僅在首注中指明「下同此誤徑改」。

九、本書屬古籍整理，力求保存古籍原貌。書中内容、藥物劑量及所用藥物，若有與現代不相適應者，不做任何删改。李時珍对原方劑量有意改動者，除過於出格者外，均不予修改、注釋。

十、本書原本用字情況比較複雜，涉及通假字、古今字、異體字、俗體字、訛誤等多種用字情況。經逐字研究并參考其他古籍整理經驗，確立如下處理原則：

①通假字、古今字、避諱字等，一般不改不注。

②異體字，凡無歧義者采用正字。字有多義，以各從底本爲基本原則，參照通用規範漢字字典等語詞工具書，以及中華書局新字形及異體字統改字表與中華大典異體字規範字表兩個相对權威的古籍整理内部文件斟酌處理。

③俗訛字，一般按俗訛從正的原則改正。

④本草綱目專用、行業專用字，李時珍個人用字觀點，特别是藥名、地名、書名、中醫術語等專業術語的用字，本着名從主人、釋從主人原則，凡不悖字理者，均不加改動。

⑤凡藥名用字，在不違背保留藥物别名原則的基礎上，以誤名、異體從正（按以上俗訛字改

正之例）、別名從本、譯名從音、習用從俗爲原則處理。

⑥若屬古籍常用字時，或處於兩可之間，或難以用以上各條歸類處理者，本着尊重底本的原則，各從底本。

⑦根據上述各類形義有某種關聯的用字取捨原則，制定本書「形義相關用字取捨表」，附載於本書第十部以備考。

⑧若屬古刻本常見混用字，如「已、己、巳」、「七、匕」、「水、氷」等等，按文義徑改不注，并在本書第十部給出全部常見形誤徑改字表。

十一、凡校記涉及內証，即依據綱目本書者，省略「本書」二字，直接給出卷次及藥條。

十二、凡校记涉及其他古籍，凡通用名著（如爾雅、説文等），按古籍整理慣例標示出處；其他書籍一般按書名、卷次、篇名（或方名）二級標示出處。

本草綱目影校對照總目録

第十三卷　山草類
第十四卷　芳草類

第二册　草部中

第十五卷　隰草類
第十六卷　隰草類

第三册　草部下

第十七卷　毒草類
第十八卷　蔓草類　附録諸藤
第十九卷　水草類
第二十卷　石草類
第二十一卷　苔類、雜草類、有名未用

第五部　穀菜部

第二十二卷　穀部　麻麥稻類
第二十三卷　穀部　稷粟類
第二十四卷　穀部　菽豆類
第二十五卷　穀部　造釀類
第二十六卷　菜部　葷辛類
第二十七卷　菜部　柔滑類
第二十八卷　菜部　蓏菜類、水菜類、芝栭類

第六部　果部

第二十九卷　五果類
第三十卷　山果類
第三十一卷　夷果類
第三十二卷　味類
第三十三卷　蓏類、水果類　附録諸果

第七部　木與服器部

第三十四卷　木部　香木類
第三十五卷　木部　喬木類
第三十六卷　木部　灌木類
第三十七卷　木部　寓木類、苞木類、雜木類　附録諸木

六　果部目録

六 果部

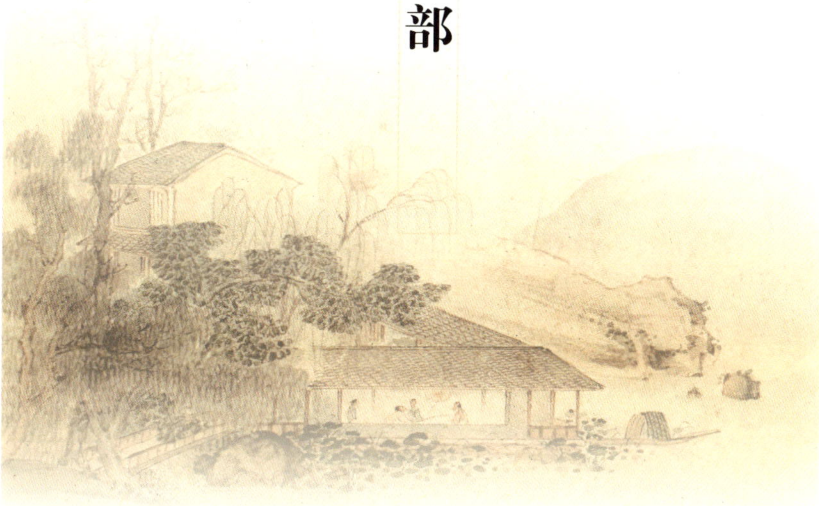

本草綱目果部目録第二十九卷

李時珍曰木實曰果草實曰蓏熟則可食乾則可脯豐儉可以濟時疾苦可以備藥輔助粒食以養民生故素問云五果爲助五果者以五味五色應五臟李杏桃栗棗是矣古書欲知五穀之收否但看五果之盛衰（李主小豆杏主大麥桃主小麥栗主稻棗主禾）禮記内則列果品菱椇榛瓜之類周官職方氏辨五地之物山林宜皁物（柞栗之屬）川澤宜膏物（菱芡之屬）丘陵宜核物（梅李之屬）甸師掌野果蓏場人樹果蓏珍異之物以時藏之觀此則果蓏之土産常異性味良毒豈可縱嗜欲而不知物理乎於是集草木之實號爲果蓏者爲果部凡一百二十七種分爲六類曰五果曰山曰夷曰味曰蓏曰水（舊本果部三品共五十三種今移一種入菜部四種入草部自木部移入併附三十一種草部移入四種菜部移入一種外類移入四種）

本草綱目果部目録第二十九卷

李時珍曰：木實曰果，草實曰蓏。熟則可食，乾則可脯。豐儉可以濟時，疾苦可以備藥。輔助粒食，以養民生。故素問云：五果爲助。五果者，以五味、五色應五臟，李、杏、桃、栗、棗是矣。古書欲知五穀之收否，但看五果之盛衰。李主小豆，杏主大麥，桃主小麥，栗主稻，棗主禾。禮記內則列果品菱、椇、榛、瓜之類。周官職方氏辨五地之物，山林宜皂物，柞、栗之屬。川澤宜膏物，菱、芡之屬。丘陵宜核物。梅、李之屬。甸師掌野果蓏。場人樹果蓏珍異之物，以時藏之。觀此，則果蓏之土産常異，性味良毒，豈可縱嗜欲而不知物理乎？於是集草木之實號爲果蓏者爲果部，凡一百二十七種。分爲六類，曰五果，曰山，曰夷，曰味，曰蓏，曰水。舊本果部三品共五十三種。今移一種入菜部，四種入草部。自木部移入併附三十一種，草部移入四種，菜部移入一種，外類移入四種。

神農本草經一十一種 梁陶弘景註　名醫別録一十七種 同上
唐本草一十一種 唐蘇恭　本草拾遺二十種 唐陳藏器
海藥本草一種 唐李珣　食性本草一種 唐陳士良
食療本草一種 唐孟詵　開寶本草一十九種 宋馬志
嘉祐本草二種 宋掌禹錫　圖經本草五種 宋蘇頌
日華本草二種 宋人大明　食物本草一種 明汪穎
日用本草一種 元吳瑞　本草會編一種 明汪機
本草綱目三十三種 明李時珍
附註 魏吳普本草　李當之本草　宋雷斅炮炙論
齊徐之才藥對　唐甄權藥性　孫思邈千金
唐蕭炳四聲　楊損之刪繁　蜀韓保昇重註
宋寇宗奭衍義　唐慎微證類　金張元素珍珠囊
元李杲法象　王好古湯液　朱震亨補遺
明寧原食鑑　周憲王救荒　陳嘉謨蒙筌

果之一 五果類一十一種

神農本草經一十一種梁陶弘景註　名醫別録一十七種同上
唐本草一十一種唐蘇恭　本草拾遺二十種唐陳藏器
海藥本草一種唐李珣　食性本草一種唐陳士良
食療本草一種唐孟詵　開寶本草一十九種宋馬志
嘉祐本草二種宋掌禹錫　圖經本草五種宋蘇頌
日華本草二種宋人大明　食物本草一種明汪穎
日用本草一種元吳瑞　本草會編一種明汪機
本草綱目三十三種明李時珍

【附註】魏吳普本草　李當之本草　宋雷斅〔一〕炮炙論
齊徐之才藥對　唐甄權藥性　孫思邈千金
唐蕭炳四聲　楊損之删繁　蜀韓保昇重註
宋寇宗奭衍義　唐慎微證類　金張元素珍珠囊
元李杲法象　王好古湯液　朱震亨補遺
明寧原食鑑　周憲〔二〕王救荒　陳嘉謨蒙筌

果之一　五果類一十一種

〔一〕斅：原作「效」。今據卷一歷代諸家本草改。
〔二〕憲：據明史周定王橚傳當作「定」。

李別錄 杏別錄 巴旦杏綱目 梅本經
榔梅綱目 桃本經 栗別錄 天師栗綱目
棗本經 仲思棗開寶 苦棗食性
右附方舊一百一十三新一百零八

李別録○徐李附　杏別録　巴旦杏綱目　梅本經

榔梅綱目　桃本經　栗別録　天師栗綱目

棗本經　仲思棗開寶　苦棗食性

右附方舊一百一十三，新一百零八。

本草綱目第二十九卷　果部一

果之一　五果類一十二種

李（別錄下品）

【釋名】嘉慶子（時珍曰按羅願爾雅翼云李乃木之多子者故字從木子竊謂木之多子者多矣何獨李稱木子耶按素問言李味酸屬肝東方之果也則李於五果屬木故得專稱爾今人呼乾李爲嘉慶子按韋述兩京記云東都嘉慶坊有美李人稱爲嘉慶子久之稱謂既熟不復知其所自矣梵書名李曰居陵迦）

【集解】（弘景曰李類甚多京口有麥李麥秀時熟小而肥甜核不入藥姑熟有南居李解核如杏子形者入藥爲佳志曰李有綠李黃李紫李牛李水李並甘美堪食核不中用有野李味苦核仁入藥頌曰李處處有之郭璞註爾雅休乃無實李也一名趙李座音磋接慮李也一名麥李細實有溝道與麥同熟駁乃赤李也陶氏所謂南居李今不復識醫家但用核若杏核者宗奭曰李樹大者高丈許一種御李子大如櫻桃紅黃色先諸李熟醫家用者亦少時珍曰李綠葉白花樹能耐久其種近百其子大者如杯如卵小者如彈如櫻其味有甘酸苦澀數種其色有青綠紫朱黃赤縹綺胭脂青皮紫灰之殊其形有牛心馬肝柰李杏李水李離核合核無核匾縫之異其產有武陵房陵諸李早則麥李御李四月熟

本草綱目果部第二十九卷

果之一　五果類一十一〔一〕種

李 別録下品

【釋名】嘉慶子。【時珍曰】按羅願爾雅翼云：李乃木之多子者，故字從木、子。竊謂木之多子者多矣，何獨李稱木子耶。按素問言李味酸屬肝，東方之果也。則李於五果屬木，故得專稱爾。今人呼乾李爲嘉慶子。按韋述兩京記云：東都嘉慶坊有美李，人稱爲嘉慶子。久之稱謂既熟，不復知其所自矣。梵書名李曰居陵迦。

【集解】【弘景曰】李類甚多。京口有麥李，麥秀時熟，小而肥甜，核不入藥。姑熟有南居李，解核如杏子形者，入藥爲佳。【志曰】李有緑李、黄李、紫李、牛〔二〕李、水李，並甘美堪食，核不中用。有野李，味苦，核仁入藥。【頌曰】李處處有之。郭璞註爾雅：休，乃無〔三〕實李也。一名趙李。痤，音磋，接慮李也。一名麥李。細實〔四〕有溝道，與麥同熟。駁，乃赤李也。陶氏所謂南居李，今不復識。醫家但用核若杏核者。【宗奭曰】李樹大者高丈許。一種御李子，大如櫻桃，紅黄色，先諸李熟，醫家用者亦少。【時珍曰】李，緑葉白花，樹能耐久，其種近百。其子大者如杯如卵，小者如彈如櫻。其味有甘、酸、苦、澀數種。其色有青、緑、紫、朱、黄、赤、縹綺、胭脂、青皮、紫灰之殊。其形有牛心、馬肝、柰李、杏李、水李、離核、合核、無核、匾縫之異。其産有武陵、房陵諸李。早則麥李、御李，四月熟。

〔一〕一：原作「二」。今據本卷目録改，與藥物實數合。
〔二〕牛：政和證類卷二十三李核人「今按」引「别本注」作「生」。大觀證類作「朱」。
〔三〕無：此前原有一字闕。今據證類卷二十三李核人删。
〔四〕實：原作「熟」。今據改同上。

遲則晚李冬李十月十一月熟又有季春李冬花春實也按王禎農書云北方一種御黃李形大而肉厚核小甘香而美江南建寧一種均亭李紫而肥大味甘如蜜有擘李熟則自裂有餻李肥粘如餻皆李之嘉美者也今人用鹽曝糖藏蜜煎爲果惟曝乾白李有益其法夏李色黃時摘之以鹽挼去汁合鹽晒萎去核復晒乾薦酒作飣皆佳

實【氣味】苦酸微溫無毒時珍曰：味甘酸其苦澀者不可食不沉水者有毒不可食大明曰多食令人臚脹發虛熱詵曰臨水食之令發痰瘧不可合雀肉食合蜜食損五臟宗奭曰不可合漿水食發霍亂澀氣而然服术人忌之【主治】曝食去痼熱調中別錄去骨節間勞熱孟詵肝病宜食之思邈

核仁【氣味】苦平無毒【主治】僵仆踒折瘀血骨痛別錄令人好顏色吳普治女子少腹腫滿利小腸下水氣除浮腫甄權治面䵟黑子蘇頌

【附方】舊一新一女人面䵟用李核仁去皮細研以雞子白和如稀餳塗之至旦以漿水洗去後塗胡粉不過五六日效忌見風崔元亮海上方蝎蠆螫痛苦李仁嚼塗之良古今錄驗

遲則晚李、冬李，十月、十一月熟。又有季春李，冬花春實也。按王禎農書云：北方一種御黄李，形大而肉厚核小，甘香而美。江南建寧一種均亭李，紫而肥大，味甘如蜜。有擘李，熟則自裂。有餻李，肥粘如餻。皆李之嘉美者也。今人用鹽曝、糖藏、蜜煎爲果，惟曝乾白李有益。其法：夏李色黄〔一〕時摘之，以鹽挼去汁，合鹽晒萎，去核復晒乾，薦酒、作飣皆佳。

實。【氣味】苦、酸，微温，無毒。【時珍曰】李〔二〕味甘酸，其苦澁者不可食。不沉水者有毒，不可食。【大明曰】多食令人臚脹，發虚熱。【詵曰】臨水食之，令發痰瘧。不可合雀肉食。合蜜食，損五臟。【宗奭曰】不可合漿水食，發霍亂，澀氣而然。服术人忌之。【主治】曝食，去痼熱，調中。别録。去骨節間勞熱。孟詵。肝病宜食之。思邈。

核仁。【氣味】苦，平，無毒。【主治】僵仆踒折，瘀血骨痛。别録。令人好顔色。吴普。治女子少腹腫滿。利小腸，下水氣，除浮腫。甄權。治面䵟黑子。蘇頌。

【附方】舊一，新一。女人面䵟。用李核仁去皮細研，以雞子白和如稀餳塗之。至旦以漿水洗去，後塗胡粉。不過五六日效。忌見風。崔元亮海上方。蠍蠆螫痛。苦李仁嚼塗之，良。古今録驗。

〔一〕色黄：此後原有十一字闕。今從江西本删。
〔二〕李：原闕一字。今從補同上。

根白皮【修治】時珍曰：李根皮取東行者，刮去皺皮，炙黃入藥用。別錄不言用何李，李根亦不言其味，但藥性論云入藥用苦李根皮，味鹹。而張仲景治奔豚氣奔豚湯中用甘李根白皮，則甘苦二種皆可用與？

【氣味】大寒，無毒。大明曰：涼，無毒。【主治】消渴，止心煩逆奔豚氣。別錄。治瘡。吳普。煎水含漱，治齒痛。弘景。煎汁飲，主赤白痢。大明。炙黃煎湯，日再飲之，治女人卒赤白下，有驗。孟詵。治小兒暴熱，解丹毒。時珍。苦李根皮：味鹹，治脚下氣，主熱毒煩躁，煮汁服，止消渴。甄權。

【附方】新二。小兒丹毒：從兩股走及陰頭，用李根燒爲末，以田中流水和塗之。千金。咽喉卒塞：無藥處，以皂角末吹鼻取嚏，仍以李樹近根皮，磨水塗喉外，良驗。菽園雜記。

花【氣味】苦，香，無毒。【主治】令人面澤，去粉滓䵟黯。時珍。

【附方】新一。面黑粉滓：用李花、梨花、櫻桃花、白葵花、白蓮花、紅蓮花、旋覆花、秦椒各六兩，桃花、木瓜花、丁香、沉香、青木香、鍾乳粉各三兩，珍珠、玉屑各二兩，蜀水花一兩，大豆末七合，爲細末瓶收。每日盥靧，用洗手面，百日光潔如玉也。普濟方。

根白皮。【修治】【時珍曰】李根皮取東行者，刮去皺皮，炙黄入藥用。别録不言用何等李根，亦不言其味。但藥性論云：入藥用苦李根皮，味鹹。而張仲景治奔豚氣，奔豚湯中用甘李根白皮。則甘、苦二種皆可用與。

【氣味】大寒，無毒。【大明曰】凉，無毒。【主治】消渴，止心煩逆，奔豚氣。别録。治瘡。吴普。煎水含漱，治齒痛。弘景。煎汁飲，主赤白痢。大明。炙黄煎湯，日再飲之，治女人卒赤白下，有驗。孟詵。治小兒暴熱，解丹毒。時珍。苦李根皮：味鹹。治脚下氣，主熱毒煩躁。煮汁服，止消渴。甄權[一]。

【附方】新二。小兒丹毒。從兩股走及陰頭。用李根燒爲末，以田中流水和塗之。千金。咽喉卒塞。無藥處，以皂角末吹鼻取嚏。仍以李樹近根皮，磨水塗喉外，良驗。菽園雜記。

花。【氣味】苦，香，無毒。【主治】令人面澤，去粉滓䵟黯。時珍。

【附方】新一[二]。面黑粉滓。用李花、梨花、櫻桃花、白葵花[三]、白蓮花、紅蓮花、旋復花、秦椒各六兩，桃花、木瓜花、丁香、沉香、青木香、鍾乳粉各三兩，珍珠、玉屑各二兩，蜀水花一兩，大豆末七合，爲細末瓶收。每日盥靧，用洗手面，百日光絜如玉也。普濟方。

[一] 權：原作「催」。今據證類卷二十三李核人引藥性論改。
[二] 一：原闕一字。今據實際方數補，與江西本合。
[三] 白葵花：普濟方卷五十二澡豆作「白蜀葵花」。

葉【氣味】甘酸平無毒【主治】小兒壯熱痁疾驚癇煎湯浴之良 大明

【附方】新一 惡刺瘡痛 李葉棗葉搗汁點之效 千金

樹膠【氣味】苦寒無毒【主治】目翳定痛消腫 時珍

【附錄】徐李 別錄有名未用曰生太山之陰樹如李而小其實青色無核熟則采食之輕身益氣延年【時珍曰】此即無核李也唐崔奉國家有之乃異種也謬言龍耳血墮地所生

杏 別錄下品

【釋名】甜梅【時珍曰】杏字篆文象子在木枝之形或云從口及從可者並非也江南錄云楊行密改杏名甜梅

【集解】別錄曰杏生晉川山谷五月采之【頌曰】今處處有之有數種黃而圓者名金杏相傳種出自濟南郡之分流山彼人謂之漢帝杏言漢武帝上苑之種也今近汴洛皆種之熟最早其扁而青黃者名木杏味酢不及之山杏不堪入藥杏仁今以從東來人家種者爲勝【宗奭曰】金杏深赭色核大而扁乃接成者其味最勝又有白杏熟時色青白或微黃味甘淡而不酢生杏可晒脯作乾果食之山杏輩只可收仁用耳【時珍曰】諸杏葉皆圓而有尖二月開紅花亦有千葉者不

葉。【氣味】甘、酸，平，無毒。【主治】小兒壯熱，痁疾驚癇，煎湯浴之，良。大明。

【附方】新一。惡刺瘡痛。李葉、棗葉搗汁點之，效。千金。

樹膠。【氣味】苦，寒，無毒。【主治】目翳，定痛消腫。時珍。

【附録】徐李。【别録有名未用曰】生太山之陰。樹如李而小。其實青色，無核。熟則采食之，輕身益氣延年。【時珍曰】此即無核李也。唐崔奉國家有之，乃異種也。謬言龍耳血墮地所生。

杏别録下品

【釋名】甜梅。【時珍曰】杏字篆文象子在木枝之形。或云從口及從可者，並非也。江南録云：楊行密改杏名甜梅。

【集解】【别録曰】杏生晉山川〔一〕谷。五月采之。【頌曰】今處處有之，有數種。黄而圓者名金杏，相傳種出自濟南郡之分流山，彼人謂之漢帝杏，言漢武帝上苑之種也。今近汴、洛皆種之，熟最早。其扁而青黄者名木杏，味酢不及之。山杏不堪入藥。杏仁今以從東來人家種者爲勝。【宗奭曰】金杏深赭色，核大而扁，乃接成者，其味最勝。又有白杏，熟時色青白或微黄，味甘淡而不酢。生杏可晒脯作乾果食之。山杏輩只可收仁用耳。【時珍曰】諸杏葉皆圓而有尖，二月開紅花，亦有千葉者，不

〔一〕山川：原作「川山」。今據證類卷二十三杏核人乙正。

結實扁而有沙者為沙杏黄而帶酢者為梅杏青而帶黄者為柰杏其金杏大如梨黄如橘西京雜記載蓬萊杏花五色蓋異種也按王禎農書云北方肉杏甚佳赤大而扁謂之金剛拳凡杏熟時榨濃汁塗盤中晒乾以手摩刮收之可和水調麨食亦五果為助之義也

實【氣味】酸熱有小毒生食多傷筋骨（別録）（頌曰）杏之類梅者味酢類桃者味甘（宗奭曰）凡杏性皆熱小兒多食致瘡癰膈熱（詵曰）多食動宿疾令人目盲鬚眉落（源曰）多食生痰熱昏精神產婦尤忌之

【主治】曝脯食止渴去冷熱毒心之果心病宜食之（思邈）

核仁【修治】（別録曰）五月采之（弘景曰）凡用杏仁以湯浸去皮尖炒黄或用麪麩炒過（斅曰）凡用以湯浸去皮尖每斤入白火石一斤烏豆三合以東流水同煮從巳至午取出晒乾用（時珍曰）治風寒肺病藥中亦有連皮尖用者取其發散也

【氣味】甘苦溫冷利有小毒兩仁者殺人可以毒狗（震亨曰）杏仁性熱因寒者可用（思邈曰）杏仁作湯如白沫不解者食之令人氣壅身熱湯經宿者動冷氣（時珍曰）凡杏桃諸花皆五出若六出必雙仁為其反常故有毒也○（徐之才曰）得火良惡黄芩黄芪葛根畏蘘草

【主治】欬逆上氣雷鳴

結實。甘而有沙者爲沙杏，黄而帶酢者爲梅杏，青而帶黄者爲柰杏。其金杏大如梨，黄如橘。西京雜記載蓬萊杏花五色，蓋異種也。按王禎農書云：北方肉杏甚佳，赤大而扁，謂之金剛拳。凡杏熟時，榨濃汁，塗盤中晒乾，以手摩刮收之。可和水調麨食，亦五果爲助之義也。

實。【氣味】酸，熱，有小毒。生食多，傷筋骨。別録。【頌曰】杏之類梅者味酢，類桃者味甘。【宗奭曰】凡杏性皆熱。小兒多食，致瘡癰膈熱。【扁鵲曰】多食動宿疾，令人目盲、鬚眉落。【源曰】多食生痰熱，昏精神。産婦尤忌之。【主治】曝脯食，止渴，去冷、熱毒。心之果，心病宜食之。思邈。

核仁。【修治】【別録曰】五月采之。【弘景曰】凡用杏仁，以湯浸，去皮尖，炒黄。或用麪麩炒過。【斅曰】凡用以湯浸，去皮尖。每斤入白火石一斤，烏豆三合，以東流水同煮，從巳至午，取出晒乾用。【時珍曰】治風寒肺病藥中，亦有連皮尖用者，取其發散也。

【氣味】甘、苦，温、冷利，有小毒。兩仁者殺人，可以毒狗。【震亨曰】杏仁性熱，因寒者可用。【思邈曰】杏仁作湯如白沫不解者，食之令氣壅身熱。湯經宿者動冷氣。【時珍曰】凡杏、桃諸花皆五出。若六出必雙仁，爲其反常，故有毒也。○【徐之才曰】得火良。惡黄芩、黄芪、葛根，畏蘘草。【主治】欬逆上氣雷鳴，喉痺，下氣，產乳金瘡，寒心賁豚。本經 驚癇，心下煩熱，風氣往來，時行頭痛，解肌，消心下急滿痛，殺狗毒。別錄 解錫毒。之才 治腹痺不通，發汗，主溫病脚氣，欬嗽上氣喘促，入天門冬煎，潤心肺，和酪作湯，潤聲氣。甄權 除肺熱，治上焦風燥，利胸膈氣逆，潤大腸氣秘。元素 殺蟲，治諸瘡疥，消腫，去頭面諸風氣皶皰。時珍

【發明】元素曰：杏仁氣薄味厚，濁而沉墜，降也，陰也。入手太陰經。其用有三：潤肺也，消食積也，散滯氣也。杲曰：杏仁散結潤燥，除肺中風熱欬嗽。杏仁下喘，治氣也；桃仁療狂，治血也。俱治大便秘，當分氣血。晝則便難，行陽氣也；夜則便難，行陰血也。故虛人便閉，不可過泄。脉浮者屬氣，用杏仁、陳皮；脉沉者屬血，用桃仁、陳皮。手陽明與手太陰為表裏。賁門主往來，魄門主收閉，為氣之通道，故並用陳皮佐之。好古曰：張仲景麻黃湯，及王朝奉治傷寒氣上喘逆，並用杏仁者，為其利氣、瀉肺、解肌也。時珍曰：杏仁能散能降，故解肌散風、降氣潤燥、消積治傷損藥中用之。治瘡殺蟲，用其毒也。按醫餘云：凡索麵、豆粉近杏仁則爛。頃一兵官食粉成積，醫師以積氣丸、杏仁相半研為丸，熟水下，數服愈。又野人閑話云：翰林學士辛士遜，在青城山道院中，夢皇姑謂曰：可服杏仁，令汝聰明，老而健壯，心力不倦。求其方，則用杏仁一味，每盥漱畢，以七

喉痺，下氣，産乳，金瘡，寒心賁豚。本經。驚癇，心下煩熱，風氣往來，時行頭痛，解肌，消心下急滿痛，殺狗毒。別録。解錫毒。之才。治腹痺不通，發汗，主温病脚氣，欬嗽上氣喘促。入天門冬煎，潤心肺。和酪作湯，潤聲氣。甄權。除肺熱，治上焦風燥，利胸膈氣逆，潤大腸氣秘。元素。殺蟲，治諸瘡疥，消腫，去頭面諸風氣，皶皰。時珍。

【發明】【元素曰】杏仁氣薄味厚，濁而沉墜，降也，陰也。入手太陰經。其用有三：潤肺也，消食積也，散滯氣也。【杲曰】杏仁散結潤燥，除肺中風熱欬嗽。杏仁下喘，治氣也；桃仁療狂，治血也。俱治大便秘，當分氣、血。晝則便難，行陽氣也；夜則便難，行陰血也。故虚人便閉，不可過泄。脉浮者屬氣，用杏仁、陳皮；脉沉者屬血，用桃仁、陳皮。手陽明與手太陰爲表裏，賁門主往來，魄門主收閉，爲氣之〔一〕通道，故並用陳皮佐之。【好古曰】張仲景麻黄湯，及王朝奉治傷寒氣上喘逆，並用杏仁者，爲其利氣、瀉肺、解肌也。【時珍曰】杏仁能散能降，故解肌散風、降氣潤燥、消積治傷損藥中用之。治瘡殺蟲，用其毒也。按醫餘云：凡索麪、豆粉近杏仁則爛。頃一兵官食粉成積，醫師以積氣丸、杏仁相半研爲丸，熟水下，數服愈。又野人閑話云：翰林學士辛壬遜在青城山道院中，夢皇姑謂曰：可服杏仁，令汝聰明，老而健壯，心力不倦。求其方，則用杏仁一味，每盥漱畢，以七

〔一〕爲氣之：底本缺損，且此後五行均有四字缺損，其餘金陵諸本完整。今本半葉用美國國會本置換。

收納口中良久脫去皮細嚼和津液頓嚥日日食之一年必
換血令人輕健此申天師方也又楊士瀛直指方云凡人以
水浸杏仁五枚五更端坐逐枚細嚼至盡和津吞下久則能
潤五臟去塵滓驅風明目治肝腎風虛瞳人帶青眼翳風癢
之病珍按杏仁性熱降氣亦非久服之藥此特其咀嚼吞納
津液以消積穢則可耳古有服杏丹法云是左慈之方唐慎
微收入本草云久服壽至千萬其說妄誕可鄙今
刪其批謬之辭存之於下使讀者毋信其誣也

附方舊三十五新十八

杏金丹左慈秘訣云亦名草金丹方出渾皇子服之長年不死夏姬服之壽年七
百乃仙去也世人不信皆由不肯精心修治故也其法須人
罕到處寅月钁斸杏樹地下通陽氣二月除樹下草三月離
樹五步作畦壟以通水亦旱則引泉灌溉有霜雪則燒火樹
下以救花苞至五月杏熟自落收仁六斗以湯浸去皮及雙
仁者用南流水三石和研取汁兩石八斗去滓以新鐵釜用
酥三斤以糠火及炭然釜少少磨酥至盡乃內汁入釜釜上
安盆盆上鑽孔用弦懸車轄至釜底以紙塞孔勿令泄氣初
著糠火一日三動車轄以衮其汁五日有露液生十日白霜
起又二日白霜盡即金花出丹乃成也開盆炙乾以翎掃下
棗肉和丸梧子大每服三丸空心暖酒下至七日宿疾皆除
瘖盲攣跛疝痔癭癇瘡腫萬病皆愈久服通靈不死云云衍
文不錄○頌曰古方用杏仁修治如法自朝蒸至午便以慢
火微烘至七日乃收之每旦空腹啖之久久不止駐顏延年
云是夏姬之法然杏仁能使人血溢少誤必出血不已或至

枚納口中，良久脱去皮，細嚼和津液頓嚥。日日食之，一年必換血，令人輕健。此申天師方也。又楊士瀛直指方云：凡人以水浸杏仁五枚，五更端坐，逐粒細嚼至盡，和津吞下。久則能潤五臟，去塵滓，驅風明目。治肝腎風虚，瞳人帶青，眼翳風痒之病。珍按：杏仁性熱降氣，亦非久服之藥。此特其咀嚼吞納津液，以消積穢則可耳。古有服杏丹法，云是左慈之方。唐慎微收入本草，云久服壽至千萬。其説妄誕可鄙，今删其粃謬之辭，存之於下，使讀者毋信其誑也。

【附方】舊三十五，新十八。杏金丹。左慈秘訣云：亦名草金丹。方出渾皇子，服之長年不死。夏姬服之，壽年七百，乃仙去也。世人不信，皆由不肯精心修治故也。其法：須人罕到處。寅月钁斸杏樹地下，通陽氣。二月除樹下草。三月離樹五步作畦壟以通水。亢旱則引泉灌溉。有霜雪則燒火樹下，以救花苞。至五月杏熟自落，收仁六斗，以湯浸去皮及雙仁者，用南流水三石和研，取汁兩石八斗，去滓。以新鐵釜用酥三斤，以糠火及炭然釜，少少磨酥至盡，乃内汁入釜。釜上安盆，盆上鑽孔，用弦懸車轄至釜底，以紙塞孔，勿令泄氣。初着糠火，一日三動車轄，以衮其汁。五日有露液生，十日白霜起，又二日白霜盡，即金花出，丹乃成也。開盆炙乾，以翎掃下，棗肉和，丸梧子大。每服三丸，空心煖酒下。至七日宿疾皆除，瘖盲，攣跛，疝痔，癭癇，瘡腫，萬病皆愈。久服通靈不死云云。衍文不録。○【頌曰】古方用杏仁修治如法，自朝蒸至午，便以慢火微炒，至七日乃收之。每旦空腹噉之，久久不止，駐顔延年，云是夏姬之法。然杏仁能使人血溢，少誤必出血不已，或至

委頓故近人少有服者或云服至二三年往往或瀉或脈中出物皆不可治也

杏酥法（頌曰）去風虛除百病擣爛杏仁一石以好酒二石研濾取汁一石五斗入白蜜一斗五升攪勻封於新甕中勿洩氣三十日看酒上酥出即掠取納瓷器中貯之取其酒滓團如梨大置空屋中作格安之候成飴脯狀旦服一枚以前酒下（藏器曰）杏酪服之潤五臟去痰嗽生熟喫俱可若半生半熟服之殺人

又法（宗奭曰）治肺燥喘熱大腸祕潤五臟用杏仁去皮研細每一斤入水一升半擣稠汁入生蜜四兩甘草一寸銀石器中慢火熬成稀膏入酥二兩同收每夜沸湯點服一匙（衍義）

萬病丸治男婦五勞七傷一切諸疾杏仁一斗二升童子小便煮七次以蜜四兩拌勻再以童便五升於椀內重蒸取出日曬夜露數日任意嚼食即愈

補肺丸治咳嗽用杏仁二大升山中者不用去雙仁者以童子小便二斗浸之春夏七日秋冬二七日連皮尖於砂盆中研濾取汁煮令魚眼沸候軟如麵糊即成以粗布攤曝之可丸即丸服之食前後總須服三五十丸茶酒任下忌白水粥（劉禹錫傳信方）

欬嗽寒熱旦夕加重少喜多嗔面色不潤忽進忽退積漸少食脈弦緊者杏仁半斤去皮尖童子小便浸七

委頓，故近人少有服者。或云服至二三年，往往或瀉，或臍中出物，皆不可治也。

杏酥法。【頌曰】去風虛，除百病。擣爛杏仁一石，以好酒二石，研濾取汁一石五斗，入白蜜一斗五升攪勻，封於新甕中，勿洩氣。三十日看酒上酥出，即掠取納瓷器中貯之。取其酒滓團如梨大，置空屋中，作格安之。候成飴脯狀，旦服一枚，以前酒下。○【藏器曰】杏酪服之，潤五臟，去痰嗽。生、熟喫俱可，若半生半熟服之殺人。

又法。【宗奭曰】治肺燥喘熱，大腸秘，潤五臟。用杏仁去皮研細，每一斤[一]，入水一升半，擣稠汁。入生薑[二]四兩，甘草一寸，銀石器中慢火熬成稀膏，入酥二兩同收。每夜沸湯點服一匙。衍義。

萬病丸。治男婦五勞七傷，一切諸疾。杏仁一斗二升，童子小便煮七次，以蜜四兩拌勻，再以童便五升於椀內重蒸，取出日晒夜露數日。任意嚼食，即愈。

補肺丸。治咳嗽。用杏仁二大升，山中者不用，去雙仁者，以童子小便二斗浸之，春夏七日，秋冬二七日，連皮尖於砂盆中研濾取汁，煮令魚眼沸，候軟如麪糊即成。以粗布攤曝之，可丸即丸服之。食前後總須服三五十丸，茶、酒任下。忌白水粥。劉禹錫傳信方。

欬嗽寒熱。旦夕加重，少喜多嗔，面色不潤，忽進忽退，積漸少食，脉弦緊者。杏仁半斤去皮尖，童子小便[三]浸七日，

[一] 斤：證類卷二十三杏核人引衍義作「升」。
[二] 薑：同上作「蜜」。
[三] 便：此後證類卷二十三杏核人引千金方有「二斗」二字。

漉出，溫水淘洗，砂盆內研如泥，以小便三升煎如膏。每服一錢，熟水下。婦人、室女服之尤妙。千金方

久患肺氣喘急至欬甚者，不過二劑永瘥。杏仁去皮尖二兩，童子小便浸，一日一換，夏月三四換，滿半月取出，焙乾研細。每服一棗大，薄荷一葉，蜜一雞子大，水一鍾，煎七分，食後溫服。忌腥物。勝金方

欬逆上氣不拘大人小兒。以杏仁三升去皮尖，炒黃研膏，入蜜一升，杵熟。每食前含之，嚥汁。千金

上氣喘急杏仁、桃仁各半兩，去皮尖炒研，用水調生麵和丸梧子大。每服十丸，薑蜜湯下，微利為度。聖濟總錄

喘促浮腫小便淋瀝。用杏仁一兩，去皮尖熬研，和米煮粥，空心喫二合妙。心鏡

頭面風腫杏仁搗膏，雞子黃和杵，塗帛上，厚裹之。乾則又塗，不過七八次愈也。千金方

風虛頭痛欲破者。杏仁去皮尖，曬乾末，水九升研濾汁，煎如麻腐狀，取和羹粥食。七日後大汗出，諸風漸減。此法神妙，可深秘之。慎風、冷、豬、雞、魚、蒜、醋。千金方

頭面諸風眼瞤鼻塞，眼出冷淚。用杏仁三升研細，水煑四五沸，洗頭。待冷汗盡，三度愈。千金

偏風不遂失音不語。生吞杏仁七枚，不去皮尖，遂日加至七七枚，周而復始。食後仍飲竹瀝，以瘥為度。外臺秘要

破傷風腫杏仁杵膏厚塗上，然燭遙炙之。千金方

金瘡中風角弓反張。用杏仁杵碎，蒸令氣溜，絞脂服一小升，兼摩瘡上良。必效方

溫病食勞杏仁五兩，酢二升，煎取一升，服之取汗瘥。類要

心腹結氣杏仁、桂枝、橘皮、訶黎勒皮等分，為丸。每服

漉出，温水淘洗，砂盆内研如泥，以小便三升煎如膏。每服一錢，熟水下。婦人室女服之，尤妙。千金方。**久患肺氣**喘急，至效，甚者不過二劑，永瘥。杏仁去皮尖二兩，童子小便浸，一日一换，夏月三四换，滿半月取出，焙乾研細。每服一棗大，薄荷一葉，蜜一鷄子〔一〕大，水一鍾，煎七分，食後温服。忌腥物。勝金方。**欬逆上氣**。不拘大人小兒，以杏仁三升去皮尖，炒黄研膏，入蜜一升，杵熟。每食前含之，嚥汁。千金。**上氣喘急**。杏仁、桃仁各半兩，去皮尖炒研，用水調生麪和丸梧子大。每服十丸，薑、蜜湯下，微利爲度。聖濟總録。**喘促浮腫**，小便淋瀝。用杏仁一兩，去皮尖熬研，和米煮粥，空心喫二合，妙。心鏡。**頭面風腫**。杏仁擣膏，雞子黄和杵，塗帛上，厚裹之。乾則又塗，不過七八次愈也。千金方。**風虚頭痛**欲破者。杏仁去皮尖，晒乾研末，水九升研濾汁，煎如麻腐狀，取和羹粥食。七日後大汗出，諸風漸減。此法神妙，可深秘之。慎風冷、豬、鷄、魚、蒜、醋。千金方。**頭面諸風**，眼瞤鼻塞，眼出冷淚。用杏仁三升研細，水煮四五沸，洗頭。待冷汗盡，三度愈。千金。**偏風不遂**，失音不語。生吞杏仁七枚，不去皮尖，逐日加至七七枚，周而復始。食後仍飲竹瀝，以瘥爲度。外臺秘要。**破傷風腫**。杏仁杵膏厚塗上，然燭遥炙之。千金方。**金瘡中風**，角弓反張。用杏仁杵碎，蒸令氣溜，絞脂服一小升，兼摩瘡上良。必效方。**温病食勞**。杏仁五兩，酢二升，煎取一升，服之取汗，瘥。類要。**心腹結氣**。杏仁、桂枝、橘皮、訶黎勒皮等分，爲丸。每服

〔一〕子：證類卷二十三杏核人引勝金方作「頭」。

三十丸白湯下無忌孟詵食療喉痺痰嗽杏仁去皮熬黄三分和桂末一分研泥裹含之嚥汁陳藏器

本草喉熱生瘡方同上卒失音聲方同上文路公藥准肺病咯血杏仁四十箇以

黄蠟炒黄研入青黛一錢作餅用柿餅一箇破開包藥濕紙裹煨熟食之取效丹溪方卒不小便杏仁二七

枚去皮尖炒黄研末米飲服之古今錄驗方血崩不止諸藥不效服此立止用甜杏仁上黄皮燒存性為末

每服三錢空心熱酒服保壽堂方五痔下血杏仁去皮尖及雙仁者水三升研濾汁煎減半同米煮粥食之

食醫心鏡穀道䘌痛腫痒杏仁杵膏頻頻傅之肘後方陰瘡爛痛杏仁燒黑研成膏時時傅之

鈐方產門蟲疽痛痒不可忍用杏仁去皮燒存性杵爛綿裹納入陰中取效孟詵食療本草

疣目杏仁燒黑研膏擦破日日塗之千金方面上皯皰杏仁去皮搗和雞子白夜塗之旦以煖酒洗去

孟詵食療兩頰赤痒其狀如疿名頭面風以杏仁頻頻搔之內服消風散證治要訣耳卒聾閉

杏仁七枚去皮拍碎分作三分以綿裹之着鹽如小豆許以器盛於飯上蒸熟令病人側卧以一裹捻油滴耳中良久又

以一裹滴之取效外臺耳出膿汁杏仁炒黑搗膏綿裹納入日三四易之妙梅師方鼻中生瘡

杏仁研末乳汁和傅千金方疳瘡蝕鼻杏仁燒壓取油傅之千金方牙齒蟲䘌杏仁燒存性研

三十丸，白湯下。無忌。孟詵食療。喉痺痰嗽。杏仁去皮熬黄三分，和桂末一分，研泥，裹含之，嚥汁。陳藏器本草。喉熱生瘡。方同上。卒失音聲。方同上。文潞〔一〕公藥準。肺病咯血。杏仁四十箇，以黄蠟炒黄，研，入青黛一錢，作餅。用柹餅一箇，破開包藥，濕紙裹煨熟食之，取效。丹溪方。卒不小便。杏仁二七枚，去皮尖，炒黄研末，米飲服之。古今録驗方。血崩不止。諸藥不效，服此立止。用甜杏仁上黄皮，燒存性，爲末。每服三錢，空心熱酒服。保壽堂方。五痔下血。杏仁去皮尖及雙仁者，水三升，研濾汁，煎減半，同米煮粥食之。食醫心鏡。穀道䘌痛腫痒。杏仁杵膏，頻頻傅之。肘後方。陰瘡爛痛。杏仁燒黑研成膏，時時傅之。鈐方。産門蟲疽，痛痒不可忍。用杏仁去皮燒存性，杵爛綿裹，納入陰中，取效。孟詵食療本草。身面疣目。杏仁燒黑研膏，擦破，日日塗之。千金方。面上皯皰。杏仁去皮，搗和鷄子白。夜塗之，旦以煖酒洗去。孟詵食療。兩頰赤痒，其狀如痱，名頭面風。以杏仁頻頻揩之。內服消風散。證治要訣。耳卒聾閉。杏仁七枚，去皮拍碎，分作三分，以綿裹之，着鹽如小豆許，以器盛於飯上蒸熟。令病人側卧，以一裹捻油滴耳中。良久又以一裹滴之，取效。外臺。耳出膿汁。杏仁炒黑，搗膏綿裹納入，日三四易之妙。梅師方。鼻中生瘡。杏仁研末，乳汁和傅。千金方。疳瘡蝕鼻。杏仁燒，壓取油傅之。千金方。牙齒蟲䘌。杏仁燒存性，研

〔一〕潞：原作「路」。今據卷一引據古今醫家書目改。

膏髮裹納蟲孔中殺蟲去風其痛便止重者不過再上食療

牙斷痒痛杏仁一百枚去皮以鹽方寸匕水一升煑令沫出含漱吐之三度愈千金方

風蟲牙痛杏仁針刺於燈上燒烟乘熱搭病牙上又復燒搭七次絕不疼病牙逐時斷落也普濟方

目中赤脈痒痛時見黑花用初生杏子仁一升古錢七文入瓶內密封埋門限下一百日化為水每夕點之聖濟總錄

胎赤眼疾杏仁壓油半雞子殼食鹽一錢入石器中以柳枝一握緊束研至色黑以熱艾一團安碗內燒烘之令氣透火盡即成每點少許入兩眥甚妙聖濟總錄

目中翳遮但瞳子不破者用杏仁三升去皮麪裹作三包煻火煨熟去麪研爛壓去油每用一錢入銅綠一錢研勻點之同上

目生弩肉或痒或痛漸覆瞳人用杏仁去皮二錢半膩粉半錢研勻綿裹筯頭點之同上

傷目生弩廣利方用生杏仁七枚去皮細嚼吐於掌中乘熱以綿裹筯頭點弩肉上不過四五度愈○總錄用杏仁研膏人乳化開日點三次

小兒血眼兒初生艱難血瘀眥睚遂濺滲其睛不見瞳人輕則外胞赤腫上下弦爛用杏仁二枚去皮尖嚼乳汁三五匙入膩粉少許蒸熟絹包頻點重者加黃連朴消最良全幼心鑑

小兒臍爛成風杏仁去皮研傅子母秘錄

小兒咽腫杏仁炒黑研爛含嚥普濟方

鍼入肉內不出者雙杏仁搗爛以車脂調貼其鍼自出瑞竹堂方

箭鏑在咽或刀刃在咽膈諸隱處杵杏仁傅之

膏髮裹，納蟲孔中。殺蟲去風，其痛便止。重者不過再上。食療。**牙齗痒痛**。杏仁一百枚，去皮，以鹽方寸匕，水一升，煮令沫[一]出，含漱吐之。三度愈。千金方。**風蟲牙痛**。杏仁針刺於燈上燒烟，乘熱搭病牙上。又復燒搭七次。絶不疼，病牙逐時斷落也。普濟方。**目中赤脉**，痒痛，時見黑花。用初生杏子仁一升，古五銖錢七文，入瓶内密封，埋門限下，一百日化爲水，每夕點之。聖濟總録。**胎赤眼疾**。杏仁壓油半鷄子殼，食鹽一錢，入石器中，以柳枝一握緊束，研至色黑，以熟艾一團安椀内燒烘之，令氣透火盡即成。每點少許入兩眦，甚效。聖濟總録。**目中瞖遮**，但瞳子不破者。用杏仁三升去皮，麪裹作三包，煻火煨熟，去麪研爛，壓去油。每用一錢，入銅緑一錢，研勻點之。同上。**目生弩肉**，或痒或痛，漸覆瞳人。用杏仁去皮二錢半，膩粉半錢，研勻，綿裹筯頭點之。同上。**傷目生弩**。廣利方用生杏仁七枚，去皮細嚼，吐於掌中，乘熱以綿裹筯頭點弩肉上，不過四五度愈。○總録用杏仁研膏，人乳化開，日點三次。**小兒血眼**。兒初生艱難，血瘀眦睚，遂濺[二]滲其睛，不見瞳人。輕則外胞赤腫，上下弦爛。用杏仁二枚去皮尖嚼，乳汁三五匙，入膩粉少許，蒸熟，絹包頻點。重者加黄連、朴消最良。全幼心鑑。**小兒臍爛成風**。杏仁去皮研傅。子母秘録。**小兒咽腫**。杏仁炒黑，研爛含嚥。普濟方。**鍼入肉内**不出者。雙杏仁搗爛，以車脂調貼，其鍼自出。瑞竹堂方。**箭鏑在咽**，或刀刃在咽膈諸隱處。杵杏仁傅之。

〔一〕沫：原作「沐」。今據證類卷二十三杏核人引千金方改。
〔二〕濺：原作「賤」。今從江西本改。

肘後方　狐尿瘡痛　杏仁研爛煮一兩沸及熱浸之冷即易　必效方　狗咬傷瘡　爛嚼杏仁塗之　寇氏

食狗不消　心下堅脹口乾發熱妄語杏仁一升去皮尖水三升煎沸去滓取汁分三服下肉為度　梅師方

解狼毒毒　杏仁搗爛水和服之　千金方

一切食停　氣滿膨脹用紅杏仁三百粒巴豆二十粒同炒色變去豆不用研杏為末橘皮湯調下　楊氏家藏方

白癜風斑　杏仁連皮尖每早嚼二七粒揩令赤色夜卧再用　聖濟總錄

諸瘡腫痛　杏仁去皮研濾取膏入輕粉麻油調搽神效不拘大人小兒　鮑氏

小兒頭瘡　杏仁燒研傅之　事林廣記

蛆蟲入耳　杏仁搗泥取油滴入非出則死　扶壽精方

花

氣味　苦溫無毒

主治　補不足女子傷中寒熱痺厥逆　別錄

附方　新二

婦人無子　二月丁亥日取杏花桃花陰乾為末戊子日和井華水服方寸匕日三服　衛生易簡方

粉滓面䵟　杏花桃花各一升東流水浸七日洗面三七遍極妙　聖濟總錄

葉

主治　人卒腫滿身面洪大煮濃汁熱漬亦少少服之　肘後

枝

主治　墮傷取一握水一升煮減半入酒三合和勻分服大效　蘇頌

肘後方。狐尿瘡痛。杏仁研爛，煮一兩沸，及熱浸之。冷即易。必效方。狗咬傷瘡。爛嚼杏仁塗之。寇氏。食狗不消，心下堅脹，口乾發熱妄語。杏仁一升去皮尖，水三升煎沸，去渣取汁分三服，下肉爲度。梅師方。解狼毒毒。杏仁搗爛，水和服之。千金方。一切食停，氣滿膨脹。用紅杏仁三百粒，巴豆二十粒同炒，色變去豆不用，研杏爲末，橘皮湯調下。楊氏家藏方。白癜風斑。杏仁連皮尖，每早嚼二七粒，揩令赤色。夜卧再用。聖濟總録。諸瘡腫痛。杏仁去皮，研濾取膏，入輕粉，麻油調搽，神效。不拘大人、小兒。鮑氏。小兒頭瘡。杏仁燒研傅之。事林廣記。蛆蟲入耳。杏仁搗泥，取油滴入，非出則死。扶壽精方。

花。【氣味】苦，温，無毒。【主治】補不足，女子傷中，寒熱痺厥逆。别録。

【附方】新二。婦人無子。二月丁亥日，取杏花、桃花陰乾爲末。戊子日和井華水服方寸匕，日三服。衛生易簡方。粉滓面皯。杏花、桃花各一升，東流水浸七日，洗面二七遍，極妙。聖濟總録。

葉。【主治】人卒腫滿，身面洪大，煮濃汁熱漬，亦少少服之。肘後。

枝。【主治】墮傷，取一握，水一升煮減半，入酒三合和匀，分再〔一〕服，大效。蘇頌。

〔一〕再：原脱。今據證類卷二十三杏核人引圖經補。

〔附方〕舊一 墜撲瘀血在內煩悶者用東引杏樹皮三兩細剉微熬好酒二升煎十餘沸分二服塞上方

根〔主治〕食杏仁多致迷亂將死切碎煎湯服即解時珍

巴旦杏 綱目

〔釋名〕八擔杏正要 忽鹿麻

〔集解〕時珍曰巴旦杏出回回舊地今關西諸土亦有樹如杏而葉差小實亦尖小而肉薄其核如梅核殼薄而仁甘美點茶食之味如榛子西人以充方物

〔氣味〕甘平溫無毒〔主治〕止欬下氣消心腹逆悶時珍出飲膳正要

梅 本經中品

〔釋名〕時珍曰梅古文作呆象子在木上之形梅乃杏類故反杏為呆書家訛為甘木後作梅從每諧聲也或云梅者媒也媒合衆味故書云若作和羹爾惟鹽梅而梅字亦從某也爾即枏合枏入北方變為杏郭璞註爾雅以枏為梅皆誤矣枏即枏木荊人呼為梅見陸機草木疏

〔集解〕別錄曰梅實生漢中川谷五月采實火乾頌曰今襄漢川蜀江湖淮嶺皆有之時珍曰按陸機詩疏云梅杏類

【附方】舊一。墜撲瘀血在内，煩悶者。用東引杏樹枝三兩，細剉微熬，好酒一升煎十餘沸，分二服。塞上方。

根。【主治】食杏仁多，致迷亂將死，切碎煎湯服，即解。時珍。

巴旦杏綱目

【釋名】八擔杏正要、忽鹿麻。

【集解】【時珍曰】巴旦杏，出回回舊地，今關西諸土亦有。樹如杏而葉差小，實亦尖小而肉薄。其核如梅核，殼薄而仁甘美。點茶食之，味如榛子。西人以充方物。

【氣味】甘，平、温，無毒。【主治】止欬下氣，消心腹逆悶。時珍。出飲膳正要。

梅本經中品

【釋名】【時珍曰】梅，古文作𣏾〔一〕，象子在木上之形。梅乃杏類，故反杏爲𣏾。書家訛爲甘木。後作梅，從每，諧聲也。或云：梅者媒也。媒合衆味。故書云「若作和羹，爾惟鹽梅」。而梅字亦從某也。陸佃埤雅言梅入北方變爲杏，郭璞註爾雅以柟爲梅，皆誤矣。柟即柟木，荆人呼爲梅，見陸機草木疏。

【集解】【别録曰】梅實生漢中山谷。五月采實，火乾。【頌曰】今襄漢、川蜀、江湖、淮嶺皆有之。【時珍曰】按陸機詩疏云：梅，杏類

〔一〕𣏾：原作「槑」。下文同字作「𣏾」。時珍云「書家訛爲甘木」，則當以形似之「𣏾」爲是。

也樹葉皆略似杏葉有長尖先衆木而花其實酢曝乾為脯入羹臛齏中又含之可以香口子赤者材堅子白者材脆范成大梅譜云江梅野生者不經栽接花小而香子小而硬消梅實圓鬆脆多液無滓惟可生噉不入煎造綠萼梅枝跗皆綠重葉梅花葉重疊結實多雙紅梅花色如杏杏梅色淡紅實扁而斑味全似杏鴛鴦梅即多葉紅梅也一蒂雙實一云苦楝接梅則花帶黑色譚子化書云李接桃而本強者其實毛梅接杏而本強者其實甘梅實采半黃者以烟熏之為烏梅青者鹽淹曝乾為白梅亦可蜜煎糖藏以充果飣熟者笮汁曬收為梅醬惟烏梅白梅可入藥梅醬夏月可調渴水飲之

實

【氣味】酸平無毒大明曰多食損齒傷筋蝕脾胃令人發膈上痰熱服黃精人忌食之食梅齒齼者嚼胡桃肉解之○物類相感志云梅子同韶粉食則不酸不軟牙

【發明】宗奭曰食梅則津液泄者水生木也津液泄則傷腎腎屬水外為齒故也時珍曰梅花開於冬而實熟於夏得木之全氣故其味最酸所謂曲直作酸也肝為乙木膽為甲木人之舌下有四竅兩竅通膽液故食梅則津生者類相感應也故素問云味過於酸肝氣以津又云酸走筋筋病無多食酸不然物之味酸者多矣何獨梅能生津耶

烏梅

【修治】弘景曰用須去核以微炒之時珍曰造法取青梅籃盛於突上熏黑若以稻灰淋汁潤濕蒸過則肥澤不蠹

也。樹、葉皆略似杏。葉有長尖，先衆木而花。其實酢，曝乾爲脯，入羹臛齏中，又含之可以香口。子赤者材堅，子白者材脆。范成大梅譜云：江梅，野生者，不經栽接。花小而香，子小而硬。消梅，實圓鬆脆，多液無滓，惟可生噉，不入煎造。緑萼梅，枝跗皆緑。重葉梅，花葉重叠，結實多雙。紅梅，花色如杏。杏梅，色淡紅，實扁而斑，味全似杏。鴛鴦梅，即多葉紅梅也，一蒂雙實。一云：苦楝接梅，則花帶黑色。譚子化書云：李接桃而本[一]强者其實毛，梅接杏而本强者其實甘。梅實采半黄者，以烟熏之爲烏梅。青者鹽淹曝乾爲白梅。亦可蜜煎、糖藏，以充果飣。熟者笮汁晒收爲梅醬。惟烏梅、白梅可入藥。梅醬夏月可調渴水飲之。

實。【氣味】酸，平，無毒。【大明曰】多食損齒傷筋，蝕脾胃，令人發膈上痰熱。服黄精人忌食之。食梅齒齼者，嚼胡桃肉解之。○物類相感志云：梅子同韶粉食，則不酸、不軟牙。

【發明】【宗奭曰】食梅則津液泄者，水生木也。津液泄則傷腎，腎屬水，外爲齒故也。【時珍曰】梅花開於冬而實熟於夏，得木之全氣，故其味最酸，所謂曲直作酸也。肝爲乙木，膽爲甲木。人之舌下有四竅，兩竅通膽液，故食梅則津生者，類相感應也。故素問云：味過於酸，肝氣以津。又云：酸走筋，筋病無多食酸。不然，物之味酸者多矣，何獨梅能生津耶？

烏梅。【修治】【弘景曰】用須去核，微炒之。【時珍曰】造法：取青梅籃盛，於突上熏黑。若以稻灰淋汁潤濕蒸過，則肥澤不蠹。

〔一〕本：原作「木」。今據證類卷二十三桃核人引宋齊丘化書改。

【氣味】酸溫平濇無毒〔杲曰寒忌猪肉〕【主治】下氣除熱煩滿安心止肢體痛偏枯不仁死肌去青黑誌蝕惡肉〔本經〕去痺利筋脉止下痢好唾口乾〔別錄〕水漬汁飲治傷寒煩熱〔弘景〕止渴調中去痰治瘧瘴止吐逆霍亂除冷熱痢〔藏器〕治虛勞骨蒸消酒毒令人得睡和建茶乾薑爲丸服止休息痢大驗〔大明〕斂肺澀腸止久嗽瀉痢反胃噎膈蛔厥吐利消腫涌痰殺蟲解魚毒馬汗毒硫黃毒〔時珍〕

○白梅【釋名】鹽梅霜梅【修治】〔取大青梅以鹽汁漬之日曬夜漬十日成矣久乃上霜〕

【氣味】酸鹹平無毒【主治】和藥點誌蝕惡肉〔弘景〕刺在肉中者嚼傅之卽出〔孟詵〕治刀箭傷止血研爛傅之〔大明〕乳癰腫毒杵爛貼之佳〔汪穎〕除痰〔蘇頌〕治中風驚癇喉痺痰厥僵仆牙關緊閉者取梅肉揩擦牙齦涎出卽開又治瀉痢煩渴霍亂吐下下血血

【氣味】酸，温、平，濇，無毒。【杲曰】寒。忌豬肉。【主治】下氣，除熱煩滿，安心，止肢體痛，偏枯不仁，死肌，去青黑誌，蝕惡肉。本經。去痺，利筋脉，止下痢，好唾口乾。別録。水漬汁飲，治傷寒煩熱。弘景。止渴調中，去痰治瘧瘴，止吐逆霍亂，除冷熱痢。藏器。治虚勞骨蒸，消酒毒，令人得睡。和建茶、乾薑爲丸服，止休息痢，大驗。大明。斂肺澀腸，止久嗽瀉痢，反胃噎膈，蚘厥吐利，消腫，涌痰，殺蟲，解魚毒、馬汗毒、硫黄毒。時珍。

白梅。【釋名】鹽梅、霜梅。【修治】取大青梅以鹽汁漬之，日晒夜漬，十日成矣。久乃上霜。

【氣味】酸、鹹，平，無毒。【主治】和藥點誌，蝕惡肉。弘景。刺在肉中者，嚼傅之即出。孟詵。治刀箭傷，止血，研爛傅之。大明。乳癰腫毒，杵爛貼之，佳。汪頴。除痰。蘇頌。治中風驚癇，喉痺痰厥僵仆，牙關緊閉者，取梅肉揩擦牙齦，涎出即開。又治瀉痢煩渴，霍亂吐下，下血血

崩功同烏梅時珍

【發明】弘景曰生梅烏梅白梅功應相似好古曰烏梅脾肺二經血分藥也能收肺氣治燥嗽肺欲收急食酸以收之時珍曰烏梅白梅所主諸病皆取其酸收之義惟張仲景治蚘厥烏梅丸及蟲䘌方中用者取蟲得酸即止之義稍有不同耳醫說載曾魯公痢血百餘日國醫不能療陳應之用鹽水梅肉一枚研爛合臘茶入醋服之一啜而安大丞梁莊肅公亦痢血應之用烏梅胡黃連灶下土等分為末茶調服亦效蓋血得酸則斂得寒則止得苦則濇故也其蝕惡瘡胬肉雖是酸收卻有物理之妙說出本經其法載於劉涓子鬼遺方用烏梅肉燒存性研傅惡肉上一夜立盡聖濟錄用烏梅和蜜作餅貼者其力緩按楊起簡便方云起臂生一疽膿潰百日方愈中有惡肉突起如蠶豆大月餘不消醫治不效因閱本草得此方試之一日夜去其大半再上一日而平乃知世有奇方如此遂留心搜刻諸方始基於此方也

【附方】舊二新二十三

諸瘡胬肉方見上

癰疽瘡腫已潰未潰皆可用塩白梅燒存性為末入輕粉少許香油調塗四圍王氏易簡方

喉痺乳蛾冰梅丸用青梅二十枚塩十二兩淹五日取梅汁入明礬三兩桔梗白芷防風各二兩豬牙皂角三十條俱為細末拌汁和梅入瓶收之每用一枚噙嚥津液凡中風痰厥牙關不開用此搽之尤佳○總錄用白梅包生礬末作丸含嚥或納吞之

消渴煩悶烏梅肉二兩微炒為末每服二

崩，功同烏梅。時珍。

【發明】【弘景曰】生梅、烏梅、白梅，功應相似。【好古曰】烏梅，脾、肺二經血分藥也。能收肺氣，治燥嗽。肺欲收，急食酸以收之。【時珍曰】烏梅、白梅所主諸病，皆取其酸收之義。惟張仲景治蚘厥烏梅丸及蟲䘌方中用者，取蟲得酸即止之義，稍有不同耳。醫說載：曾魯公痢血百餘日，國醫不能療。陳應之用鹽水梅肉一枚研爛，合臘茶，入醋服之，一啜而安。大丞梁莊肅公亦痢血，應之用烏梅、胡黃連、竈下土等分爲末，茶調服，亦效。蓋血得酸則斂，得寒則止，得苦則濇故也。其蝕惡瘡弩肉，雖是酸收，却有物理之妙。説出本經。其法載於劉涓子鬼遺方，用烏梅肉燒存性研，傅惡肉上，一夜立盡。聖惠用烏梅和蜜作餅貼者，其力緩。按楊起簡便方云：起臂生一疽，膿潰百日方愈，中有惡肉突起，如蠶豆大，月餘不消，醫治不效。因閲本草得此方，試之，一日夜去其大半，再上一日而平。乃知世有奇方如此，遂留心搜刻諸方，始基於此方地。

【附方】舊十三，新二十。諸瘡弩肉。方見上。癰疽瘡腫。已潰未潰皆可用。鹽白梅燒存性爲末，入輕粉少許，香油調，塗四圍。王氏簡易方〔一〕。喉痺乳蛾。冰梅丸：用青梅二十枚，鹽十二兩，淹五日，取梅汁，入明礬三兩，桔梗、白芷、防風各二兩，豬牙皂角三十條，俱爲細末，拌汁和梅入瓶收之。每用一枚，噙嚥津液。凡中風痰厥，牙關不開，用此擦之尤佳。○總録用白梅包生礬末作丸含嚥，或納吞之。消渴煩悶。烏梅肉二兩，微炒爲末。每服二

〔一〕王氏簡易方：此黎居士簡易方論卷十一癰疽瘡癤引王解元方，非王碩易簡方。

錢水二盞煎一盞去滓入豉二百粒煎至半盞温服　簡要濟衆方

泄痢口渴　烏梅煎湯日飲代茶　扶壽精方

產後痢渴　烏梅肉二十箇麥門冬十二分每以一升煮七合細呷之○必效方

赤痢腹痛　直指用陳白梅同眞茶蜜水各半煎飲之○聖惠用烏梅肉炒黃連各四兩為末煉蜜丸梧子大每米飲服二十丸日三服

便痢膿血　烏梅一兩去核燒過為末每服二錢米飲下立止　聖濟總錄

久痢不止　腸垢已出　肘後用烏梅肉二十箇水一盞煎六分食前分二服○袖珍用烏梅肉白梅肉各七箇搗爛入乳香末少許杵丸梧子大每服二三十丸茶湯下日三

大便下血　及酒痢久痢不止用烏梅三兩燒存性為末醋煮米糊和丸梧子大每空心米飲服二十丸日三　濟生方

小便尿血　烏梅燒存性研末醋糊丸梧子大每服四十丸酒下

血崩不止　烏梅肉七枚燒存性研末米飲服之日二

大便不通氣奔欲死者　烏梅十顆湯浸去核丸棗大納入下部少時即通　食療本草

霍亂吐利　鹽梅煎湯細細飲之　如宜方

蚘蟲上行出於口鼻　烏梅煎湯頻飲并含之即安　食鑑本草

水氣滿急　烏梅大棗各三枚水四升煑二升納蜜和勻含嚥之　聖濟總錄

梅核膈氣　取半青半黃梅子每箇用鹽一兩淹一日夜晒乾又浸又晒至水盡乃止用青錢三箇夾二梅麻線縛定通裝磁罐內封埋百日取出每用一枚含之嚥汁入喉即消收一年者治一人二年者治二人其妙

錢，水二盞，煎一盞，去滓，入豉二百粒，煎至半盞，温服。簡要濟衆方。**泄痢口渴**。烏梅煎湯，日飲代茶。扶壽精方。**産後痢渴**。烏梅肉二十箇，麥門冬十二分，以水〔一〕一升，煮七合，細呷之。必效方。**赤痢腹痛**。直指用陳白梅同真茶、蜜水各半，煎飲之。○聖惠用烏梅肉炒、黄連各四兩，爲末，煉蜜丸梧子大。每米飲服二十丸，日三服。**便痢膿血**。烏梅一兩去核，燒過爲末。每服二錢，米飲下，立止。聖濟總録。**久痢不止**，腸垢已出。肘後用烏梅肉二十箇，水一盞，煎六分，食前分二服。○袖珍用烏梅肉、白梅肉各七箇搗爛，入乳香末少許，杵丸梧桐子大。每服二三十丸，茶湯下，日三。**大便下血**及酒痢、久痢不止。用烏梅三兩，燒存性爲末，醋煮米糊和丸梧子大。每空心米飲服二十丸，日三。濟生方。**小便尿血**。烏梅燒存性，研末，醋糊丸梧子大。每服四十丸，酒下。**血崩不止**。烏梅肉七枚，燒存性研末。米飲服之，日二。**大便不通**，氣奔欲死者。烏梅十顆，湯浸去核，丸棗大。納入下部，少時即通。食療本草。**霍亂吐利**。鹽梅煎湯，細細飲之。如宜方。**蚘蟲上行**，出於口鼻。烏梅煎湯頻飲，并含之，即安。食鑑本草。**水氣滿急**。烏梅、大棗各三枚，水四升，煮二升。納蜜和匀，含嚥之。聖濟總録。**梅核膈氣**。取半青半黄梅子，每箇用鹽一兩淹一日夜，晒乾又浸又晒，至水盡乃止。用青錢三箇，夾二梅，麻線縛定，通裝磁罐内封埋地下，百日取出。每用一枚，含之嚥汁，入喉即消。收一年者治一人，二年者治二人，其妙

〔一〕以水：原作「每以」。今據外臺卷二十五痢兼渴方改。

絶倫蘇氏經驗方

心腹脹痛短氣欲絶者烏梅二七枚水五升煑一沸納大錢二七枚煑二升半頓服之肘後

勞瘧劣弱烏梅十四枚豆豉二合桃柳枝各一虎口甘草三寸生薑一塊以童子小便二升煎一半溫服即止圖經本草

久欬不已烏梅肉微炒罌粟殼去筋膜蜜炒等分為末每服二錢睡時蜜湯調下

痰厥頭痛如破者烏梅肉三十个鹽三撮酒三升煑一升頓服取吐即愈肘後方

傷寒頭痛壯熱胸中煩痛四五日不解烏梅十四枚鹽五合水一升煑半升溫服取吐吐後避風良梅師方

折傷金瘡乾梅燒存性傅之一宿瘥千金方

馬汗入瘡作痛用烏梅連核擣爛以頭醋和傅仍先刺瘡出去紫血乃傅之縶定經驗方

猘犬傷毒烏梅末酒服二錢千金

指頭腫毒痛甚者烏梅肉和魚鮓擣封之妙李樓奇方

傷寒䘌瘡生下部者烏梅肉三兩炒為末煉蜜丸梧子大以石榴根皮煎湯食前下三十丸聖惠方

小兒頭瘡烏梅燒生油調塗聖濟錄

香口去臭暴乾梅脯常時含之

硫黃毒發令人背膊疼悶目暗漠漠烏梅肉焙一兩沙糖半兩漿水一大盞煎七分呷之總錄

○核仁氣味酸平無毒主治明目益氣不饑吳普除煩熱孟詵治代指忽然腫痛擣爛和苦酒浸之時珍○肘後方

絶倫。龔氏經驗方。**心腹脹痛**，短氣欲絶者。烏梅二七枚，水五升，煮一沸，納大錢二七枚，煮二升半，頓服之。肘後。**勞瘧劣弱**。烏梅十四枚，豆豉二合，桃、柳枝各一虎口，甘草三寸，生薑一塊，以童子小便二升，煎一半，温服即止。圖經本草。**久欬不已**。烏梅肉微炒，罌粟殼去筋膜蜜炒，等分爲末。每服二錢，睡時蜜湯調下。**痰厥頭痛**如破者。烏梅肉三十個，鹽三撮，酒三升，煮一升，頓服取吐即愈。肘後方。**傷寒頭痛**，壯〔一〕熱，胸中煩痛，四五日不解。烏梅十四枚，鹽五合，水一升，煎半升，温服取吐。吐後避風，良。梅師方。**折傷金瘡**。乾梅燒存性傅之，一宿瘥。千金方。**馬汗入瘡**作痛。用烏梅連核擣爛，以頭醋和傅。仍先刺瘡，出去紫血，乃傅之繫定〔二〕。經驗方。**猘犬傷毒**。烏梅末，酒服二錢。千金。**指頭腫毒**痛甚者。烏梅肉和魚鮓擣，封之妙。李樓奇方。**傷寒䘌瘡**生下部者。烏梅肉三兩炒，爲末，煉蜜丸梧子大。以石榴根皮煎湯，食前下三十丸。聖惠方。**小兒頭瘡**。烏梅燒灰〔三〕，生油調塗。聖濟録。**香口去臭**。曝乾梅脯，常時含之〔四〕。**硫黄毒發**，令人背膊疼悶，目暗漠漠。烏梅肉焙一兩，沙糖半兩，漿水一大盞，煎七分，呷之。總録。

核仁。【氣味】酸，平，無毒。【主治】明目，益氣，不饑。吴普。除煩熱。孟詵。治代指忽然腫痛，擣爛，和醋浸之。時珍。○肘後方。

〔一〕壯：原作「肚」。今據證類卷二十三梅實改。

〔二〕定：原作「足」。今據改同上。

〔三〕灰：原闕一字。今據聖惠方卷九十治小兒頭瘡諸方補。

〔四〕含之：下缺出處。證類卷二十三梅實引作「毛詩疏」。

花【氣味】微酸濇無毒

【發明】時珍曰白梅花古方未見用者近時有梅花湯用半開花溶蠟封花口投蜜罐中過時以一兩朶同蜜一匙點沸湯服又有蜜漬梅花法用白梅肉少許浸雪水潤花露一宿蜜浸薦酒又梅花粥法用落英入熟米粥再煑食之故楊誠齋有蜜點梅花帶露餐及脫蕊收將熬粥之句皆取其助雅致清神思而已

葉【氣味】酸平無毒【主治】休息痢及霍亂煑濃汁飲之大明藏器曰嵩陽子言清水揉梅葉洗蕉葛衣經夏不脆有驗時珍曰夏衣生黴點梅葉煎湯洗之即去甚妙

【附方】舊新二

中水毒病初起頭痛惡寒心煩拘急旦醒暮劇梅葉搗汁三升飲之良肘後

下部蟲䘌梅葉桃葉一斛杵爛蒸極熱內小器中隔布坐蒸之蟲盡死也外臺秘要

月水不止梅葉焙棕櫚皮灰各等分為末每服二錢酒調下聖濟總錄

根【主治】風痺別錄○出土者殺人初生小兒取根同桃李根煑湯浴之無瘡熱之患崔氏纂要煎湯飲治霍亂止休息痢大明

榔梅綱目

花。【氣味】微酸，澀，無毒。

【發明】【時珍曰】白梅花古方未見用者。近時有梅花湯：用半開花，溶蠟封花口，投蜜罐中，過時以一兩朵同蜜一匙點沸湯服。又有蜜漬梅花法：用白梅肉少許，浸雪水，潤花，露一宿，蜜浸薦酒。又梅花粥法：用落英入熟米粥再煮食之。故楊誠齋有「蜜點梅花帶露餐」及「脱蕊收將熬粥喫」之句，皆取其助雅致、清神思而已。

葉。【氣味】酸，平，無毒。【主治】休息痢及霍亂，煮濃汁飲之。大明。【藏器曰】嵩陽子言：清水揉梅葉，洗蕉葛衣，經夏不脆。有驗。【時珍曰】夏衣生黴點，梅葉煎湯洗之即去，甚妙。

【附方】舊一，新二。中水毒病，初起頭痛惡寒，心煩拘急，旦醒暮劇。梅葉搗汁三升飲之，良。肘後。下部蟲䘌。梅葉、桃葉一斛，杵爛蒸極熱，内小器中，隔布坐蒸之，蟲盡死也。外臺秘要。月水不止。梅葉焙，棕櫚皮灰，各等分爲末。每服二錢，酒調下。聖濟總録。

根。【主治】風痺。别録。○出土者殺人。初生小兒，取根同桃、李根煮湯浴之，無瘡熱之患。崔氏纂要。煎湯飲，治霍亂，止休息痢。大明。

榔梅 綱目

〔集解〕時珍曰榔梅出均州太和山相傳眞武折梅枝插於榔樹誓曰吾道若成花開果結後果如其言今樹尚在五龍宮北榔木梅實杏形桃核道士每歲采而蜜煎以充貢獻焉榔乃榆樹也

實〔氣味〕甘酸平無毒〔主治〕生津止渴清神下氣消酒時珍

桃（本經下品）

〔校正〕木部有拾遺桃橛今併入此

〔釋名〕時珍曰桃性早花易植而子繁故字從木兆十億曰兆言其多也或云從兆諧聲也

〔集解〕別錄曰桃生太山川谷弘景曰今處處有之核仁入藥當取解核者種之為佳山桃仁不堪用頌曰汴東陝西者尤大而美大抵佳果肥美者皆圃人以他木接成殊失本性入藥當用本生者為佳今市肆賣者多雜接核之仁為不堪也宗奭曰山中一種桃正合月令桃始華者花多子少不堪啗惟堪取仁入藥汴中有油桃小於衆桃光如塗油不益脾胃太原有金桃色深黃洛中有崑崙桃肉深紅紫色又有餅子桃狀如香餅子其味皆甘時珍曰桃品甚多易於栽種且早結實五年宜以刀劙其皮出其脂液則多延數年其花有紅紫白千葉二色之殊其實有紅桃緋桃碧桃緗桃白桃烏桃金桃銀桃胭脂桃皆以色名者也有綿桃油桃御桃方桃匾桃偏核桃皆以形名者也有五月早桃十月冬桃秋桃霜桃皆以時名者也並可供食惟山中毛桃即爾雅所謂褫桃者小而多毛核粘味惡其仁充滿多脂可入藥用蓋外不

【集解】【時珍曰】榔梅出均州太和山。相傳真武折梅枝插於榔樹，誓曰：吾道若成，花開果結。後果如其言。今樹尚在五龍宮北，榔木梅實，杏形桃核。道士每歲采而蜜煎，以充貢獻焉。榔乃榆樹也。

實。【氣味】甘、酸，平，無毒。【主治】生津止渴，清神下氣，消酒。時珍。

桃本經下品

【校正】木部有拾遺桃橛，今併入此。

【釋名】【時珍曰】桃性早花，易植而子繁，故字從木、兆。十億曰兆，言其多也。或云從兆諧聲也。

【集解】【別録曰】桃生太山川谷。【弘景曰】今處處有之。核仁入藥，當取解核者種之爲佳，山桃仁不堪用。【頌曰】汴東、陝西者尤大而美。大抵佳果肥美者，皆圃人以他木接成，殊失本性。入藥當用本生者爲佳。今市肆賣者多雜接核之仁，爲不堪也。【宗奭曰】山中一種桃，正合月令桃始華者，花多子少，不堪啗，惟堪取仁入藥。汴中有油桃，小於衆桃，光如塗油，不益脾胃。太原有金桃，色深黄。洛中有崑崙桃，肉深紅紫色。又有餅子桃，狀如香餅子。其味皆甘。【時珍曰】桃品甚多，易於栽種，且早結實。五年宜以刀劙其皮，出其脂液，則多延數年。其花有紅、紫、白、千葉、二色之殊，其實有紅桃、緋桃、碧桃、緗桃、白桃、烏桃、金桃、銀桃、胭脂桃，皆以色名者也。有綿桃、油桃、御桃、方桃、匾桃、偏核桃，皆以形名者也。有五月早桃、十月冬桃、秋桃、霜桃，皆以時名者也。並可供食。惟山中毛桃，即爾雅所謂榹[一]桃者，小而多毛，核粘味惡。其仁充滿多脂，可入藥用，蓋外不

〔一〕榹：原作「褫」。今據爾雅釋木改。

光者内有餘也冬桃一名西王母桃一名仙人桃即崑崙桃形如栝樓表裏徹赤得霜始熟方桃形微方匾桃出南番形匾肉澀核狀如盒其仁甘美番人珍之名波淡樹樹甚高大偏核桃出波斯形薄而尖頭偏狀如半月其仁酷似新羅松子可食性熱又楊維楨宋濂集中並載元朝御庫蟠桃核大如盌以為神異按王子年拾遺記載漢明帝時常山獻巨核桃霜下始花隆暑方熟玄中記載積石之桃大如斗斛器酉陽雜俎載九疑有桃核半扇可容米一升及蜀後主有桃核杯半扇容水五升良久洒味可飲此皆桃之大者昔人謂桃為仙果殆此類歟生桃切片瀹過曝乾為脯可充果食又桃酢法取爛熟桃納甕中蓋口七日漉去皮核密封二七日酢成香美可食種樹書云柿接桃則為金桃李接桃則為李桃梅接桃則脆桃樹生蟲煮豬頭汁澆之即止皆物性之微妙也

實 氣味辛酸甘熱微毒 多食令人有熱詵曰能發丹石毒生者尤損人思邈曰黃帝書云食桃飽入水浴令人成淋及寒熱病時珍曰生桃多食令人膨脹及生癰癤有損無益五果列桃為下以此○瑞曰桃與鱉同食患心痛服朮人忌食之

主治 作脯食益顏色大明 肺之果肺病宜食之思邈

冬桃食之解勞熱時珍○出爾雅詩

足者内有餘也。冬桃一名西王母桃，一名仙人桃，即崑崙桃，形如栝樓，表裏徹赤，得霜始熟。方桃形微方。匾桃出南番，形匾肉濇，核狀如盒，其仁甘美。番人珍之，名波淡樹，樹甚高大。偏核桃出波斯，形薄而尖，頭偏，狀如半月，其仁酷似新羅松子，可食，性熱。又楊維楨、宋濂集中並載元朝御庫蟠桃，核大如盌，以爲神異。按王子年拾遺記載漢明帝時，常山獻巨核桃，霜下始花，隆暑〔一〕方熟。玄中記載積石之桃，大如十斛器。酉陽雜俎載九疑有桃核，半扇可容米一升。及蜀後主有桃核杯，半扇容水五升，良久如酒味可飲。此皆桃之極大者。昔人謂桃爲仙果，殆此類歟？生桃切片瀹過，曝乾爲脯，可充果食。又桃酢法：取爛熟桃納瓮中，蓋口七日，漉去皮核，密封二七日酢成，香美可食。種樹書云：柹接桃則爲金桃，李接桃則爲李桃，梅接桃則脆。桃樹生蟲，煮豬頭汁澆之即止。皆物性之微妙也。

實。【氣味】辛、酸、甘，熱，微毒。多食令人有熱。【詵曰】能發丹石毒，生者尤損人。【思邈曰】黃帝書云：食桃飽，入水浴，令人成淋及寒熱病。【時珍曰】生桃多食令人膨脹及生癰癤，有損無益。五果列桃爲下以此。○【瑞曰】桃與鱉同食，患心痛。服术人忌食之。【主治】作脯食，益顏色。大明。肺之果，肺病宜食之。思邈。

冬桃。食之解勞熱。時珍。○出爾雅註。

〔一〕暑：原作「署」。今據御覽卷九百六十七果部引拾遺記改。

核仁【修治】別録曰：七月采，取仁陰乾。敩曰：凡使，須去皮，用白术、烏豆二味，同於坩堝中煮一伏時，漉出，劈開，心黄如金色乃用。時珍曰：桃仁行血，宜連皮尖生用；潤燥活血，宜湯浸去皮尖炒黄用，或麥麩同炒，或燒存性，各隨本方。雙仁者有毒，不可食，説見杏仁下。

【氣味】苦甘平，無毒。思邈曰：苦甘辛平。詵曰：温。弘景曰：桃仁作酪，性冷。○香附為之使。

【主治】瘀血血閉，癥瘕邪氣，殺小蟲。本經。止欬逆上氣，消心下堅硬，除卒暴擊血，通月水，止心腹痛。別録。治血結、血祕、血燥，通潤大便，破畜血。元素。殺三蟲。又每夜嚼一枚和蜜，塗手面良。孟詵。主血滯風痹骨蒸，肝瘧寒熱，鬼注疼痛，産後血病。時珍。

【發明】杲曰：桃仁苦重於甘，氣薄味厚，沉而降，陰中之陽，手足厥陰經血分藥也。苦以泄滯血，甘以生新血，故破凝血者用之。其功有四：治熱入血室，一也；泄腹中滯血，二也；除皮膚血熱燥癢，三也；行皮膚凝聚之血，四也。成無己曰：肝者血之源，血聚則肝氣燥，肝苦急，急食甘以緩之。桃仁之甘以緩肝散血，故張仲景抵當湯用之，以治傷寒八九日，内有畜血，發熱如狂，小腹滿痛，小便自利者。又有當汗失汗，熱毒深入，吐血及血結胸，煩燥譫語者，亦以此湯主之。與虻蟲、水核仁。【修治】【別録曰】七月采，取仁陰乾。【斅曰】凡使須去皮，用白术、烏豆二味，同於坩鍋中煮二伏時，漉出劈開，心黄如金色乃用。【時珍曰】桃仁行血，宜連皮、尖生用。潤燥活血，宜湯浸，去皮、尖，炒黄用。或麥麩同炒，或燒存性，各隨本方。雙仁者有毒，不可食，説見「杏仁」下。

【氣味】苦、甘，平，無毒。【思邈曰】苦、甘、辛，平。【詵曰】温。【弘景曰】桃仁作酪，性冷。○香附爲之使。【主治】瘀血血閉，癥瘕邪氣，殺小蟲。本經。止欬逆上氣，消心下堅硬，除卒暴擊血，通月水，止心腹痛。別録。治血結、血秘、血燥，通潤大便，破畜血。元素。殺三蟲，又每夜嚼一枚，和蜜塗手、面，良。孟詵。主血滯風痺，骨蒸，肝瘧寒熱，鬼注疼痛，産後血病。時珍。

【發明】【杲曰】桃仁苦重於甘，氣薄味厚，沉而降，陰中之陽，手、足厥陰經血分藥也。苦以泄滯血，甘以生新血，故破凝血者用之。其功有四：治熱入血室，一也；泄腹中滯血，二也；除皮膚血熱燥痒，三也；行皮膚凝聚之血，四也。【成無己曰】肝者血之源，血聚則肝氣燥，肝苦急，急食甘以緩之。桃仁之甘以緩肝散血，故張仲景抵當湯用之，以治傷寒八九日，内有畜血，發熱如狂，小腹滿痛，小便自利者。又有當汗失汗，熱毒深入〔一〕，吐血及血結胸，煩躁譫語者，亦以此湯主之。與虻蟲、水蛭、大〔二〕

〔一〕入：金陵本缺損。今本注解傷寒論未見此條。今據普濟方卷一百三十八傷寒吐血補。

〔二〕蛭大：二字金陵本缺損。今據注解傷寒論卷三辨太陽病脉證並治法補。

黃同汭

附方 舊十九 新十二

延年去風 令人光潤。用桃仁五合去皮，用粳米飯漿同研，絞汁令盡，溫溫洗面極妙。千金翼

偏風不遂 及癖疾。用桃仁二千七百枚，去皮尖雙仁，以好酒一斗三升，浸二十一日，取出晒乾杵細，作丸如梧子大。每服二十丸，以原酒吞之。外臺秘要

風勞毒腫 攣痛，或牽引小腹及腰痛。桃仁一升去皮尖，熬令黑烟出，熱研如脂膏，以酒三升攪和服，暖臥取汗。不過三度瘥。食醫心鏡

瘧疾寒熱 桃仁一百枚，去皮尖，乳缽內研成膏，不得犯生水，入黃丹三錢，丸梧子大。每服三丸，當發日面北溫酒吞下。五月五日午時合之，忌雞、犬、婦人見。書瑣微本草

骨蒸作熱 桃仁一百二十枚，留尖去皮及雙仁，杵為丸，平旦井花水頓服之，令盡量飲酒至醉，仍須任意喫水。隔日一劑。百日不得食肉。外臺秘要

上氣喘急 方見杏仁。

上氣欬嗽 胸滿氣喘。桃仁三兩去皮尖，以水一大升研汁，和粳米二合煮粥食之。心鏡

卒得欬嗽 桃仁三升去皮杵，着器中密封，蒸熟日乾，絹袋盛，浸二斗酒中七日，可飲。日飲四五合。

尸疰鬼疰 乃五尸之一，又挾鬼邪為祟。其病變動，有三十六種至九十九種。大畧使人寒熱淋瀝，沉沉默默，不知所苦而無處不惡。累年積月，以至於死。死後復傳傍人。急以桃仁五十枚研泥，水煮取四升，服之取吐。吐不盡，三四日再吐。肘後方

傳尸鬼氣 咳嗽痃癖注氣

黄同用。

【附方】舊十九，新十二。**延年去風**，令人光潤。用桃仁五合去皮，用粳米飯漿同研，絞汁令盡，温温洗面，極妙。千金翼。**偏風不遂**，及癖疾。用桃仁二千七百枚，去皮、尖、雙仁，以好酒一斗三升，浸二十一日，取出晒乾杵細，作丸如梧子大。每服二〔一〕十丸，以原酒吞之。外臺秘要。**風勞毒腫**，攣痛，或牽引小腹及腰痛。桃仁一升去皮尖，熬令黑烟出，熱研如脂膏，以酒三升攪和服，煖卧取汗。不過三度瘥。食醫心鏡。**瘧疾寒熱**。桃仁一百枚，去皮尖，乳鉢内研成膏，不得犯生水，入黄丹三錢，丸梧子大。每服三丸，當發日面北温酒吞下。五月五日午時合之，忌鷄、犬、婦人見。唐慎微本草。**骨蒸作熱**。桃仁一百二十枚，留尖，去皮及雙仁，杵爲丸，平旦井花水頓服之。令盡量飲酒至醉，仍須任意喫水。隔日一劑。百日不得食肉。外臺秘要。**上氣喘急**。方見「杏仁」。**上氣欬嗽**，胸滿氣喘。桃仁三兩，去皮、尖，以水一大升研汁，和粳米二合煮粥食之。心鏡。**卒得欬嗽**。桃仁三升，去皮，杵，着器中密封，蒸熟日乾，絹袋盛，浸二斗酒中，七日可飲，日飲四五合。**尸疰鬼疰**。乃五尸之一，又挾鬼邪爲祟。其病變動，有三十六種至九十九種。大略使人寒熱淋瀝，沉沉默默，不知所苦而無處不惡。累年積月，以至於死。死後復傳傍人。急以桃仁五十枚研泥，水煮取四升，服之取吐。吐不盡，三四日再吐。肘後方。**傳尸鬼氣**，咳嗽痃癖注氣，

〔一〕二：原字缺損似「一」。今據證類卷二十三桃核人引外臺秘要改。

血氣不適日漸消瘦桃仁一兩去皮尖杵碎水一升半煮汁入米作粥空心食之

鬼疰心痛桃仁一合爛研煎湯服之急救方

卒然心痛桃仁七枚去皮尖研爛水一合服之肘後方

人好魘寐桃仁熬去皮尖三七枚以小便服之千金方

下部蟲䘌病人齒無色舌上白喜睡憒憒不知痛癢處或下痢乃下部生蟲食肛也桃仁十五枚苦酒二升鹽一合煮六合服之肘後方

崩中漏下不止者桃核燒存性研細酒服方寸匕日三千金

婦人難產數日不出桃仁一个劈開一片書可字一片書出字吞之即生删繁方

產後百病千金桃仁煎治婦人產後百病諸氣取桃仁一千二百枚去皮尖雙仁熬搗極細以清酒一斗半研如麥粥法小甆中麵封入湯中煮一伏時每服一匙溫酒和服日再圖經本草

產後身熱如火皮如粟粒者桃仁研泥同臘豬脂傅之日日易之千金方

產後血閉桃仁二十枚去皮尖藕一塊水煎服之良唐瑤經驗方

產後陰腫桃仁燒研傅之

婦人陰癢桃仁杵爛綿裹塞之肘後方

男子陰腫作癢用桃仁炒香為末酒服方寸匕日二仍擣傅之外臺

小兒卵癩方同上

小兒爛瘡初起膘漿似火瘡桃仁研爛傅之秘錄

小兒聤耳桃仁炒研綿裹日日塞之千金方

風蟲牙痛針刺桃仁燈上燒煙出吹滅安痛齒上咬之不過五六次愈衛生家寶方

脣乾裂痛桃仁擣和豬脂傅海上方

血氣不通，日漸消瘦。桃仁一兩，去皮、尖，杵碎，水一升半煮汁，入米作粥，空心食之〔一〕。鬼疰心痛。桃仁一合爛研，煎湯服之。急救方。卒然心痛。桃仁七枚，去皮、尖，研爛，水一合服之。肘後方。人好魘寐。桃仁熬，去皮、尖三七枚，以小便服之。千金方。下部蟲䘌。病人齒無色，舌上白，喜睡，憒憒不知痛痒處，或下痢，乃下部生蟲食肛也。桃仁十五枚，苦酒二升，鹽一合，煮六合，服之。肘後方。崩中漏下不止者。桃核燒存性，研細，酒服方寸匕，日三。千金。婦人難産，數日不出。桃仁一個劈開，一片書「可」字，一片書「出」字，吞之即生。删繁方。産後百病。千金桃仁煎：治婦人産後百病諸氣。取桃仁一千二百枚，去皮、尖、雙仁，熬擣極細，以清酒一斗半研如麥粥，納小〔二〕瓶中，麪封，入湯中煮一伏時。每服一匙，温酒和服，日再。圖經本草。産後身熱如火，皮如粟粒者。桃仁研泥，同臘豬脂傅之，日日易之。千金方。産後血閉。桃仁二十枚去皮尖，藕一塊，水煎服之，良。唐瑶經驗方。産後陰腫。桃仁燒研，傅之。婦人陰癢。桃仁杵爛，綿裹塞之。肘後方。男子陰腫作癢。用桃仁炒香，爲末，酒服方寸匕。日二。仍擣傅之。外臺。小兒卵癩。方同上。小兒爛瘡，初起膘漿似火瘡。桃仁研爛，傅之。秘録。小兒聤耳。桃仁炒研，綿裹，日日塞之。千金方。風蟲牙痛。針刺桃仁，燈上燒烟出，吹滅，安痛齒上咬之。不過五六次愈。衛生家寶方。唇乾裂痛。桃仁擣，和豬脂傅。海上。大

〔一〕食之。下缺出處。證類卷二十三桃核人引出食醫心鏡。
〔二〕小：證類卷二十三桃核人此下有「項瓷」二字。

便不快裏急後重用桃仁三兩去皮吳茱萸二兩食鹽一兩同炒熟去鹽茱每嚼桃仁五七粒總錄○急勞
欬嗽煩熱用桃仁三兩去皮尖豬肝一枚童子小便五升同煮乾於木臼內搗爛入蒸餅和丸梧子大每溫水下二
十丸聖惠方○冷勞減食漸至黑瘦用桃仁五百顆吳茱萸三兩同入鐵鐺中微火炒一炊久將桃仁去皮微
黃色即漸加火待微烟出即乘熱收入新瓶內厚紙封住勿令洩氣每日空心取桃仁二十粒去皮嚼之以溫酒下至重
者服五百粒愈聖惠方○預辟瘴癘桃仁一斤吳茱萸青鹽各四兩同炒熟以新瓶密封一七取出揀去茱鹽
將桃仁去皮尖每嚼一二十枚山居尤宜之余居士選奇方

桃毛毛桃實上毛也刮取用之

【氣味】辛平微毒【主治】破血閉下血瘕寒熱積聚無子帶下諸
疾別錄療崩中破癖氣大明治惡鬼邪氣孟詵

桃梟【釋名】桃奴別錄桃景同上神桃〔別錄曰〕此是桃實著樹經冬不落者正月采之中實者良
〔時珍曰〕桃子乾懸如梟首磔木之狀故名奴者言其不能成實也家寶方謂之神桃言其辟惡也千葉桃花結子在樹不
落者名鬼髑髏雷斅炮炙論有修治之法而方書未見用者
〔斅曰〕鬼髑髏十一月采得以酒拌蒸之從巳至未焙乾以銅

便不快，裏急後重。用桃仁三兩去皮，吴茱萸二兩，食鹽一兩，同炒熟，去鹽、茱，每嚼桃仁五七粒。總録。急勞欬嗽，煩熱。用桃仁三兩去皮尖，豬肝一枚，童子小便五升，同煮乾，於木桕内擣爛，入蒸餅和丸梧子大。每温水下三十丸。○聖惠方。冷勞減食，漸至黑瘦。用桃仁五百顆，吴茱萸三兩，同入鐵鐺中，微火炒一炊久，將桃仁去皮，微黄色即漸加火，待微烟出，即乘熱收入新瓶内，厚紙封住，勿令洩氣。每日空心取桃仁二十粒去皮嚼之，以温酒下。至重者，服五百粒愈。聖惠方。預辟瘴癘。桃仁一斤，吴茱萸、青鹽各四兩，同炒熱，以新瓶密封一七，取出揀去茱、鹽，將桃仁去皮、尖，每嚼一二十枚。山居尤宜之。余居士選奇方。

桃毛。毛桃實上毛也，刮取用之。

【氣味〔一〕】辛，平，微毒。【主治】破血〔二〕閉，下血瘕，寒熱積聚，無子，帶下諸疾。別録。療崩中，破癖氣。大明。治惡鬼邪氣。孟詵。

桃梟。【釋名】桃奴別録、桃〔三〕景同上、神桃。【別録曰】此是桃實着樹經冬不落者，正月采之，中實者良。【時珍曰】桃子乾懸如梟首殜〔四〕木之狀，故名。奴者，言其不能成實也。家寶方謂之神桃，言其辟惡也。千葉桃花結子在樹不落者，名鬼髑髏。雷斅炮炙論有修治之法，而方書未見用者。【斅曰】鬼髑髏十一月采得，以酒拌蒸之，從巳至未，焙乾，以銅

〔一〕味：金陵本缺筆作「味」。今從江西本改。
〔二〕血：證類卷二十三桃核人作「堅」。
〔三〕桃：同上作「梟」。
〔四〕殜：諸本同。據文義當爲「磔」。

刀切焙取肉用

氣味苦微温有小毒主治殺百鬼精物本經殺精魅五毒不祥療中惡腹痛別錄○頤曰胡洽治中惡毒氣蠱疰有桃梟湯治肺氣腰痛破血療心痛酒磨暖服之大明主吐血諸藥不效燒存性研末米湯調服有驗汪頴治小兒虚汗婦人妊娠下血破伏梁結氣止邪瘧燒烟熏痔瘡燒黑油調傅小兒頭上肥瘡軟癤時珍

附方舊三新五伏梁結氣在心下不散桃奴二兩為末空心温酒每服二錢聖惠鬼瘧寒熱樹上自乾桃子二七枚為末滴水丸梧子大朱砂為衣每服一丸侵晨面東井華水下良聖濟總錄五種瘧疾家寶通神丸用神桃即桃奴十四枚巴豆七粒黑豆一兩研勻以冷水和丸梧子大朱砂為衣發日五更念藥王菩薩七遍井華水下一丸立瘥不過二三次妙不可言王隱君養生主論妊娠下血不止用桃梟燒存性研水服取瘥葛洪方盜汗不止樹上乾桃子一個霜梅二個葱根七個燈心二莖陳皮一錢稻根大麥芽各一撮水二鍾煎服經驗方白禿頭瘡乾桃一兩黑豆一合為末臘豬脂調搽聖惠小兒頭瘡樹

刀切焙，取肉用。

【氣味】苦，微温，有小毒。【主治】殺百鬼精物。本經。殺精魅五毒不祥，療中惡腹痛。別録。【頌曰】胡洽治中惡毒氣蠱疰有桃梟[一]湯。治肺氣腰痛，破血，療心痛，酒磨煖服之。大明。主吐血諸藥不效，燒存性，研末，米湯調服，有驗。汪穎。治小兒虚汗，婦人妊娠下血，破伏梁結氣，止邪瘧。燒烟熏痔瘡。燒黑油調，傅小兒頭上肥瘡軟癤。時珍。

【附方】舊三，新五。伏梁結氣，在心下不散。桃奴二兩爲末，空心温酒，每服二錢。聖惠。鬼瘧寒熱。樹上自乾桃子二七枚，爲末，滴水丸梧子大，朱砂爲衣。每服一丸，侵晨面東井華水下，良。聖濟總録。五種瘧疾。家寶通神丸：用神桃即桃奴十四枚，巴豆七粒，黑豆一兩，研勻，以冷水和丸梧子大，朱砂爲衣。發日五更念藥王菩薩七遍，井華水下一丸，立瘥。不過二次，妙不可言。王隱君養生主論。妊娠下血不止。用桃梟燒存性，研，水服取瘥。○葛洪方。盗汗不止。樹上乾桃子一個，霜梅二個，葱根七個，燈心二莖，陳皮一錢，稻根、大麥芽各一撮，水二鍾，煎服。經驗方。白禿頭瘡。乾桃[二]一兩，黑豆一合，爲末，臘豬脂調搽。聖惠。小兒頭瘡。樹上

[一] 梟：證類卷二十三桃核人載圖經引「胡洽云」作「奴」。
[二] 桃：聖惠方卷四十一治頭瘡白秃諸方下有「花」字。

乾桃燒研，入膩粉、麻油調搽。聖惠

食桃成病：桃梟燒灰二錢，水服取吐即愈。陸光祿說有人食桃不消化作病，時於林間得槁桃梟煎服，登時吐出即愈。此以類相攻也。張文仲備急方

花

【修治】別錄曰：三月三日采，陰乾。敩曰：桃花勿用千葉者，令人鼻衄不止，目黃。收得，揀淨，以絹袋盛，懸簷下令乾用。

【氣味】苦，平，無毒。【主治】殺疰惡鬼，令人好顏色。本經 悅澤人面，除水氣，破石淋，利大小便，下三蟲。別錄 消腫滿，下惡氣。蘇恭 治心腹痛及禿瘡。孟詵 利宿水痰飲積滯，治風狂。研末，傅頭上肥瘡、手足㾦瘡。時珍

【發明】弘景曰：肘后方言服三樹桃花盡，則面色紅潤悅澤如桃花也。頌曰：太清草木方言酒漬桃花飲之，除百疾，益顏色。時珍曰：按歐陽詢初學記載北齊崔氏以桃花、白雪與兒靧面，云令面妍華光悅，蓋得本草令人好顏色、悅澤人面之義，而陶、蘇二氏乃引服桃花法，則因本草之言而謬用者也。桃花性走泄下降，利大腸甚快，用以治氣實人病水飲腫滿積滯、大小便閉塞者，則有功無害。若久服即耗人陰血，損元氣，豈能悅澤顏色耶。按張從正儒門事親載一婦滑瀉數

乾桃燒研，入膩粉，麻油調搽。聖惠。食桃成病。桃梟燒灰二錢，水服取吐即愈。陸光禄説，有人食桃不消化作病時，於林間得槁桃燒服，登時吐出即愈，此以類相攻也。張文仲備急方。

花。【修治】【别録曰】三月三日采，陰乾之。【斅曰】桃花勿用千葉者，令人鼻衄不止，目黄。收花揀净，以絹袋盛，懸簷下令乾用。

【氣味】苦，平，無毒。【主治】殺疰惡鬼，令人好顏色。本經。悦澤人面，除水氣，破石淋，利大小便，下三蟲。别録。消腫滿，下惡氣。蘇恭。治心腹痛及秃瘡。孟詵。利宿水、痰飲、積滯，治風狂。研末，傅頭上肥瘡，手足瘑瘡。時珍。

【發明】【弘景曰】肘後方言服三樹桃花盡，則面色紅潤悦澤如桃花也。【頌曰】太清草木方言：酒漬桃花飲之，除百疾，益顏色。【時珍曰】按歐陽詢初學記[一]，載北齊崔氏以桃花、白雪與兒靧面，云令面妍華光悦，蓋得本草令人好顏色、悦澤人面之義。而陶、蘇二氏乃引服桃花法，則因本草之言而謬用者也。桃花性走泄下降，利大腸甚快，用以治氣實人病水飲腫滿積滯、大小便閉塞者，則有功無害。若久服即耗人陰血，損元氣，豈能悦澤顏色耶？按張從正儒門事親載：一婦滑瀉數

〔一〕歐陽詢初學記：作者當爲唐徐堅。此下引文實出御覽卷二十時序部引唐虞世南史略。

年百治不效或言此傷飲有積也桃花落時以棘針刺取數十萼勿犯人手以麪和作餅煨熟食之米飲送下不一二時瀉下如傾六七日行至數百行昏困惟飲凉水而平觀此則桃花之峻利可徵矣又蘇鶚杜陽編載范純佑女喪夫發狂閉之室中夜斷窗欞登桃樹上食桃花幾盡及旦家人接下自是遂愈也珍按此亦驚怒傷肝痰夾敗血遂致發狂偶得桃花利痰飲散滯血之功與張仲景治積熱發狂用承氣湯蓄血發狂用桃仁承氣湯之意相同而陳藏器乃言桃花食之患淋何耶

附方 舊二新十三

大便艱難 桃花為末水服方寸匕即通 千金

產後秘塞 大小便不通用桃花葵子滑石檳榔等分為末每空心葱白湯服二錢即利 集驗方

心腹積痛 三月三日采桃花晒乾杵末以水服二錢匕良 ○孟詵食療本草

瘧疾不已 桃花為末酒服方寸匕良 梅師方

痰飲宿水 桃花散收桃花陰乾為末溫酒服一合取利覺虛食少粥不似轉下藥也 崔行功纂要方

腳氣腫痛 桃花一升陰乾為末每溫酒細呷之一宿即消 外臺秘要

腰脊作痛 三月三日取桃花一斗一升井華水三斗麴六升米六斗炊熟如常釀酒每服一升日三服神良 千金

膿瘻不止 桃花為末豬脂和傅之日二 千金

頭上禿瘡 三月三日收未開桃花陰乾與桑椹赤者等分作末以豬脂和先取灰汁洗去痂即塗之 食療

年，百治不效。或言：此傷飲有積也。桃花落時，以棘針刺取數十萼，勿犯人手。以麪和作餅，煨熟食之，米飲送下。不一二時，瀉下如傾。六七日，行至數百行，昏困，惟飲涼水而平。觀此，則桃花之峻利可徵矣。又蘇鶚杜陽編〔一〕載：范純佑女〔二〕喪夫發狂，閉之室中，夜斷窗櫺〔三〕，登桃樹上食桃花幾盡。及旦，家人接下，自是遂愈也。珍按：此亦驚怒傷肝，痰夾敗血，遂致發狂。偶得桃花利痰飲、散滯血之功，與張仲景治積熱發狂用承氣湯，畜血發狂用桃仁承氣湯之意相同。而陳藏器乃言桃花食之患淋，何耶？

【附方】舊三，新十三。**大便艱難。**桃花爲末，水服方寸匕，即通。千金。**産後秘塞，**大小便不通。用桃花、葵子、滑石、檳榔等分，爲末。每空心葱白湯服二錢，即利。集驗方。**心腹積痛。**三月三日采桃花晒乾杵末，以水服二錢匕，良。○孟詵食療本草。**瘧疾不已。**桃花爲末，酒服方寸匕，良。梅師〔四〕方。**痰飲宿水。**桃花散：收桃花陰乾爲末，温酒服一合，取利。覺虚，食少粥。不似轉下藥也。崔行功纂要方。**脚氣腫痛。**桃花一升，陰乾爲末。每温酒細呷之，一宿即消。外臺秘要。**腰脊作痛。**三月三日取桃花一斗一升，井華水三斗，麴六升，米六斗，炊熟，如常釀酒。每服一升，日三服。神良。千金。**膿瘻不止。**桃花爲末，豬脂和傅之，日二。千金。**頭上秃瘡。**三月三日收未開桃花，陰乾，與桑椹赤者等分作末，以豬脂和。先取灰汁洗去痂，即塗之。食療。

〔一〕杜陽編：原出宋莊綽雞肋編。蓼花洲閑録轉載此條誤注出杜陽雜編。時珍沿襲此誤。
〔二〕女：雞肋編卷中作「孫女」。
〔三〕櫺：原作「檽」。今據改同上。
〔四〕師：原作「帥」。今據卷一引據古今醫家書目改。

頭上肥瘡 一百五日寒食節收桃花為末食後以水半盞調服方寸匕日三甚良 崔元亮海上方 黃水面瘡 同上方

足上瘑瘡 桃花食鹽等分杵勻醋和傅之 肘後方

雀卵面皰 桃花冬瓜仁研末等分蜜調傅之 聖惠

乾糞塞腸 脹痛不通用毛桃花濕者一兩和麪二兩作餛飩煮熟空心食之日午腹鳴如雷當下惡物也 聖惠方

面上粉刺 瘟子如米粉用桃花丹砂各三兩為末每服一錢空心井水下日三服十日知二十日小便當出黑汁面色瑩白也 聖惠方

令面光華 三月三日收桃花七月七日收雞血和塗面上二三日後脫下則光華顏色也 聖濟總錄

葉〔頌曰〕采嫩者名桃心入藥尤勝

〔氣味〕苦平無毒〔主治〕除尸蟲出瘡中小蟲 別錄 治惡氣小兒寒熱客忤 大明 療傷寒時氣風痺無汗治頭風通大小便止霍亂腹痛 時珍

〔發明〕〔頌曰〕桃葉蒸汗法 張文仲備急方治天行病有支太醫說桃葉蒸汗法用水一石煮桃葉取七斗安床簀下厚被蓋臥床上乘熱熏之少時當雨汗汗遍去湯速粉之并灸大椎穴則愈 又陳廩丘小品方有阮河南桃葉蒸法云連發汗

頭上肥瘡。一百五日寒食節，收桃花爲末。食後以水半盞調服方寸匕，日三，甚良。崔元亮海上方。黄水面瘡。方同上。足上瘑瘡。桃花、食鹽等分杵勻，醋和傅之。肘後方。雀卵面皰。桃花、冬瓜仁研末等分，蜜調傅之。聖惠。乾糞塞腸，脹痛不通。用毛桃花濕者一兩，和麪三兩，作餛飩煮熟，空心食之。日午腹鳴如雷，當下惡物也。聖惠方。面上粉刺，瘟子如米粉。用桃花、丹砂各三兩爲末。每服一錢，空心井水下。日三服。十日知，二十日小便當出黑汁，面色瑩白也。聖惠方。令面光華。三月三日收桃花，七月七日收雞血，和塗面上。三二日後脱下，則光華顔色也。聖濟總録。

葉。【頌曰】采嫩者名桃心，入藥尤勝。

【氣味】苦，平，無毒。【主治】除尸蟲，出瘡中小蟲。别録。治惡氣，小兒寒熱客忤。大明。療傷寒、時氣、風痺無汗，治頭風，通大小便，止霍亂腹痛。時珍。

【發明】【頌曰】桃葉蒸汗法。張文仲備急方治天行病，有支太醫桃葉湯熏法。用水一石煮桃葉，取七斗，安床簀下，厚被蓋卧床上，乘熱熏之。少時當雨汗，汗遍去湯，速粉之，并灸大椎穴則愈。又陳廩丘小品方有阮河南桃葉蒸法。云連發汗，汗不出者死，可蒸之，如中風法。燒地令熱，去火，以少水洒之，布乾桃葉於上，厚二三寸，安席葉上卧之，溫覆得大汗，被中傅粉極燥，便瘥也。凡柏葉、麥麩、蠶沙，皆可如此法用。張苗言曾有人疲極汗出，卧簟受冷，但苦寒倦，四日凡八發汗，汗不出，用此法而瘥也。時珍曰：按許叔微本事方云：傷寒病，醫者須顧表裏，循次第。昔范雲為梁武帝屬官，得時疫熱疾，召徐文伯診之。是時武帝有九錫之命，期在旦夕。雲恐不預，求速愈。文伯曰：此甚易，政恐二年後不復起爾。雲曰：朝聞道，夕死可矣，況二年乎？文伯乃以火煅地，布桃柏葉於上，令雲卧之。少頃汗出，粉之。翌日遂愈。後二年，雲果卒。取汗先期，尚能促壽，況不顧表裏時日，便欲速愈者乎？夫桃葉發汗妙法也，猶有此戒，可不慎與。

【附方】舊十，新一。

風襲項強 不得顧視。穿地作坑，煅赤，以水洒之令冷，鋪生桃葉於內，卧席上，以項着坑上，蒸至汗出，良久即瘥。千金方。

小兒傷寒 時氣。用桃葉三兩，水五升，煮十沸，取汁，日五六遍淋之。後燒雄鼠糞二枚，服之妙。傷寒類要。

二便不通 桃葉杵汁半升服。冬用桃皮。孫真人方。

霍亂腹痛 桃葉三升切，水五升，煮一升三合，分二服。外臺秘要。

除三尸蟲 桃葉杵汁服一升。外臺秘要。

腸痔出血 桃葉一斛杵，納小口器中，坐蒸之，有蟲自出。肘後方。

女人陰瘡 如蟲咬癢痛者。生搗桃葉，綿裹納之，日三四易。食療本草。

足上瘑瘡 桃葉搗和苦酒傅之。肘後方。

鼻內生瘡 桃葉嫩心杵爛塞之。無葉用枝。普濟汗不出者死，可蒸之，如中風法。燒地令熱，去火，以少水洒之，布乾桃葉於上厚二三寸，安席葉上卧之，温覆得大汗，被中傳粉極燥，便瘥也。凡柏葉、麥麸、蠶沙皆可如此法用。張苗言：曾有人疲極汗出，卧簟受冷，但苦寒倦，四日凡八發汗，汗不出，用此法而瘥也。【時珍曰】按許叔微本事方云：傷寒病，醫者須顧表裏，循次第。昔范雲爲梁武帝屬官，得時疫熱疾，召徐文伯診之。是時武帝有九錫之命，期在旦夕。雲恐不預，求速愈。文伯曰：此甚易，只〔一〕恐二年後不復〔二〕起爾。雲曰：朝聞道，夕死可矣，况二年乎？文伯乃以火煅地，布桃、柏葉於上，令雲卧之。少頃汗出粉之，翌日遂愈。後二年雲果卒。取汗先期，尚能促壽。况不顧表裏時日，便欲速愈者乎？夫桃葉發汗妙法也，猶有此戒，可不慎與？

【附方】舊十，新一。**風襲項强**，不得顧視。穿地作坑，煅赤，以水洒之令小〔三〕冷，鋪生桃葉於内。卧席上，以項着藥〔四〕上，蒸至汗出，良久即瘥。千金方。**小兒傷寒**時氣。用桃葉三兩，水五升，煮十沸取汁，日五六遍淋之。後燒雄鼠糞二枚服之，妙。傷寒類要。**二便不通**。桃葉杵汁半升服。冬用桃〔五〕皮。孫真人方。**霍亂腹痛**。桃葉三升切，水五升，煮一升，分二服。外臺。**除三尸蟲**。桃葉杵汁，服一升。外臺秘要。**腸痔出血**。桃葉一斛，杵，蒸之〔六〕，納小口器中坐，有蟲自出。肘後方。**女人陰瘡**，如蟲咬痒痛者。生擣桃葉，綿裹納之，日三四易。食療本草。**足上瘑瘡**。桃葉搗，和苦酒傅之。肘後方。**鼻内生瘡**。桃葉嫩心杵爛塞之。無葉用枝。簡

〔一〕只：原作「攷」。今據本事方卷八傷寒時疫改。
〔二〕復：原作「坐」。今據改同上。
〔三〕小：原脱。證類卷二十三桃核人亦脱。今據千金方卷十三心臟方補。
〔四〕藥：原作「坑」。今據千金方卷十三心臟方改。與證類卷二十三桃核人合。
〔五〕桃：原作「榆」。今據證類卷二十三桃核人改。
〔六〕蒸之：原誤在下句「坐」字之後。今據同上引葛氏前移。

便方身面癬瘡日午搗桃葉取汁搽之千金諸蟲入耳桃葉挼熟塞之或搗汁滴之或作枕枕之一夕自出梅師方

○莖及白皮【修治】時珍曰樹皮根皮皆可用根皮尤良並取東行者刮去粗皮取白皮入藥

【氣味】苦平無毒【主治】除邪鬼中惡腹痛去胃中熱別錄治疰忤心腹痛解蠱毒辟疫癘療黃疸身目如金殺諸瘡蟲時珍

【附方】舊十四新五天行疫癘常以東行桃枝煎熬湯浴之佳類要黃疸如金晴明時清晨勿令雞犬婦人見取東引桃根細如箸若釵股者一握切細以水一大升煎一小升空腹頓服後三五日其黃離離如薄雲散開百日方平復也黃散後可時時飲清酒一盃則眼中易散否則散遲忌食熱麪豬魚等物此是徐之才家秘方也初虞世必效方肺熱喘急集驗治肺熱悶喘急客熱往來欲死不堪服藥者用桃皮芫花各一升以水四升煮取一升以故布納汁中取薄胸口溫四肢盈數刻即止圖經喉痺塞痛桃皮煮汁三升服千金翼心虛健忘令耳目聰明用戊子日取東引桃枝二寸枕之○又方五月五日日未出時取東引桃枝刻作三寸木人著衣領帶中千金翼卒得心痛東引桃枝一把切以酒一升煎半升頓服大效肘後方鬼

便方。身面癬瘡。日午擣桃葉，取汁搽之。千金。諸蟲入耳。桃葉挼熟塞之。或搗汁滴之。或作枕枕之，一夕自出。○梅師。

莖及白皮。【修治】【時珍曰】樹皮、根皮皆可，用根皮尤良。並取東行者，刮去粗皮，取白皮入藥。

【氣味】苦，平，無毒。【主治】除邪鬼中惡腹痛，去胃中熱。别録。治疰忤心腹痛，解蠱毒，辟疫癘，療黄疸身目如金，殺諸瘡蟲。時珍。

【附方】舊十四，新五。天行疫癘。常以東行桃枝煎熬湯浴之，佳。類要。黄疸如金。晴明時清晨，勿令雞、犬、婦人見，取東引桃根細如筯、若釵股者一握，切細，以水一大升，煎一小升，空腹頓服。後三五日，其黄離離如薄雲散開，百日方平復也。黄散後，可時時飲清酒一盃，則眼中易散，否則散遲。忌食熱麪、豬、魚等物。此是徐之才家秘方也。初虞世必效方〔一〕。肺熱喘急。集驗治肺熱悶喘急，客熱往來欲死，不堪服藥者。用桃皮、芫花各一升，以水四升，煮取一升，以故布納汁中，取薄胸口，温四肢，盈〔二〕數刻即止。圖經。喉痺塞痛。桃皮煮汁三升服。千金翼。心虚健忘。令耳目聰明，用戊子日取東引桃枝二寸枕之。○又方：五月五日日未出時，取東引桃枝刻作三寸木人，着衣領帶中佩之。千金翼。卒得心痛。東引桃枝一把切，以酒一升，煎半升，頓服，大效。肘後方。鬼

〔一〕初虞世必效方：據證類卷二十三桃核人此方引自傷寒類要。
〔二〕盈：證類卷二十三桃核人此前有「不」字。

疰心痛東引桃枝一握去粗皮切水二升煎半升頓服崔氏

解中蠱毒用東引桃白皮烘乾大戟斑蝥去足翅熬三物等分為末以冷水服半方寸匕即出不出更服或因酒得以酒服因食得以食服初虞世云此乃李饒州法也亦可以米泔丸服蘇頌圖經

卒得惡瘡人不識者取桃皮作屑納之孫真人方

卒患瘰癧不痛者取桃樹白皮貼瘡上灸二七壯良孫真人方

熱病口瘡成䘌桃枝煎濃汁含之下部有瘡納入之類要○

下部䘌瘡桃白皮煎取濃汁如稀餳入熊膽少許以綿蘸藥納入下部瘡上梅師方

五痔作痛桃根水煎汁浸洗之當有蟲出

小兒濕癬桃樹青皮為末和醋頻傅之子母秘錄

狂狗咬傷桃白皮一握水二升煎一升服梅師方

水腫尿短桃皮三斤去內外皮秫米一斗女麴一升以水二斗煮桃皮取汁一斗以一半漬麴一半漬秫飯如常釀成酒每服一合日三次以體中有熱為候小便多是病去忌生冷一切毒物聖濟總錄

婦人經閉數年不通面色萎黃唇口青白腹內成塊肚上筋起腿脛或腫桃根煎貴之用桃樹根牛蒡根馬鞭草根牛膝蓬蘽各一斤剉以水三斗煎一斗去滓更以慢火煎如餳狀收之每以熱酒調服一匙聖惠○

牙疼頰腫桃白皮柳白皮槐白皮等分煎酒熱漱冷則吐之聖惠方

小兒白禿桃皮五兩煎汁入白麪沐之并服同上

疰心痛。東引桃枝一握，去粗皮切，水二升，煎〔一〕半升。頓服。崔氏。解中蠱毒。用東引桃白皮烘乾、大戟、班蝥去足翅熬，三物等分，爲末。以冷水服半方寸匕即出。不出更服。或因酒得以酒服，因食得以食服。初虞世〔二〕云：此乃李饒州法也。亦可以米泔丸服。蘇頌圖經。卒得惡瘡人不識者。取桃皮作屑納之。孫真人方。卒患瘰癧不痛者。取桃樹白皮貼瘡上，灸二七壯，良。孫真人方。熱病口瘡成䘌。桃枝煎濃汁含之。下部有瘡，納入之。○類要。下部䘌瘡。桃白皮煮取濃汁如稀餳，入熊膽少許，以綿蘸藥納入下部瘡上。梅師。五痔作痛。桃根水煎汁，浸洗之，當有蟲出。小兒濕癬。桃樹青皮爲末，和醋頻傅之。子母秘録。狂狗咬傷。桃白皮一握，水三升，煎一升服。梅師方。水腫尿短。桃皮三斤去内外皮，秫米一斗，女麴一升，以水二斗煮桃皮，取汁一斗，以一半漬〔三〕麴，一半漬秫飯，如常釀成酒。每服一合，日三次，以體中有熱爲候。小便多是病去。忌生冷、一切毒物。聖濟總録。婦人經閉，數年不通，面色萎黄，唇口青白，腹内成塊，肚上筋起，腿脛或腫，桃根煎煮之〔四〕。用桃樹根、牛蒡根、馬鞭草根、牛膝、蓬蘽各一斤剉，以水三斗，煎一斗去滓，更以慢火煎如餳狀收之。每以熱酒調服一匙。○聖惠。牙疼頰腫。桃白皮、柳白皮、槐白皮等分，煎酒熱漱，冷則吐之。聖惠方。小兒白秃。桃皮五兩煎汁，入白麪，沐之。并服。同上。

〔一〕煎：原作「前」。證類卷二十三桃核人引「崔氏」作「煮」。江西本作「煎」。今從後者改。
〔二〕初虞世：證類卷二十三桃核人原引作必效方，唐代孟詵撰。
〔三〕漬：原字類「清」。今本聖濟總録查無此方。今據普濟方卷一百九十一水腫引「桃皮酒」改。
〔四〕煮之：聖惠方卷七十二治婦人月水不通腹内癥塊諸方作「方」字。或疑作「主之」音誤。

桃膠【修治】時珍曰：桃茂盛時，以刀割樹皮，久則膠溢出。採收，以桑灰湯浸過，曝乾用。如服食，當依本方修鍊。

【氣味】苦，平，無毒。【主治】鍊服，保中不飢，忍風寒。別錄　下石淋，破血，治中惡疰忤。蘇恭　主惡鬼邪氣。孟詵　和血益氣，治下痢，止痛。時珍

【發明】頌曰：本草言桃膠鍊服，保中不飢。按仙方服膠法：取膠二十斤，絹袋盛，於櫟木灰汁一石中煮三五沸，取出挂高處，候乾再煮，如此三度，曝乾研篩，蜜和丸梧子大，每空腹酒服二十丸。久服身輕不老。時珍曰：抱朴子云：桃膠以桑灰汁漬過服之，除百病，數月斷穀，久則晦夜有光如月。又列仙傳云：高丘公服桃膠得仙。古方以桃膠為仙藥，而後人不復用之，豈其功亦未必如是之殊耶？

【附方】舊二，新二。

虛熱作渴：桃膠如彈丸大，含之佳。外臺

石淋作痛：桃木膠如棗大，夏以冷水三合，冬以湯三合，和服，日三服，當下石，石盡即止。古今錄驗

血淋作痛：桃膠炒、木通、石膏各一錢，水一盞，煎七分，食後服。楊氏家藏方

產後下痢：赤白，裏急後重㽷痛。用桃膠焙乾、沉香、蒲黃炒各等分，為末。每服二錢，食前米飲下。婦人良方

痘靨發搐：黑陷者。用桃膠煎湯飲之，或水熬成膏，酒化服之，大效。總微論

桃符【主治】中惡，精魅邪氣，水煮汁服之。孟詵

桃膠。【修治】【時珍曰】桃茂盛時，以刀割樹皮，久則膠溢出，采收，以桑灰湯浸過，曝乾用。如服食，當依本方修鍊。

【氣味】苦，平，無毒。【主治】鍊服，保中不飢，忍風寒。别録。下石淋，破血，治中惡疰忤。蘇恭。主惡鬼邪氣。孟詵。和血益氣，治下痢，止痛。時珍。

【發明】【頌曰】本草言桃膠鍊服保中不飢。按仙方服膠法：取膠二十斤，絹袋盛，於櫟木灰汁一石中，煮三五沸，取掛高處，候乾再煮，如此三度。曝乾研篩，蜜和丸梧子大，每空腹酒服二十丸。久服身輕不老。【時珍曰】按抱朴子云：桃膠以桑灰汁漬過服之，除百病，數月斷穀，久則晦夜有光如月。又列仙傳云：高丘公服桃膠得仙。古方以桃膠爲仙藥，而後人不復用之，豈其功亦未必如是之殊耶？

【附方】舊二，新三〔一〕。虚熱作渴。桃膠如彈丸大，含之佳。外臺。石淋作痛。桃木膠如棗大，夏以冷水三合，冬以湯三合，和服，日三服。當下石，石盡即止。古今〔二〕録驗。血淋作痛。桃膠炒、木通、石膏各一錢，水一盞，煎七分，食後服。○楊氏家藏方。産後下痢赤白，裏急後重，疞痛。用桃膠焙乾、沉香、蒲黄炒各等分，爲末。每服二錢，食前米飲下。○婦人良方。痘靨發搐，黑陷者。用桃膠煎湯飲之。或水熬成膏，酒化服之，大效。總微論。

桃符〔三〕。【主治】中惡，精魅邪氣，水煮汁服之。孟詵。

〔一〕三：原字缺筆似「二」。今據下文實際方數改。

〔二〕今：原作「方」。今據證類卷二十三桃核人載圖經引古今録驗改。

〔三〕桃符：卷三十八服器另作獨立藥名收録。

【發明】時珍曰：典術云：桃乃西方之木，五木之精，仙木也。味辛氣惡，故能厭伏邪氣，制百鬼。今人門上用桃符以此。玉燭寶典云：户上著桃板辟邪，取山海經神荼、鬱壘居東海蟠桃樹下，主領衆鬼之義。許慎云：羿死於桃棓。棓，杖也。故鬼畏桃，而今人用桃梗作杙橛以辟鬼也。禮記云：王弔則巫祝以桃茢前引，以辟不祥。茢者，桃枝作帚也。博物志云：桃根為印，可以召鬼。甄異傳云：鬼但畏東南枝爾。據此諸說，則本草桃之枝、葉、根、核、桃梟、桃橛，皆辟鬼祟產乳，有由來矣。錢乙小兒方，疏取積熱及結胸，用巴豆、硇砂之藥，以桃符煎湯下，亦是厭之之義也。

桃橛 拾遺 ○時珍曰：橛音掘，即杙也。人多釘於地上，以鎮家宅，三載者良。

【主治】卒心腹痛，鬼疰，破血，辟邪惡氣脹滿，煮汁服之，與桃符同功。藏器

【附方】新一。風蟲牙痛：門下桃橛燒取汁，少少納孔中，以蠟固之。聖惠方

桃寄生 見木部

桃蠹蟲 移入蟲部

栗 別錄上品

【發明】【時珍曰】典術云：桃乃西方之木，五木之精，仙木也。味辛氣惡，故能厭伏邪氣，制百鬼。今人門上用桃符以此。玉燭寶典云：户上着桃板辟邪，取山海經神荼、鬱壘居東海蟠桃樹下，主領衆鬼之義。許慎云：羿死於桃棓。棓，杖也。故鬼畏桃，而今人用桃梗作杙橛以辟鬼也。禮記云：王弔則巫祝以桃茢前引，以辟不祥。茢者，桃枝作帚也。博物志云：桃根爲印，可以召鬼。甄異傳云：鬼但畏東南枝爾。據此諸説，則本草桃之枝、葉、根、核、桃梟、桃橛，皆辟鬼祟産忤，蓋有由來矣。錢乙小兒方，疏取積熱及結胸，用巴豆、硇、汞之藥，以桃符煎湯下，亦是厭之之義也。

桃橛〔一〕拾遺。○【時珍曰】橛，音掘，即杙也。人多釘於地上，以鎮家宅，三載者良。

【主治】卒心腹痛，鬼疰，破血辟邪，惡氣脹滿，煮汁服之。與桃符同功。藏器。

【附方】新一。風蟲牙痛。門下桃橛燒取汁，少少納孔中，以蠟固之。聖惠方。

桃寄生見木部。

桃蠹蟲移入蟲部。

栗別録上品

〔一〕桃橛：卷三十八服器另作獨立藥名收録。

【釋名】時珍曰栗說文作㮚從鹵音條象花實下垂之狀也梵書名篤迦

【集解】別錄曰栗生山陰九月采弘景曰今會稽諸暨栗形大皮厚不美剡及始豐栗皮薄而甜乃佳頌曰栗處處有之而兗州宣州者最勝木高二三丈葉極類櫟四月開花青黃色長條似胡桃花實有房彙大者若拳中子三四小者若桃李中子惟一二將熟則罅拆子出栗類亦多按陸機詩疏云栗五方皆有之周秦吳揚特饒惟濮陽及范陽栗甜美味長他方者不及也倭韓國諸島上栗大如雞子味短不美桂陽有莘栗叢生實大如杏仁皮子形色與栗無異但小耳又有奧栗皆與栗同子圓而細惟江湖有之或云即莘也莘音榛詩云樹之莘栗是矣恭曰板栗錐栗二樹皆大茅栗似板栗而細如橡子其樹雖小葉亦不殊但春生夏花秋實冬枯為異耳宗奭曰湖北一種旋栗頂圓末尖即榛栗象榛子形也栗欲乾收莫如懸之欲生收莫如潤沙藏之至夏初尚如新也時珍曰栗但可種成不可移栽按事類合璧云栗木高二三丈苞生多刺如蝟毛每枝不下四五箇苞有青黃赤三色中子或單或雙或三或四其殼生黃熟紫殼內有膜裹仁九月霜降乃熟其苞自裂而子墜者乃可久藏苞未裂者易腐也其花作條大如筯頭長四五寸可以點燈栗之大者為板栗中心扁子為栗楔稍小者為山栗山栗之圓而末尖者為錐栗圓小如橡子者為莘栗小如指頂者為茅栗即爾雅所謂栭栗也一名栵栗可炒食之劉恂嶺表錄云廣中無栗惟新州山中有石栗一年方熟圓如彈子皮厚而味如胡桃得非

【釋名】【時珍曰】栗，説文作㮚，從卤，音條，象花實下垂之狀也。梵書名篤迦。

【集解】【别録曰】栗生山陰，九月采。【弘景曰】今會稽、諸暨栗形大皮厚，不美；剡及始豐栗皮薄而甜，乃佳。【頌曰】栗處處有之，而兖州、宣州者最勝。木高二三丈，葉極類櫟。四月開花青黄色，長條似胡桃花。實有房彙，大者若拳，中子三四。小者若桃李，中子惟一二。將熟，則罅拆子出。栗類亦多。按陸機詩疏云：栗，五方皆有之，周、秦、吴、揚特饒。惟濮陽及范陽栗甜美味長，他方者不及也。倭、韓國諸島上栗大如雞子，味短不美。桂陽有莘栗，叢生，實大如杏仁，皮、子形色與栗無異，但小耳。又有奥栗，皆與栗同，子圓而細，惟江湖有之，或云即莘也。莘，音榛。詩云「樹之莘栗」，是矣。【恭曰】板栗、錐栗二樹皆大。茅栗似板栗而細如橡子，其樹雖小，葉亦不殊，但春生夏花、秋實冬枯爲異耳。【宗奭曰】湖北一種旋栗，頂圓末尖，即榛栗，象榛子形也。栗欲乾收，莫如曝之。欲生收，莫如潤沙藏之，至夏初尚如新也。【時珍曰】栗但可種成，不可移栽。按事類合璧云：栗木高二三丈，苞生多刺如蝟毛，每枝不下四五箇苞，有青、黄、赤三色。中子或單或雙，或三或四。其殼生黄熟紫，殼内有膜裹仁，九月霜降乃熟。其苞自裂而子墜者，乃可久藏，苞未裂者易腐也。其花作條，大如筯頭，長四五寸，可以點燈。栗之大者爲板栗，中心扁子爲栗楔。稍小者爲山栗。山栗之圓而末尖者爲錐栗。圓小如橡子者爲莘栗。小如指頂者爲茅栗，即爾雅所謂栭栗也，一名栵〔一〕栗，可炒食之。劉恂嶺表録云：廣中無栗。惟勤〔二〕州山中有石栗，一年方熟，圓如彈子，皮厚而味如胡桃。得非

〔一〕栵：原作「例」。今據爾雅釋木改。
〔二〕勤：原作「靳」。今據嶺表録卷中改。

源乃水果不宜於炎方耶

【實】氣味鹹溫無毒。詵曰吳栗雖大味短不如北栗凡栗日中曝乾食即下氣補益不爾猶有木氣不補益也火煨去汗亦殺木氣生食則發氣蒸炒熱食則壅氣凡患風水人不宜食味鹹生水也恭曰栗作粉食勝於菱芡但以飼孩兒令齒不生宗奭曰小兒不可多食生則難化熟則滯氣膈食生蟲往往致病

主治益氣厚腸胃補腎氣令人耐飢別錄生食治腰脚不遂思邈療筋骨斷碎腫痛瘀血生嚼塗之有效蘇恭

栗楔音屑○時珍曰一毬三顆其中扁者栗楔也【主治】筋骨風痛士良活血尤效頌曰今衡山合活血丹用之每日生食七枚破冷痃癖又生嚼署惡刺出箭頭傅瘰癧腫毒痛大明

【發明】思邈曰栗腎之果也腎病宜食之弘景曰相傳有人患腰脚弱往栗樹下食數升便能起行此是補腎之義然應生啖若服餌則宜蒸曝之宗奭曰栗之補腎為其味鹹又滯其氣也時珍曰栗於五果屬水水潦之年則栗不熟類相應也有人內寒暴泄如注令食煨栗二三十枚頓愈腎主大便栗能通腎於此可驗經驗方治腎虛腰脚無力以袋盛生

栗乃水果，不宜於炎方耶？

實。【氣味】鹹，温，無毒。【詵曰】吴栗雖大味短，不如北栗。凡栗日中暴乾食，即下氣補益。不爾猶有木氣，不補益也。火煨去汗，亦殺木氣。生食則發氣，蒸〔一〕炒熱食則壅氣。凡患風水人不宜食，味鹹生水也。【恭曰】栗作粉食，勝於菱、芡。但以飼孩兒，令齒不生。【宗奭曰】小兒不可多食。生則難化，熟則滯氣，膈食生蟲，往往致病。【主治】益氣，厚腸胃，補腎氣，令人耐飢。别録。生食，治腰脚不遂。思邈。療筋骨斷碎，腫痛瘀血，生嚼塗之，有效。蘇恭。

栗楔音屑。○【時珍曰】一毬三顆，其中扁者栗楔也。【主治】筋骨風痛。士良。活血尤效。【頌曰】今衡山合活血丹用之。每日生食七枚，破冷痃癖。又生嚼，罯惡刺，出箭頭，傅瘰癧腫毒痛。大明。

【發明】【思邈曰】栗，腎之果也。腎病宜食之。【弘景曰】相傳有人患腰脚弱，往栗樹下食數升，便能起行。此是補腎之義，然應生噉。若服餌則宜蒸曝之。【宗奭曰】栗之補腎，爲其味鹹，又滯其氣也。【時珍曰】栗於五果屬水。水潦之年則栗不熟，類相應也。有人内寒，暴洩如注，令食煨栗二三十枚，頓愈。腎主大便，栗能通腎，於此可驗。經驗方治腎虚腰脚無力，以袋盛生

〔一〕蒸：此前原有一字闕。今據證類卷二十三栗删。

栗懸乾，每旦喫十餘顆，次喫猪腎粥助之，久必強健。蓋風乾之栗勝於日曝，而火煨油炒勝於煮蒸，仍須細嚼，連液吞嚥，則有益。若頓食至飽，反致傷脾矣。蘇子由詩云：老去自添腰脚病，山翁服栗舊傳方。客來爲說晨興晚，三咽徐收白玉漿。此得食栗之訣也。王禎農書云：史記載秦饑，應侯請發五苑棗栗。則本草栗厚腸胃、補腎氣、令人耐飢之說，殆非虛語矣。

【附方】舊三，新五。小兒疳瘡：生嚼栗子傅之。外臺。葦刺入肉：方同上。馬汗入肉成瘡者：方同上。勝金方。馬咬成瘡：獨顆栗子燒研傅之。醫說。熊虎爪傷：方同上。小兒口瘡：大栗煮熟，日日與食之，甚效。普濟。衄血不止：宣州大栗七枚刺破，連皮燒存性，出火毒，入麝香少許，研勻。每服二錢，溫水下。聖濟總錄。金刃斧傷：用獨顆大栗研傅，或倉卒嚼傅亦可。集簡方。

栗荴音孚。栗內薄皮也。

【氣味】甘，平，濇，無毒。【主治】擣散和蜜塗面，令光急去皺文。蘇恭。

【附方】新一。骨鯁在咽：栗子內薄皮燒存性，研末，吹入咽中即下。聖濟總錄用栗子肉上皮半兩爲末，鮎魚肝一個，乳香二錢半，同擣丸梧子大。看鯁遠近，以線繫綿裹一丸，水潤吞之，提線釣出也。

栗殼栗之黑殼也。

栗懸乾，每旦喫十餘顆，次喫豬腎粥助之，久必强健。蓋風乾之栗，勝於日曝，而火煨油炒，勝於煮蒸。仍須細嚼，連液吞嚥，則有益。若頓食至飽，反致傷脾矣。按蘇子由詩云：「老去自添腰脚病，山翁服栗[一]舊傳方。客來爲説晨興晚，三咽徐收白玉漿。」此得食栗之訣也。王禎農書云：史記載秦飢，應侯請發五苑棗、栗。則本草栗厚腸胃、補腎氣、令人耐飢之説，殆非虚語矣。

【附方】舊三，新五。小兒疳瘡。生嚼栗子傅之。外臺。葦刺入肉。方同上。馬汗入肉成瘡者。方同上。勝金方。馬咬成瘡。獨顆栗子燒研傅之。醫説。熊虎爪傷。方同上。小兒口瘡。大栗煮熟，日日與食之，甚效。普濟。衄血不止。宣州大栗七枚刺破，連皮燒存性，出火毒，入麝香少許，研勻。每服二錢，温水下。聖濟總録。金刃斧傷。用獨殼大栗研傅，或倉卒嚼傅亦可。集簡方。

栗荴音孚。【恭曰】栗内薄皮也。

【氣味】甘，平，濇，無毒。【主治】擣散，和蜜塗面，令光急去皺文。蘇恭。

【附方】新一。骨鯁在咽。栗子内薄皮燒存性，研末，吹入咽中即下。○聖濟總録用栗子肉上皮半兩爲末，鮎魚肝一個，乳香二錢半，同擣，丸梧子大。看鯁遠近，以線繫綿裹一丸，水潤吞之，提線鈎出也。

栗殼。栗之黑殼也。

〔一〕栗：原字缺損。今據記纂淵海卷九十二果食部引蘇子由詩改。

〔氣味〕同殼。〔主治〕反胃消渴，煮汁飲之。孟詵 煮汁飲，止瀉血。大明

〔附方〕新一。鼻衄不止，累醫不效。栗殼燒存性，研末，粥飲服二錢。聖惠方

毛毬栗外刺包也。〔主治〕煮汁，洗火丹毒腫。蘇恭

花〔主治〕瘰癧。時珍

樹皮〔主治〕煮汁，洗沙蝨、溪毒。蘇恭 療瘡毒。蘇頌 治丹毒五色無常，剝皮有刺者，煎水洗之。孟詵○出肘後方

根〔主治〕偏腎氣，酒煎服之。汪穎

天師栗綱目

〔集解〕時珍曰：按宋祁益州方物記云：天師栗，惟西蜀青城山中有之，他處無有也。云張天師學道於此所遺，故名。似栗而味美，惟獨房若橡為異耳。今武當山所賣娑羅子，恐即此物也。

〔氣味〕甘，溫，無毒。〔主治〕久食，已風攣。時珍○出益州記

棗本經上品

【氣味】同菉。【主治】反胃消渴，煮汁飲之。孟詵。煮汁飲，止瀉血。大明。

【附方】新一。鼻衄不止，累醫不效。栗殼燒存性，研末，粥飲服二錢。聖惠方。

毛毬。栗外刺包也。【主治】煮汁，洗火丹毒腫。蘇恭。

花。【主治】瘰癧。吳瑞。

樹皮。【主治】煮汁，洗沙蝨、溪毒。蘇恭。療瘡毒。蘇頌。治丹毒五色無常。剥皮有刺者，煎水洗之。孟詵。○出肘後方。

根。【主治】偏腎氣，酒煎服之。汪穎。

天師栗綱目

【集解】【時珍曰】按宋祁益州方物記云：天師栗，惟西蜀青城山中有之，他處無有也。云張天師學道於此所遺，故名。似栗而味美，惟獨房若橡爲異耳。今武當山所賣娑羅子，恐即此物也。

【氣味】甘，温，無毒。【主治】久食，已風攣。時珍。○出益州記。

棗本經上品

【釋名】時珍曰按陸佃埤雅云大曰棗小曰棘棘酸棗也棗性高故重朿棘性低故並朿朿音次棗棘皆有刺鍼會意也

【集解】別錄曰棗生河東平澤弘景曰世傳河東猗氏縣棗特異今青州出者形大而核細多膏甚甜郁州互市者亦好小不及耳江東臨沂金城棗形大而虛少脂好者亦可用之南棗大惡不堪啖頌曰近北州郡皆出棗惟青州之種特佳晉州絳州者雖大而不及青州肉厚也江南出者堅燥少脂今園圃種蒔之其種甚多美者有水菱棗御棗之類皆不堪入藥蓋肌肉輕虛故也南郡人煮而曝乾皮薄而皺味更甘於他棗謂之天蒸棗亦不入藥按郭璞注爾雅云壺棗大而銳上壺瓠也邊腰棗也細腰今謂之轆轤棗櫅白棗也子白乃熟洗大棗也出河東猗氏縣大如雞卵遵羊棗也實小紫黑俗名羊矢棗樲酸棗也木小而實酢還味稔棗也其味短蹶泄苦棗也其味苦皙無實棗也宗奭曰大棗先青州次晉州皆可曬曝入藥益脾胃餘者止可充食用耳青州人以棗去皮核焙乾為棗圈以為奇果有御棗甘美輕脆後衆棗熟而易生蟲今人所謂撲落酥者是也又有牙棗先衆棗熟亦甘美微酸而尖長二棗皆可啖不堪收曝時珍曰棗木赤心有刺四月生小葉尖觥光澤五月開小花白色微青南北皆有惟青晉所出者肥大甘美入藥為良其類甚繁爾雅所載之外郭義恭廣志有狗牙雞心牛頭羊角獼猴細腰赤心三星駢白之名又有木棗氐棗桂棗夕棗灌棗墟棗蒸棗白棗丹棗棠棗及安邑信都諸棗穀城紫棗長二寸羊角棗長三寸密雲所出小棗脆潤核細味亦甘美皆可充果食

【釋名】【時珍曰】按陸佃埤雅云：大曰棗，小曰棘。棘，酸棗也。棗性高，故重朿；棘性低，故並朿。朿，音次。棗、棘皆有刺鍼，會意也。

【集解】【别録曰】棗生河東平澤。【弘景曰】世傳河東猗氏縣棗特異。今青州出者形大而核細，多膏甚甜。鬱州互〔一〕市者亦好，小不及耳。江東臨沂金城棗形大而虛，少脂，好者亦可用之。南棗大惡，不堪啖。【頌曰】近北州郡皆出棗，惟青州之種特佳。晉州、絳州者雖大，而不及青州肉厚也。江南出者堅燥少脂。今園圃種蒔者其種甚多。美者有水菱棗、御棗之類，皆不堪入藥，蓋肌肉輕虛故也。南郡人煮而曝乾，皮薄而皺，味更甘於他棗，謂之天蒸棗，亦不入藥。按郭璞註爾雅云：壺棗大而鋭，壺猶〔二〕瓠也。邊，腰棗也，細腰，今謂之轆轤棗。櫅，白棗也，子白乃熟。洗，大棗也，出河東猗氏縣，大如鷄卵。遵，羊棗也，實小紫黑，俗名羊矢棗。樲，酸棗也，木小而實酢。還味，棯棗也，其味短。蹶泄，苦棗也，其味苦。皙，無實棗也。【宗奭曰】大棗先青州，次晉州，皆可晒曝入藥，益脾胃。餘者止可充食用耳。青州人以棗去皮核，焙乾爲棗圈，以爲奇果。有御棗，甘美輕脆。後衆棗熟而易生蟲，今人所謂撲落酥者是也。又有牙棗，先衆棗熟，亦甘美，微酸而尖長。二棗皆可啖，不堪收曝。【時珍曰】棗木赤心有刺。四月生小葉，尖觥光澤。五月開小花，白色微青。南北皆有，惟青、晉所出者肥大甘美，入藥爲良。其類甚繁，爾雅所載之外，郭義恭廣志有狗牙、雞心、牛頭、羊矢〔三〕、獮猴、細腰、赤心、三星、駢白之名，又有木棗、氐棗、桂棗、夕棗、灌棗、墟棗、蒸棗、白棗、丹棗、棠棗，及安邑、信都諸棗。穀城紫棗長二寸，羊角棗長三寸。密雲所出小棗，脆潤核細，味亦甘美，皆可充果食，

〔一〕互：原作「玄」。今據證類卷二十三大棗載陶隱居云改。
〔二〕壺猶：原作「猶壺」。今據爾雅注疏卷九釋木乙正。
〔三〕矢：原作「角」。今據御覽卷九百六十果部引廣志改。

不堪入藥入藥須用青州及晉地晒乾大棗為良按賈思勰齊民要術云凡棗全赤時日日撼而收曝則紅皺若半赤收者肉未充滿乾即色黃赤收者味亦不佳食經作乾棗法須治淨地鋪菰箔之類承棗日晒夜露擇去胖爛曝乾收之切而晒乾者為棗脯煮熟榨出者為棗膏亦曰棗瓤蒸熟者為膠棗加以糖蜜拌蒸則更甜以麻油葉同蒸則色更潤澤搗棗膠晒乾者為棗油其法取紅軟乾棗入釜以水僅淹平煮沸漉出砂盆研細生布絞取汁塗盤上晒乾其形如油以手摩刮為末收之每以一匙投湯碗中酸甜味足即成美漿用和米麨最止飢渴益脾胃也盧諶祭法云春祀用棗油即此

葉

【氣味】甘辛熱無毒多食令人寒熱凡羸瘦者不可食【思邈曰】多食令人熱渴膨脹動臟腑損脾元助濕熱

大棗

【釋名】乾棗【別錄】美棗【別錄】良棗【別錄曰】八月采曝乾【瑞曰】此即晒乾大棗也味最良美故宜入藥今人亦有用膠棗之肥大者

【氣味】甘平無毒【思邈曰】甘辛熱滑無毒【杲曰】溫【大明曰】有齒病疳病蟲䘌人不宜啖棗小兒尤不宜食又

不堪入藥。入藥須用青州及晉地晒乾大棗爲良。按賈思勰齊民要術云：凡棗全赤時，日日撼而收曝則紅皺。若半赤收者，肉未充滿，乾即色黄。將〔一〕赤收者，味亦不佳。食經作乾棗法：須治净地，鋪菰箔之類承棗，日晒夜露，擇去胖爛，曝乾收之。切而晒乾者爲棗脯。煮熟榨出者爲棗膏，亦曰棗瓤。蒸熟者爲膠棗，加以糖、蜜拌蒸則更甜。以麻油葉同蒸，則色更潤澤。擣棗膠晒乾者爲棗油，其法取紅軟乾棗入釜，以水僅淹平，煮沸漉出，砂盆研細，生布絞取汁，塗盤上晒乾，其形如油，以手摩刮爲末收之。每以一匙，投湯盌中，酸甜味足，即成美漿，用和米麨，最止飢渴，益脾胃也。盧諶祭法云「春祀用棗油」，即此。

生棗。

【氣味】甘、辛，熱，無毒。多食令人寒熱。凡〔二〕羸瘦者不可食。【思邈曰】多食令人熱渴膨脹，動臟腑，損脾元，助濕熱。

大棗。

【釋名】乾棗別録、美棗別録、良棗。【别録曰】八月采，曝乾。【瑞曰】此即晒乾大棗也。味最良美，故宜入藥。今人亦有用膠棗之肥大者。

【氣味】甘，平，無毒。【思邈曰】甘、辛，熱，滑，無毒。【杲曰】溫。【大明曰】有齒病、疳病、蟲䘌人不宜啖棗，小兒尤不宜食。又

〔一〕將：原脱。今據齊民要術卷四種棗補。
〔二〕凡：原作「儿」。江西本作「儿」。今從錢本改。

忌與葱同食，令人五臟不和；與魚同食，令人腰腹痛。時珍曰：今人蒸棗多用糖蜜拌過，久食最損脾，助濕熱也。啖棗多，令人齒黃生䘌。故嵇康《養生論》云：齒處晉而黃，虱處頭而黑。

【主治】心腹邪氣，安中，養脾氣，平胃氣，通九竅，助十二經，補少氣、少津液、身中不足，大驚，四肢重，和百藥。久服輕身延年。本經 ○宗奭曰：煮取肉，和脾胃藥甚佳。補中益氣，堅志強力，除煩悶，療心下懸，除腸澼。久服不飢神仙。別錄 潤心肺，止嗽，補五臟，治虛損，除腸胃癖氣。和光粉燒，治疳痢。大明 小兒患秋痢，與蛀棗食之良。孟詵 殺烏頭、附子、天雄毒。之才 和陰陽，調榮衛，生津液。李杲

【發明】弘景曰：道家方藥以棗為佳餌。其皮利，肉補虛，所以合湯皆擘之也。杲曰：大棗氣味俱厚，陽也。溫以補不足，甘以緩陰血。成無己曰：邪在榮衛者，辛甘以解之。故用薑、棗以和榮衛，生發脾胃升騰之氣。張仲景治奔豚，用大棗滋脾土以平腎氣也。治水飲脇痛有十棗湯，益土而勝水也。○震亨曰：棗屬土而有火，味甘性緩。甘先入脾，補脾者未嘗用甘。故今人食甘多者，脾必受病也。時珍曰：《素問》言棗為脾之果，脾病宜食之。謂治病和藥，棗為脾經血分藥也。若無故頻食，則

忌與葱同食，令人五臟不和；與魚同食，令人腰腹痛。【時珍曰】今人蒸棗多用糖、蜜拌過，久食最損脾、助濕熱也。啖棗多，令人齒黃生䘌，故嵇康養生論云：齒處晉而黃，蝨處頭而黑。【主治】心腹邪氣，安中，養脾氣，平胃氣，通九竅，助十二經，補少氣、少津液、身中不足，大驚，四肢重，和百藥。久服輕身延年。本經。【宗奭曰】煮取肉，和脾胃藥甚佳。補中益氣，堅志强力，除煩悶，療心下懸，除腸澼。久服不飢神仙。別録。潤心肺，止嗽，補五臟，治虛損，除腸胃癖氣。和光粉燒，治疳痢。大明。小兒患秋痢，與蛀棗食之良。孟詵。殺烏頭、附子、天雄毒。之才。和陰陽，調榮衛，生津液。李杲。

【發明】【弘景曰】道家方藥，以棗爲佳餌。其皮利，肉補虛，所以合湯皆擘之也。【杲曰】大棗氣味俱厚，陽也。温以補不足，甘以緩陰血。【成無己曰】邪在榮衛者，辛甘以解之。故用薑、棗以和營衛，生發脾胃升騰之氣。張仲景治奔豚，用大棗滋脾土以平腎氣也。治水飲脇痛有十棗湯，益土而勝水也。○【震亨曰】棗屬土而有火，味甘性緩。甘先入脾，補脾〔一〕者未嘗用甘。故今人食甘多者，脾必受病也。【時珍曰】素問言棗爲脾之果，脾病宜食之。謂治病和藥，棗爲脾經血分藥也。若無故頻食，則

〔一〕補脾：底本二字缺損。此後兩行亦各有五字缺損。本半葉以美國國會本置換替補。

生蟲損齒，貽害多矣。按王好古云：中滿者勿食甘，甘令人滿。故張仲景建中湯心下滿者減餳、棗，與甘草同例，此得用棗之方矣。又按許叔微本事方云：一婦病臟燥悲泣不止，祈禱備至。予憶古方治此證用大棗湯，遂治與服，盡劑而愈。古人識病治方妙絕如此。又陳自明婦人良方云：程虎卿內人妊娠四五箇月，遇晝則慘戚悲傷，淚下數欠，如有所憑，醫巫兼治皆無益。管伯周說先人曾語此治，須大棗湯乃愈。虎卿借方治藥，一投而愈。方見厂條。又摘玄方治此證用紅棗燒存性，酒服三錢，亦大棗湯變法也。

附方舊七，新十二。

調和胃氣　以乾棗去核，緩火逼燥為末。量多少入少生薑末，白湯點服。調和胃氣甚良。衍義。

反胃吐食　大棗一枚去核，用斑蝥一枚去頭翅，入在內，煨熟去蝥，空心食之，白湯下良。

小腸氣痛　大棗一枚去核，用斑蝥一枚去頭翅，入棗內，紙包煨熟，去蝥食棗，以桂心、畢澄茄湯下。直指。

傷寒熱病後，口乾咽痛，喜唾　大棗二十枚，烏梅十枚，搗入蜜丸，含一杏仁，嚥汁甚效。千金方。

婦人臟燥　悲傷欲哭，象若神靈，數欠，皆大棗湯主之。大棗十枚，小麥一升，甘草二兩，每服一兩，水煎服之。亦補脾氣。

妊娠腹痛　大紅棗十四枚，燒焦為末，以小便服之。梅師。

大便燥塞　大棗一枚去核，入輕粉半錢，縛定煨熟食之，仍以棗湯送下。直指。

咒棗治瘧　執棗一枚，咒曰：吾有棗一枚，一心歸大道。優他或優降，或劈火燒之。念七遍，吹棗上，與病生蟲損齒，貽害多矣。按王好古云：中滿者勿食甘，甘令人滿。故張仲景建中湯心下痞者，減餳、棗，與甘草同例，此得用棗之方矣。又按許叔微本事方云：一婦病臟燥悲泣不止，祈禱備至。予憶古方治此證用大棗湯，遂治與服，盡劑而愈。古人識病治方，妙絶如此。又陳自明婦人良方云：程虎卿内人妊娠四五箇月，遇晝則慘戚悲傷，淚下數欠，如有所憑，醫巫兼治皆無益。管伯周説：先人曾語此，治須大棗湯乃愈。虎卿借方治藥，一投而愈。方見下條。又摘玄方治此證，用紅棗燒存性，酒服三錢，亦大棗湯變法也。

【附方】舊七，新十二。**調和胃氣**。以乾棗去核，緩火逼燥爲末。量多少入少生薑末，白湯點服。調和胃氣甚良。○衍義。**反胃吐食**。大棗一枚去核，用班蝥一枚，去頭、翅，入在内，煨熟去蝥，空心食之，白湯下，良。**小腸氣痛**。大棗一枚去核，用班蝥一枚去頭、翅，入棗内，紙包煨熟，去蝥食棗，以桂心、畢澄茄湯下。直指。**傷寒熱病**後，口乾咽痛，喜唾。大棗二十枚，烏梅十枚，搗入蜜丸。含一杏仁，嚥[一]汁甚效。千金方。**婦人臟燥**，悲傷欲哭，象若神靈，數欠者，大棗湯主之。大棗十枚，小麥一升，甘草二兩，每服一兩，水煎服之。亦補脾氣。**妊娠腹痛**。大紅棗十四枚，燒焦爲末，以小便服之。梅師。**大便燥塞**。大棗一枚去核，入輕粉半錢縛定，煨熟食之，仍以棗湯送下。○直指。**咒棗治瘧**。執棗一枚，咒曰：吾有棗一枚，一心歸大道。優他或優降，或劈火燒之。念七遍，吹棗上，與病

[一] 一杏仁嚥：「嚥」原作「燕」，今從江西本改。又，千金方卷十傷寒雜治原作「如杏核人咽」。

人食之即飲 峋嶁神書

煩悶不眠 大棗十四枚葱白七莖水三升煮一升頓服 千金

上氣欬嗽 治傷中筋脉急上氣欬嗽者用棗二十枚去核以酥四兩微火煎入棗肉中泣盡酥取收之常含一枚微微嚥之取瘥 聖惠方

肺疽吐血 因啖辛辣熱物致傷者用紅棗連核燒存性百藥煎煅過等分為末每服二錢米飲下 三因

耳聾鼻塞 不開皆聲香臭者取大棗十五枚去皮核蓖麻子三百枚去皮和擣綿裹塞耳鼻日一度三十餘日聞聲及香臭也先治耳後治鼻不可並塞 孟詵食療

久服香身 用大棗肉和桂心白瓜仁松樹皮為丸久服之 食療本草

○**走馬牙疳** 新棗肉一枚同黃柏燒焦為末油和傅之若加砒少許更妙 王氏博濟

諸瘡久壞 不愈者棗膏三升煎水頻洗取愈 千金

痔瘡疼痛 大肥棗一枚剝去皮取水銀掌中以唾研令極熱傅棗瓤上納入下部良 外臺

下部蟲癢 蒸大棗取膏以水銀和撚長三寸以綿裹夜納下部中明日蟲皆出也 肘後

卒急心疼 海上方訣云一個烏梅二個棗七個杏仁一處搗男酒女醋送下之不害心疼直到老

食椒閉氣 京棗食之即解也 百一選方

三歲陳棗核中仁

【氣味】燔之苦平無毒【主治】腹痛邪氣 別錄 惡氣卒疰忤 孟詵 核燒

人食之，即愈。㖃嶁神書。煩悶不眠。大棗十四枚，葱白七莖，水三升，煮一升，頓服。千金。上氣欬嗽。治傷中筋脉急，上氣欬嗽者，用棗二十枚去核，以酥四兩，微火煎，入棗肉中，泣〔一〕盡酥，取收之。常含一枚，微微嚥之取瘥。聖惠方。肺疽吐血。因啖辛辣熱物致傷者，用紅棗連核燒存性，百藥煎煅過，等分爲末。每服二錢，米飲下。三因。耳聾鼻塞，不聞音聲、香臭者。取大棗十五枚去皮核，蓖麻子三百枚去皮，和擣。綿裹塞耳、鼻，日一度。三十餘日，聞聲及香臭也。先治耳，後治鼻，不可並塞。孟詵食療。久服香身。用大棗肉和桂心、白瓜仁、松樹皮爲丸，久服之。○食療本草。走馬牙疳。新棗肉一枚，同黄蘗燒焦，爲末，油和傅之。若加砒少許更妙。王氏博濟〔二〕。諸瘡久壞不愈者。棗膏三升，煎水頻洗，取愈。千金。痔瘡疼痛。大肥棗一枚剥去皮，取水銀掌中，以唾研令極熟，傅棗瓤上，納入下部良。外臺。下部蟲癢。蒸大棗取膏，以水銀和撚，長三寸，以綿裹，夜納下部中，明日蟲皆出也。肘後。卒急心疼。海上方訣云：一個烏梅二個棗，七個杏仁一處擣。男酒女醋送下之，不害心疼直到老。食椒閉氣。京棗食之即解也。百一選方。

三歲陳棗核中仁。

【氣味】燔之，苦，平，無毒。【主治】腹痛邪氣。别録。惡氣卒疰忤。孟詵。核燒

〔一〕泣：聖惠方卷九十六食治咳嗽諸方作「煎」。

〔二〕王氏博濟：原作「土氏博濟」。今據卷一引據古今醫家書目改。

研傅腦瘡，良。時珍

【發明】時珍曰：按劉根別傳云：道士陳孜如痴人，江夏袁仲陽敬事之。孜曰：今春當有疾，可服棗核中仁二十七枚。後果大病，服之而愈。又云：常服棗仁，百邪不復干也。仲陽服之有效，則棗仁有治邪之説矣。又道書云：常含棗核治氣，令口行津液，咽之佳。謝承後漢書亦云：孟節能含棗核，不食可至十年也。此皆藉棗以生津受氣，而嚥之又能達黃宮，以交離坎之義耳。

葉

【氣味】甘，溫，微毒。別錄曰：散服使人瘦，久即嘔吐。【主治】覆麻黃，能令出汗。本經。和葛粉，揩熱痱瘡，良。別錄。治小兒壯熱，煎湯浴之。大明。

【附方】新二。小兒傷寒：五日已後熱不退，用棗葉半握，麻黃半兩，葱白、豆豉各一合，童子小便二鍾，煎一鍾，分二服取汗。總錄。

反胃嘔噦：乾棗葉一兩，藿香半兩，丁香二錢半，每服二錢，薑三片，水一盞煎服。聖惠方。

木心

研，摻脛瘡良。時珍。

【發明】【時珍曰】按劉根别傳云：道士陳孜如癡人，江夏袁仲陽敬事之。孜曰：今春當有疾，可服棗核中仁二十七枚。後果大病，服之而愈。又云：常服棗仁，百邪不復干也。仲陽服之有效，則棗果有治邪之説矣。又道書云：常含棗核治氣，令口行津液，嚥之佳。謝承後漢書亦云：孟節能含棗核，不食可至十年也。此皆藉棗以生津受氣，而嚥之又能達黄宫，以交離坎之義耳。

葉。

【氣味】甘，温，微毒。【别録曰】散服使人瘦，久即嘔吐。【主治】覆麻黄，能令出汗。本經。和葛粉，揩熱痱瘡良。别録。治小兒壯熱，煎湯浴之。大明。

【附方】新二。小兒傷寒。五日已後熱不退。用棗葉半握，麻黄半兩，葱白、豆豉各一合，童子小便二鍾，煎一鍾，分二服，取汗。總録。

反胃嘔噦。乾棗葉一兩，藿香半兩，丁香二錢半，每服二錢，薑三片，水一盞煎服。聖惠方。

木心。

氣味甘澀溫有小毒主治中蠱腹痛面目青黃淋露骨立取一斛水淹三寸煮至二斗澄清煎五升旦服五合取吐即愈又煎紅水服之能通經脉時珍。出小品方

根主治小兒赤丹從脚趺起煎湯頻浴之時珍。出千金

附方舊一 令髮易長取東行棗根三尺橫安甑上蒸之兩頭汁出收取傅髮即易長聖惠方

皮主治同老桑樹皮並取北向者等分燒研每用一合井水煎澄取清洗目一月三洗昏者復明忌葷酒房事時珍

仲思棗宋開寶

釋名仙棗志曰北齊時有仙人仲思得此棗種之因以為名

集解志曰仲思棗形如大棗長一二寸正紫色細文小核味甘今亦少有時珍曰按杜寶大業拾遺記云隋時信都部獻仲思棗長四寸圍五寸肉肥核小有味勝於青州棗亦名仙棗觀此則廣志之西王母棗羲城紫棗皆此類也

氣味甘溫無毒主治補虛益氣潤五臟去痰嗽冷氣久服令

【氣味】甘，濇，温，有小毒。【主治】中蠱腹痛，面目青黄，淋露骨立。剉[一]取一斛，水淹三寸，煮至二斗澄清，煎五升，旦服五合，取吐即愈。又煎紅水[二]服之，能通經脉。時珍。○出小品方。

根。【主治】小兒赤丹從脚趺起，煎湯頻浴之。時珍。○出千金。

【附方】舊一。令髮易長。取東行棗根三尺，横安甑上蒸之，兩頭汗出，收取傅髮，即易長。聖惠方。

皮。【主治】同老桑樹皮，並取北向者，等分，燒研。每用一合，井水煎，澄取清，洗目。一月三洗，昏者復明。忌葷、酒、房事。時珍。

仲思棗 宋開寶

【釋名】仙棗。【志曰】北齊時有仙人仲思得此棗種之，因以爲名。

【集解】【志曰】仲思棗形如大棗，長二[三]寸，正紫色，細文小核，味甘。今亦少有。【時珍曰】按杜寶大業拾遺記云：隋時信都郡獻仲思棗，長四寸，圍五寸，肉肥核小有味，勝於青州棗，亦名仙棗。觀此，則廣志之西王母棗、穀城紫棗，皆此類也。

【氣味】甘，温，無毒。【主治】補虚益氣，潤五臟，去痰嗽冷氣。久服令

〔一〕立剉：二字缺損。今從江西本補。
〔二〕紅水：義不明。四庫本作「紅棗」，不知所據。
〔三〕二：原字似「二」字缺首筆。江西本作「二」，今從之。證類卷二十三仲思棗作「一二」。

人肥健好顏色神仙不飢調寶

苦棗食性

釋名㵐泄爾雅○名義未詳

集解士良曰苦棗處處有之色青而小味苦不堪人多不食

實

氣味苦大寒無毒主治傷寒熱伏在臟腑狂蕩煩滿大小便閟澀取汁煮研和蜜丸服士良

九終

人肥健，好顏色，神仙不飢。開寶。

苦棗食性

實。

【釋名】蹶泄爾雅。○名義未詳。

【集解】【士良曰】苦棗處處有之。色青而小，味苦不堪，人多不食。

【氣味】苦，大寒，無毒。【主治】傷寒熱伏在臟腑，狂蕩煩滿，大小便閉澀。取肉煮研，和蜜丸服。士良。

本草綱目果部目録第三十卷

果之二 山果類三十四種

梨別録 鹿梨圖經 棠梨綱目 海紅綱目

木瓜別録 樝子食療 榠樝圖經 榅桲開寶

山樝唐本 即山査 菴羅果開寶 柰別録 林檎開寶

柿別録 椑柿開寶 君遷子拾遺 即牛奶柹

安石榴別録 橘本經 柑開寶 橙開寶

柚日華 枸櫞圖經 即香櫞 金橘綱目 枇杷別録

楊梅開寶 櫻桃別録 山嬰桃別録 銀杏日用 即白果

胡桃開寶 榛子開寶 阿月渾子拾遺 櫧子拾遺

鉤栗拾遺 橡實唐本 即櫟子 槲實唐本 即槲若

右附方舊五十二新一百七十四

本草綱目果部目録第三十卷

果之二　山果類三十四種

右附方舊五十二，新一百七十四。

[一] 櫞：原作「緣」。據正文改。
[二] 榛子：正文本藥正名作「榛」。

果部卷之三十

果之二　山果類三十四種

梨（別錄下品）

【釋名】快果　果宗　玉乳　蜜父（震亨曰：梨者，利也，其性下行流利也。弘景曰：梨種殊多，並皆冷利，多食損人，故俗人謂之快果，不入藥用。）

【集解】頌曰：梨處處皆有，而種類殊別。醫方相承用乳梨、鵝梨。乳梨出宣城，皮厚而肉實，其味極長。鵝梨出近京州郡及北都，皮薄而漿多，味差短，其香則過之。其餘水梨、消梨、紫煤梨、赤梨、青梨、茅梨、甘棠梨、御兒梨之類甚多，俱不入藥也。一種桑梨，惟堪蜜煮食之，止口乾，生食不益人，冷中。又有紫花梨，療心熱。唐武宗有此疾，百藥不效。青城山邢道人以此梨絞汁進之，帝疾遂愈。復求之，不可得。常山郡忽有一株，因緘封以進。帝多食之，解煩燥殊效。歲久木枯，不復有種，今人不得而用之矣。時珍曰：梨樹高二三丈，尖葉光膩有細齒，二月開白花如雪六出。上巳無風則結實必佳。故古語云：上巳有風梨有蠹，中秋無月蚌無胎。賈思勰言：梨核每顆有十餘子，種之惟一二子生梨，餘皆生杜，此亦一異也。杜即棠梨也。梨品甚多，必須棠梨、桑樹接過者，則結子早而佳。梨有青、黃、紅、紫四色。乳梨即雪梨，鵝梨即綿梨，消梨即香水梨也。俱

本草綱目果部第三十卷

果之二　山果類三十四種

梨別録下品

【釋名】快果、果宗、玉乳、蜜父。【震亨曰】梨者，利也。其性下行流利也。【弘景曰】梨種殊多，並皆冷利，多食損人，故俗人謂之快果，不入藥用。

【集解】【頌曰】梨處處皆有，而種類殊别。醫方相承，用乳梨、鵝梨。乳梨出宣城，皮厚而肉實，其味極長。鵝梨河之南北州郡皆有之，皮薄而漿多，味差短，其香則過之。其餘水梨、消梨、紫糜梨〔一〕、赤梨、青梨、茅梨、甘棠梨、禦兒梨之類甚多，俱不入藥也。一種桑梨，惟堪蜜煮食之，止口乾，生食不益人，冷中。又有紫花梨，療心熱。唐武宗有此疾，百藥不效。青城山邢道人以此梨絞汁進之，帝疾遂愈。復求之，不可得。常山郡忽有一株，因緘封以進。帝多食之，解煩燥殊效。歲久木枯，不復有種，今人不得而用之矣。【時珍曰】梨樹高二三丈，尖葉光膩有細齒，二月開白花如雪六出。上巳無風則結實必佳。故古語云：上巳有風梨有蠹，中秋無月蚌無胎。賈思勰言梨核每顆有十餘子，種之惟一二子生梨，餘皆生杜，此亦一異也。杜即棠梨也。梨品甚多，必須棠梨、桑樹接過者，則結子早而佳。梨有青、黃、紅、紫四色。乳梨即雪梨，鵝梨即綿梨，消梨即香水梨也。俱

〔一〕紫糜梨：證類卷二十三梨作「紫煤梨」。

為上品可以治病禦兒梨即玉乳梨之訛或云御兒一作語兒地名也在蘇州嘉興縣見漢書註其他青皮早穀半斤沙糜諸梨皆粗澀不堪止可蒸煮及切烘為脯爾一種醋梨易水煮熟則甜美不損人也昔人言梨皆以常山真定山陽鉅野梁國睢陽齊國臨淄鉅鹿弘農京兆鄴都洛陽為稱蓋好梨多產於北土南方惟宣城者為勝故司馬遷史記云淮北滎南河濟之間千株梨其人與千戶侯等也又魏文帝詔云真定御梨大如拳甘如蜜脆如菱可以解煩釋悁辛氏三秦記云含消梨大如五升器墜地則破須以囊承取之漢武帝嘗種於上苑此又梨之奇品也物類相感志言梨與蘿蔔相間收藏或削梨蒂種於蘿蔔上藏之皆可經年不爛今北人每於樹上包裹過冬乃摘亦妙

實

〔氣味〕甘微酸寒無毒多食令人寒中萎困金瘡乳婦血虛者尤不可食（志曰別本云梨甘寒多食成冷痢桑梨生食冷中不益人）〔主治〕熱嗽止渴切片貼湯火傷止痛不爛（蘇恭）治客熱中風不語治傷寒熱發解丹石熱氣驚邪利大小便（開寶）除賊風止心煩氣喘熱狂作漿吐風痰（大明）卒暗風不語者生擣汁頻服胸中痞塞熱結者宜

爲上品，可以治病。禦兒梨即玉乳梨之訛。或云禦兒一作語兒，地名也，在蘇州嘉興縣，見漢書註。其他青皮、早穀、半斤、沙糜諸梨，皆粗澀不堪，止可蒸煮及切烘爲脯爾。一種醋梨，易水煮熟，則甜美不損人也。昔人言梨，皆以常山真定、山陽鉅野、梁國睢陽、齊國臨淄、鉅鹿、弘農、京兆、鄴都、洛陽爲稱。蓋好梨多産於北土，南方惟宣城者爲勝。故司馬遷史記云：淮北、滎南、河濟之間，千株梨其人與千户侯等也。又魏文帝詔云：真定御〔一〕梨大如拳，甘如蜜，脆如菱，可以解煩釋悁。辛氏三秦記云：含消梨大如五升器，墜地則破，須以囊承取之。漢武帝嘗種於上苑。此又梨之奇品也。物類相感志言：梨與蘿蔔相間收藏，或削梨蒂種於蘿蔔上藏之，皆可經年不爛。今北人每於樹上包裹，過冬乃摘，亦妙。

實。

【氣味】甘、微酸，寒，無毒。多食令人寒中萎困。金瘡、乳婦、血虚者，尤不可食。【志曰】別本云：梨：甘寒，多食成冷痢。桑梨：生食冷中，不益人。【主治】熱嗽，止渴。切片貼湯火傷，止痛不爛。蘇恭。治客熱，中風不語，治傷寒熱發，解丹石熱氣、驚邪，利大小便。開寶。除賊風，止心煩，氣喘，熱狂。作漿，吐風痰。大明。卒暗風不語者，生擣汁頻服。胸中痞塞熱結者，宜多

〔一〕御：證類卷二十三梨作「郡」。

食之。孟詵 潤肺涼心，消痰降火，解瘡毒、酒毒。時珍

【發明】宗奭曰：梨多食動脾，少則不及病，用梨者當斟酌之。惟病酒煩渴人，食之甚佳，終不能卻疾。慎微曰：孫光憲《北夢瑣言》云：有一朝士見奉御梁新診之，曰：風疾已深，請速歸去。復見鄜州馬醫趙鄂診之，言與梁同，但請多喫消梨，咀齕不及，絞汁而飲。到家旬日，惟喫消梨，頓爽也。時珍曰：《別錄》著梨，止言其害，不著其功。陶隱居言梨不入藥，蓋古人論病多主風寒，用藥皆是桂、附，故不知梨有治風熱、潤肺涼心、消痰降火、解毒之功也。今人痰病火病，十居六七。梨之有益，蓋不為少，但不宜過食爾。按《類編》云：一士人狀若有疾，厭厭無聊，往謁楊吉老診之。楊曰：君熱證已極，氣血消鑠，此去三年，當以疽死。士人不樂而去。聞茅山有道士醫術通神，而不欲自鳴，乃衣僕衣，詣山拜之，願執薪水之役。道士留置弟子中。久之以實白道士。道士診之，笑曰：汝便下山，但日日喫好梨一顆。如生梨已盡，則取乾者泡湯，食滓飲汁，疾自當平。士人如其戒，經一歲復見吉老。見其顏貌腴澤，脈息和平，驚曰：君必遇異人，不然豈有痊理？士人備告吉老。吉老具衣冠望茅山設拜，自咎其學之未至。此與《瑣言》之說彷彿。觀夫二條，則梨之功豈小補哉？然惟乳梨、鵝梨、消梨可食，餘梨則亦不能去病也。

【附方】舊六，新三。

消渴飲水：用香水梨，或鵝梨，或江南雪梨，皆可，取汁以蜜湯熬成，瓶收。無時以熱水或冷

食之。孟詵。潤肺凉心，消痰降火，解瘡毒、酒毒。時珍。

【發明】【宗奭曰】梨多食動脾，少則不及病，用梨者當斟酌之。惟病酒煩渴人食之甚佳，終不能却疾。【慎微曰】孫光憲北夢瑣言云：有一朝士見奉御梁新診之，曰：風疾已深，請速歸去。復見鄜州馬醫趙鄂診之，言與梁同，但請多喫消梨，咀齕不及，絞汁而飲。到家旬日，唯喫消梨頓爽也。【時珍曰】别録著梨，止言其害，不著其功。陶隱居言梨不入藥。蓋古人論病多主風寒，用藥皆是桂、附，故不知梨有治風熱、潤肺凉心、消痰降火、解毒之功也。今人痰病、火病，十居六七。梨之有益，蓋不爲少，但不宜過食爾。按類編云：一士人狀若有疾，厭厭無聊，往謁楊吉老診之。楊曰：君熱證已極，氣血消鑠，此去三年，當以疽死。士人不樂而去。聞茅山有道士醫術通神，而不欲自鳴。乃衣僕衣，詣山拜之，願執薪水之役。道士留置弟子中。久之以實白道士。道士診之，笑曰：汝便下山，但日日喫好梨一顆。如生梨已盡，則取乾者泡湯，食滓飲汁，疾自當平。士人如其戒，經一歲復見吉老。見其顔貌腴澤，脉息和平，驚曰：君必遇異人，不然豈有痊理？士人備告吉老。吉老具衣冠望茅山設拜，自咎其學之未至。此與瑣言之説仿佛。觀夫二條，則梨之功豈小補哉？然惟乳梨、鵝梨、消梨可食，餘梨則亦不能去病也。

【附方】舊六，新三。消渴飲水。用香水梨，或鵝梨，或江南雪梨皆可，取汁以蜜湯熬成瓶收。無時以熱水或冷

水調服，愈乃止。普濟方

卒得欬嗽〔頌曰〕崔元亮海上方用好梨去核搗汁一椀入椒四十粒煎一沸去滓納黑餳一大兩消訖細細含嚥立定〔詵曰〕用梨一顆刺五十孔每孔納椒一粒麪裹灰火煨熟停冷去椒食之又方去核納酥蜜麪裹燒熟冷食又方切片酥煎食之又方搗汁一升入酥蜜各一兩地黃汁一升煎成含嚥凡治欬須喘急定時冷食之若熱食反傷肺令嗽更劇不可救也若反可作羊肉湯餅飽食之即佳

痰喘氣急梨剜空納小黑豆令滿留蓋合住紮定糠火煨熟搗作餅每日食之至效摘玄

瘖風失音生梨擣汁一盞飲之日再服食療本草

小兒風熱昏懵躁悶不能食用消梨三枚切破以水二升煑取汁一升入粳米一合煑粥食之聖惠方

赤目弩肉日夜痛者取好梨一顆搗絞汁以綿裹黃連片一錢浸汁仰臥點之圖經

赤眼腫痛鵞梨一枚搗汁黃連末半兩膩粉一字和勻綿裹浸梨汁中日日點之聖惠

反胃轉食藥物不下用大雪梨一箇以丁香十五粒刺入梨內濕紙包四五重煨熟食之總錄

花〔主治〕去面黑粉滓時珍 方見李花下

葉〔主治〕霍亂吐利不止煮汁服作煎治風蘇恭治小兒寒疝蘇頌擣汁服解中菌毒吳瑞

水調服，愈乃止。普濟方。卒得欬嗽。【頌曰】崔元亮海上方用好梨去核，擣汁一椀，入椒四十粒，煎一沸去滓，納黑餳一大兩，消訖，細細含嚥立定。【詵曰】用梨一顆，刺五十孔，每孔納椒一粒，麪裹灰火煨熟，停冷去椒食之。又方：去核納酥、蜜，麪裹燒熟，冷食。又方：切片，酥煎食之。又方：擣汁一升，入酥、蜜各一兩，地黄汁一升，煎成含嚥。凡治嗽，須喘急定時冷食之。若熱食反傷肺，令嗽更劇，不可救也。若反，可作羊肉湯餅飽食之，即佳。痰喘氣急。梨剜空，納小黑豆令滿，留蓋合住繫定，糠火煨熟，擣作餅。每日食之，至效。摘玄。暗風失音。生梨擣汁一盞飲之，日再服。食療本草。小兒風熱，昏懵躁悶，不能食。用消梨三枚切破，以水二升，煮取汁一升，入粳米一合，煮粥食之。聖惠方。赤目弩肉，日夜痛者。取好梨一顆擣絞汁，以綿裹黄連片一錢浸汁，仰卧點之。圖經。赤眼腫痛。鵝梨一枚擣汁，黄連末半兩，膩粉一字，和勻綿裹浸梨汁中，日日點之。聖惠。反胃轉食。藥物不下。用大雪梨一箇，以丁香十五粒刺入梨內，濕紙包四五重，煨熟食之。總録。

花。【主治】去面黑粉滓。時珍。方見「李花」下。

葉。【主治】霍亂吐利不止，煮汁服。作煎，治風。蘇恭。治小兒寒疝。蘇頌。擣汁服解中菌毒。吴瑞。

木也末即志

【附方】舊三新一 小兒寒疝腹痛大汗出用梨葉濃煎七合分作數服飲之大良此徐王經驗方也圖經
中水毒病初起頭痛惡寒拘急心煩用梨葉一把搗爛以酒一盞攪飲篋中方
蠼螋尿瘡出黃水用梨葉汁塗之乾即易篋中方
食梨過傷梨葉煎汁解之黃記

木皮【主治】解傷寒時氣時珍

【附方】新四 傷寒溫疫已發未發用梨木皮大甘草各一兩黃秫穀一合為末鍋底煤一錢每服三錢白湯下日二服取愈此蔡醫博方也張杲醫說
霍亂吐利梨枝煮汁飲聖惠方
氣積鬱冒人有氣從臍左右起上衝胸滿氣促鬱冒厥者用梨木灰伏龍肝雞卵殼中白皮紫菀麻黃去節等分為末糊丸梧子大每服十丸酒下亦可為末服方寸匕或煮湯服總錄
結氣欬逆三十年者服之亦瘥方同上

鹿梨 圖經

【校正】原附梨下今分出

【釋名】鼠梨詩疏 山梨詩 陽檖爾雅 羅時珍曰爾雅云檖羅也其木有紋如羅故名詩云隰有樹檖毛萇注云檖一名赤羅一名山梨一名樹梨今人謂之陽檖陸璣詩疏云檖即鹿梨也一名鼠梨

【集解】頌曰江寧府信州一種小梨名鹿梨葉如茶根如小拇指彼人取皮治瘡八月采之近處亦有但采實作乾不

【附方】舊三，新一。小兒寒疝，腹痛，大汗出。用梨葉濃煎七合，分作數服，飲之大良。此徐王經驗方也。圖經本草。中水毒病。初起頭痛惡寒，拘急心煩。用梨葉一把搗爛，以酒一盞攪飲。篋中方。蛷螋尿瘡，出黃水。用梨葉一〔一〕塗之。乾即易。篋中方。食梨過傷。梨葉煎汁解之。黃記〔二〕。

木皮。【主治】解傷寒時氣。時珍。

【附方】新四。傷寒温疫，已發未發。用梨木皮、大甘草各一兩，黃秫穀一合，爲末，鍋底煤〔三〕一錢。每服三錢，白湯下，日二服，取愈。此蔡醫博方也。黎居士簡易方。霍亂吐利。梨枝煮汁飲。聖惠。氣積鬱冒。人有氣從臍左右起上衝，胸滿氣促，鬱冒厥者，用梨木灰、伏出雞卵殼中白皮、紫菀、麻黃去節，等分爲末，糊丸梧子大。每服十丸，酒下。亦可爲末服方寸匕，或煮湯服。總録。結氣欬逆。三十年者服之亦瘥。方同上。

鹿梨 圖經

【校正】原附梨下，今分出。

【釋名】鼠梨詩疏、山梨毛詩、陽檖〔四〕爾雅、羅。【時珍曰】爾雅云：檖，羅也。其木有紋如羅，故名。詩云：隰有樹檖。毛萇注云：檖，一名赤羅，一名山梨，一名樹梨。今人謂之陽檖。陸機詩疏云：檖即鹿梨也，一名鼠梨。

【集解】【頌曰】江寧府信州一種小梨名鹿梨，葉如茶，根如小拇指。彼人取皮治瘡，八月采之。近處亦有，但采實作乾，不

〔一〕用梨葉一：證類卷二十三梨作「嚼梨汁」。
〔二〕黃記：無此書名。或疑爲廣記，尚無確據。
〔三〕煤：原作「某」。今從江西本改。
〔四〕陽檖：爾雅釋木作「楊檖」。

知入藥也。時珍曰：山梨，野梨也，處處有之。梨大如杏，可食。其木文細密，赤者文急，白者文緩。按陸璣云：鹿梨，齊郡堯山、魯國、河內皆有，人亦種之，實似梨而酢，亦有美脆者。

實

氣味　酸，澀，寒，無毒。

主治　煨食治痢。蘇頌

根皮

氣味　同實。

主治　瘡疥，煎汁洗之。蘇頌

附方　新一。

一切瘡　鹿梨散：用鹿梨根、蛇床子各半斤，真剪草四兩，硫黃三錢，輕粉一錢，為末，麻油調塗之。小兒塗于絹衣上著之，七日不解，自愈。仁存方。

一切癬　鹿梨根刮皮搗爛，醋和麻布包擦之。乾者為末，以水和搗。瀕湖、經驗方

棠梨　綱目

釋名　甘棠。時珍曰：爾雅云：杜，甘棠也。赤者杜，白者棠。或云：牝曰杜，牡曰棠。或云：澀者杜，甘者棠。杜者澀也，棠者糖也。三說俱通，末說近是。

集解　時珍曰：棠梨，野梨也，處處山林有之。樹似梨而小，葉似蒼朮葉，亦有團者、三叉者，葉邊皆有鋸齒，色頗黲白。二月開白花，結實如小楝子大，霜後可食。其樹接梨甚嘉。有甘酢、赤白二種。按陸璣詩疏云：白棠，甘棠也，子多酸美而滑

知入藥也。【時珍曰】山梨，野梨也。處處有之。梨大如杏，可食。其木文細密，赤者文急，白者文緩。按陸機云：鹿梨，齊郡堯山、魯國、河内皆有，人亦種之。實似梨而酢，亦有美脆者。

實。【氣味】酸，濇，寒，無毒。【主治】煨食治痢。蘇頌。

根皮。【氣味】同實。【主治】瘡疥，煎汁洗之。蘇頌。

【附方】新二。一切瘡。鹿梨散：用鹿梨根、蛇牀子各半斤，真剪草四兩，硫黃三錢，輕粉〔一〕一錢，爲末，麻油調傅之。小兒塗于絹衣上着之，七日不解，自愈。仁存方。一切癬。鹿梨根刮皮搗爛，醋和，麻布包擦之。乾者爲末，以水和搗。唐瑶經驗方。

棠梨 綱目

【釋名】甘棠。【時珍曰】爾雅云：杜，甘棠也。赤者杜，白者棠。或云：牝曰杜，牡曰棠。或云：澀者杜，甘者棠。杜者，澀也；棠者，饐也。三説具通，末説近是。

【集解】【時珍曰】棠梨，野梨也。處處山林有之。樹似梨而小。葉似蒼术葉，亦有團者，三叉者，葉邊皆有鋸齒，色頗黪白。二月開白花，結實如小楝子大，霜後可食。其樹接梨甚嘉。有甘、酢，赤、白二種。按陸機詩疏云：白棠，甘棠也，子多酸美而滑。赤

〔一〕粉：原作「分」。今據普濟方卷二百七十二諸瘡腫門引仁存方改。

棠　加伊多字

棠子澀而酢木理亦赤可作弓材救荒本草云其葉味微苦嫩時煠熟水浸淘淨油鹽調食或蒸曬代茶其花亦可煠食或曬乾磨麪作燒餅食以濟饑又按楊慎丹鉛錄言時伯尚采棠花以汁飯註者言杜即山梨乃今棠梨也未知是否

實

氣味酸甘澀寒無毒　主治燒食止滑痢時珍

枝葉

氣味同實　主治霍亂吐瀉不止轉筋腹痛取一握同木瓜二兩煎汁細呷之時珍出聖惠方

附方新一

反胃吐食棠梨葉油炒去刺爲末每旦酒服一錢山居四要

海紅綱目

【釋名】海棠梨時珍曰按李德裕花木記云凡花木名海者皆從海外來如海棠之類是也又李白詩註云海紅乃花名出新羅國甚多則海棠之自海外有據矣

【集解】時珍曰飲膳正要果類有海紅不知出處此即海棠梨之實也狀如木瓜而小二月開紅花實至八月乃熟鄭樵通志云海棠子名海紅即爾雅赤棠也沈立海棠譜云有甘棠沙棠棠梨皆非海棠也海棠盛於蜀中其出江南者名南海棠大抵相類而花差小棠性多類梨其核生者長慢數十年乃花以枝接梨及木瓜者易茂其根色黃而盤勁且

棠，子澀而酢，木理亦赤，可作弓材。救荒本草云：其葉味微苦，嫩時煠熟，水浸淘淨，油、鹽調食，或蒸晒代茶。其花亦可煠食，或晒乾磨麪作燒餅食以濟飢。又楊〔一〕慎丹鉛録言：尹伯奇采楟花以濟飢。註者言楟即山梨，乃今棠梨也。未知是否。

實。【氣味】酸、甘，濇，寒，無毒。【主治】燒食，止滑痢。時珍。

枝葉。【氣味】同實。【主治】霍亂吐瀉不止，轉筋腹痛，取一握，同木瓜二兩煎汁，細呷之。時珍。○聖惠方。

【附方】新一。反胃吐食。棠梨葉油炒，去刺，爲末，每旦酒服一錢。山居四要。

海紅綱目

【釋名】海棠梨。【時珍曰】按李德裕花木記云：凡花木名海者，皆從海外來，如海棠之類是也。又李白詩註云：海紅乃花名，出新羅國甚多。則海棠之自海外有據矣。

【集解】【時珍曰】飲膳正要果類有海紅，不知出處，此即海棠梨之實也。狀如木瓜而小，二月開紅花，實至八月乃熟〔二〕。鄭樵通志云：海棠子名海紅，即爾雅赤棠也。沈立海棠記〔三〕云：棠有甘棠、沙棠、棠梨，皆非海棠也。海棠盛於蜀中。其出江南者名南海棠，大抵相類而花差小。棠性多類梨。其核生者長慢，數十年乃花。以枝接梨及木瓜者易茂。其根色黄而盤勁。其〔四〕

〔一〕楊：原字缺損。今據卷一引據古今經史百家書目補。
〔二〕熟：原作「孰」。今從江西本改。
〔三〕記：原作「普」。北宋沈立海棠記之佚文存於南宋陳思海棠譜。時珍從海棠譜轉引海棠記。今據海棠譜卷上改。
〔四〕其：原作「且」。今據改同上。

三云 毛計
又云 保命

木堅而多節，外白中赤，其枝葉密而條暢，其葉類杜，大者縹綠色，小者淺紫色。二月開花五出，初如臙脂點點然，開則漸成纈暈，落則有若宿妝淡粉。其蒂長寸餘，淡紫色，或三萼五萼成叢。其蕊如金粟，中有紫鬚。其實狀如梨，大如櫻桃，至秋可食，味甘酸。大抵海棠花以紫綿色者爲正，餘皆棠梨耳。海棠花不香，惟蜀之嘉州者有香而木大。有黃海棠，花黃腑鬆。海棠花小而鮮，垂絲海棠花粉紅向下，皆無子，非真海棠也。

子【氣味】酸，甘，平，無毒。【主治】泄痢時珍〇出正要

木瓜（別錄中品）

【釋名】楙（音茂）。【時珍曰】按爾雅云：楙，木瓜。郭璞注云：木實如小瓜，酢而可食。則木瓜之名取此義也。或云：木瓜味酸，得木之正氣，故名。亦通。楙從林、矛，諧聲也。

【集解】【弘景曰】木瓜，山陰蘭亭尤多，彼人以爲良果。又有榠樝，大而黃。有樝子，小而澀。禮云：樝梨曰鑽之。古亦以樝爲果，今則不也。【恭曰】其樹枝狀如柰，花作房生子，形似栝樓，火乾甚香。樝子似梨而酢澀，江外常爲果食。【頌曰】木瓜處處有之，而宣城者爲佳。木狀如柰。春末開花，深紅色。其實大者如瓜，小者如拳，上黃似着粉。宣人種蒔尤謹，遍滿山谷。始實成則鏃紙花粘於上，夜露日烘，漸變紅色，其文如生。本州以充土貢，故有宣城花木瓜之稱。榠樝酷類木瓜，但看蒂間別有

木堅而多節，外白中赤。其枝葉密而條暢。其葉類杜，大者縹緑〔一〕色，小者淺紫色。月開花五出，初如臙脂點點然，開則漸成纈暈，落則有若宿妝淡粉。其蒂長寸餘，淡紫色，或三萼、五萼成叢。其蕊如金粟，中有紫鬚。其實狀如梨，大如櫻桃，至秋可食，味甘酸。大抵海棠花以紫綿色者爲正，餘皆棠梨耳。海棠花不香，惟蜀之嘉州者有香而木大。有黄海棠，花黄。貼〔二〕幹海棠，花小而鮮。垂絲海棠，花粉紅向下。皆無子，非真海棠也。

子。【氣味】酸、甘，平，無毒。【主治】洩痢。時珍。○出正要。

木瓜 別録中品

【釋名】楙音茂。【時珍曰】按爾雅云：楙，木瓜。郭璞註云：木實如小瓜，酢而可食。則木瓜之名，取此義也。或云：木瓜味酸，得木之正氣故名。亦通。楙，從林、矛，諧聲也。

【集解】【弘景曰】木瓜，山陰蘭亭尤多，彼人以爲良果。又有榠樝〔三〕，大而黄。有樝子，小而澀。禮云：樝梨鑽之。古亦以樝爲果，今則不也。【保昇曰】其樹枝狀如柰，花作房生子，形似栝樓，火乾甚香。樝子似梨而酢，江外常爲果〔四〕食。【頌曰】木瓜處處有之，而宣城者爲佳。木狀如柰。春末開花深紅色。其實大者如瓜，小者如拳，上黄似着粉。宣人種蒔尤謹，遍滿山谷。始實成則鏃紙花粘於上，夜露日烘，漸變紅，花色其〔五〕文如生。本州以充土貢，故有宣城花木瓜之稱。榠樝酷類木瓜，但看蒂間别有

〔一〕緑：原作「录」。今據海棠譜卷上改。
〔二〕貼：原字似「昉」。今據蜀中廣記卷六十二引嘉州志改。
〔三〕樝：原字不規範。今據證類卷二十三木瓜實改。下一「樝」字同，不另注。
〔四〕果：底本此字即此后四行均有同列一字缺損，今據其他金陵本補正。
〔五〕色其：證類卷二十三木瓜實載圖經無此二字。

重蒂如乳者爲木瓜，无者爲榠樝也。○斅曰：眞木瓜皮薄色赤黃，香而甘酸不澀，其向裏子頭尖，一面方，食之益人。有和圓子，色微黃，蒂粗，其子小圓，味澀微鹹，能傷人氣。有蔓子，顆小，味絕澀，不堪用。有土伏似木瓜，苦澀不堪，子如大樣油麻，餌之令人目澀多赤筋痛。○宗奭曰：西洛大木瓜，其味和美，至熟止青白色，入藥絕有功，勝宣州者，味淡。時珍曰：木瓜可種可接，可以枝壓。其葉光而厚，其實如小瓜而有鼻，津潤味不木者爲木瓜。圓小於木瓜，味木而酢澀者爲木桃，亦曰木樝。無鼻大於木桃，味澀者爲木李，亦曰木梨，即榠樝及和圓子也。鼻乃花脫處，非臍蒂也。木瓜性脆，可蜜漬之爲果，去子蒸爛搗泥，入蜜與薑作煎，冬月飲尤佳。木桃、木李性堅，可蜜煎及作糕食之。木瓜燒灰散池中，可以毒魚，說出淮南萬畢術。又廣志云：木瓜枝一尺有百二十節，可爲數號。

實

修治 斅曰：凡使木瓜，勿犯鐵器，以銅刀削去硬皮并子，切片晒乾，以黃牛乳汁拌蒸，從巳至未，待如膏煎，乃晒用也。時珍曰：今人但切片晒乾入藥爾。按大明會典：宣州歲貢烏爛虫蛀木瓜入御藥局，亦取其陳久无木氣，如栗子去木氣之義爾。

氣味 酸，溫，無毒。思邈曰：酸，澀。詵曰：不可多食，損齒及骨。

主治 濕痺腳氣，霍亂大吐下，轉筋不止。別錄 治腳氣衝心，取嫩者一顆，去子煎服佳。

重蒂如乳者爲木瓜，無者爲榠樝也。【斅〔一〕曰】真木瓜皮薄，色赤黄，香而甘酸不澀，其向裏子頭尖，一面方，食之益人。有和圓子，色微黄，蒂粗，其子小圓，味澀微酸，能傷人氣。有蔓子，顆小，味絶澀，不堪用。有土伏子，味絶苦澀不堪，子如大樣油麻，餌之令人目色〔二〕多赤筋痛也。【宗奭曰】西洛大木瓜，其味和美，至熟止青白色，入藥絶有功，勝宣州者，味淡。【時珍曰】木瓜可種可接，可以枝壓。其葉光而厚，其實如小瓜而有鼻。津潤味不木者爲木瓜。圓小於木瓜，味木而酢澀者爲木桃。似木瓜而無鼻，大於木桃，味澀者爲木李，亦曰木梨，即榠樝及和圓子也。鼻乃花脱處，非臍蒂也。木瓜性脆，可蜜漬之爲果。去子蒸爛，搗泥入蜜與薑作煎，冬月飲尤佳。木桃、木李性堅，可蜜煎及作餻食之。木瓜燒灰散池中，可以毒魚，説出淮南萬畢術。又廣志云：木瓜枝一尺有百二十節，可爲數號。

實。【修治】【斅曰】凡使木瓜，勿犯鐵器，以銅刀削去硬皮并子，切片晒乾，以黄牛乳汁拌蒸，從巳至未，待如膏煎，乃晒用也。【時珍曰】今人但切片晒乾入藥爾。按大明會典：宣州歲貢烏爛蟲蛀木瓜入御醫〔三〕局。亦取其陳久無木氣，如栗子去木氣之義爾。

【氣味】酸，温，無毒。【思邈曰】酸、鹹，温，濇。【詵曰】不可多食，損齒及骨。【主治】濕痺脚氣，霍亂大吐下，轉筋不止。别録。治脚氣衝心，取嫩者一顆，去子煎服，佳。

〔一〕斅：原作「斈」。今據證類卷二十三木瓜實引雷公改。本藥下同此誤徑改。
〔二〕色：同上作「澀目赤」。
〔三〕醫：江西本作「藥」。

強筋骨下冷氣止嘔逆心膈痰唾消食止水利後渴不止作飲服之藏器止吐瀉奔豚及水腫冷熱痢心腹痛大明調營衛助穀氣雷斆去濕和胃滋脾益肺治腹脹善噫心下煩痞好古

【發明】杲曰木瓜入手足太陰血分氣脫能收氣滯能和弘景曰木瓜最療轉筋如轉筋時但呼其名及書土作木瓜字皆愈此理亦不可解俗人拄木瓜杖云利筋脈也宗奭曰木瓜得木之正酸能入肝故益筋與血病腰腎腳膝無力皆不可缺也人以鉛霜或胡粉塗之則失酸味且無渣蓋受金之制故時珍曰木瓜所主霍亂吐利轉筋腳氣皆脾胃病非肝病也轉雖主筋而轉筋則由濕熱寒濕之邪襲傷脾胃所至故筋轉必起於足腓腓及宗筋皆屬陽明木瓜治轉筋非益筋也理脾而伐肝也土病則金衰而木盛故用酸溫以收脾肺之耗散而藉其走筋以平肝邪乃土中瀉木以助金也木平則土得令而金受蔭矣素問云酸走筋筋病無多食酸孟詵云多食木瓜損齒及骨皆伐肝之明驗而木瓜入手足太陰為脾胃藥非肝藥益可徵矣又鍼經云多食酸令人癃酸入於胃其氣濇以收兩焦之氣不能出入流入胃中下去膀胱胞薄以軟得酸則縮卷約而不通故水道不利而癃澁也羅天益寶鑑云太保劉仲海日食蜜煎木瓜三五枚同伴數人皆病淋疾以問天益天益曰此食酸所致也但奪食則已陰之所生本在五味陰之所營傷在五味五味太過皆能

强筋骨，下冷氣，止嘔逆，心膈痰唾，消食，止水利後渴不止，作飲服之。藏器。止吐瀉奔豚及水腫，冷熱痢，心腹痛。大明。調營衛，助穀氣。雷斅。去濕和胃，滋脾益肺，治腹脹善噫，心下煩痞。好古。

【發明】【杲曰】木瓜入手、足太陰血分，氣脱能收，氣滯能和。【弘景曰】木瓜最療轉筋。如轉筋時，但呼其名及書上〔一〕作木瓜字皆愈，此理亦不可解。俗人拄木瓜杖，云利筋脉也。【宗奭曰】木瓜得木之正，酸能入肝，故益筋與血。病腰腎脚膝無力皆不可缺也。人以鉛霜或胡粉塗之，則失酢味，且無渣，蓋受金之制也。【時珍曰】木瓜所主霍亂吐利轉筋脚氣，皆脾胃病，非肝病也。肝雖主筋，而轉筋則由濕熱、寒濕之邪襲傷脾胃所致〔二〕，故筋轉必起於足腓。腓及宗筋皆屬陽明。木瓜治轉筋，非益筋也，理脾而伐肝也。土病則金衰而木盛，故用酸温以收脾肺之耗散，而藉其走筋以平肝邪，乃土中瀉木以助金也。木平則土得令而金受蔭矣。素問云：酸走筋，筋病無多食酸。孟詵云：多食木瓜，損齒及骨。皆伐肝之明驗，而木瓜入手、足太陰〔三〕，爲脾、肺藥，非肝藥，益可徵矣。又鍼經云：多食酸，令人癃。酸入於胃，其氣濇以收，兩焦之氣不能出入，流入胃中，下注膀胱，胞薄以軟，得酸則縮卷，約而不通，故水道不利而癃濇也。羅天益寶鑑云：太保劉仲海日食蜜煎木瓜三五枚，同伴數人皆病淋疾，以問天益。天益曰：此食酸所致也，但奪食則已。陰之所生，本在五味。陰之所營，傷在五味。五味太過，皆能

〔一〕上：原作「土」。今據證類卷二十三木瓜實改。
〔二〕致：原作「至」。今從江西本改。
〔三〕陰：原作「蔭」。今從改同上。

傷人不獨酸也又陸佃埤雅云俗言梨百損一益
楙百益一損故詩云投我以木瓜取其有益也

附方舊二新十二

項強筋急不可轉側肝腎二臟受風也用宣州木瓜二箇取蓋去瓤沒藥二兩乳香二錢半二味入木瓜內縛定飯上蒸三四次爛研成膏每用三錢入生地黃汁半盞無灰酒二盞暖化溫服許叔微云一人患此自午後發黃昏時定予謂此必先從足起少陰之筋自足至項筋者肝之合今日中至黃昏陽中之陰肺也自離至兌陰旺陽弱之時故靈寶畢法云離至乾腎氣絕而肝氣弱肝腎二臟受邪故發於此時予授此及都梁丸服之而愈本事

腳氣腫急用木瓜切片囊盛踏之廣德顧安中患腳氣筋急腫痛因附舟以足閣一袋上漸覺不痛乃問舟子袋中何物曰宣州木瓜也及歸製木瓜袋用之頓愈名醫錄

腳筋攣痛用木瓜數枚以酒水各半煮爛搗膏乘熱貼于痛處以帛裹之冷即換日三五度食療本草

臍下絞痛木瓜三片桑葉七片大棗三枚水二升煮半升頓服即愈食療

小兒洞痢木瓜搗汁服之千金方

霍亂轉筋木瓜一兩酒一升煎服不飲酒者煎湯服仍煎湯浸青布裹其足聖惠

霍亂腹痛木瓜五錢桑葉三片棗肉一枚水煎服聖惠方

四蒸木瓜圓治肝腎脾三經氣虛為風寒暑濕相搏流注經絡凡遇六化更變七情不和必至發動或腫滿或頑痺憎寒壯熱嘔吐自汗霍亂吐利用宣州大木瓜四箇切蓋剜空聽用一箇入黃芪續斷末各半兩

傷人，不獨酸也。又陸佃埤雅云：俗言梨百損一益，楙百益一損。故詩云「投我以木瓜」，取其有益也。

【附方】舊二，新十。**項强筋急**，不可轉側，肝、腎二臟受風也。用宣州木瓜二個取蓋去穰，没藥二兩，乳香二錢半，二味入木瓜内縛定，飯上蒸三四次，爛研成膏。每用三錢，入生地黄汁半盞，無灰酒二盞，暖化温服。許叔微云：有人患此，自午後發，黄昏時定。予謂此必先從足起。少陰之筋自足至項。筋者肝之合。今日中至黄昏，陽中之陰，肺也。自離至兑，陰旺陽弱之時。故靈寶畢法云：離至乾，腎氣絶而肝氣弱。肝、腎二臟受邪，故發於此時。予授此及都梁丸服之而愈。本事方。**脚氣腫急**。用木瓜切片，囊盛踏之。廣德顧安中患脚氣，筋急腿腫，因附舟以足閣一袋上，漸覺不痛。乃問舟子：袋中何物？曰：宣州木瓜也。及歸，製木瓜袋用之，頓愈。名醫録。**脚筋攣痛**。用木瓜數枚，以酒、水各半，煮爛搗膏，乘熱貼于痛處，以帛裹之。冷即换，日三五度。食療本草。**臍下絞痛**。木瓜三片，桑葉七片，大棗三枚，水三升，煮半升，頓服即愈。食療。**小兒洞痢**。木瓜搗汁服之。千金方。**霍亂轉筋**。木瓜一兩，酒一升，煎服。不飲酒者，煎湯服。仍煎湯浸青布裹其足。聖惠。**霍亂腹痛**。木瓜五錢，桑葉三片，棗肉一枚，水煎服。聖惠方。**四蒸木瓜圓**。治肝、腎[一]、脾三經氣虚，爲風寒暑濕相搏，流注經絡，凡遇六化更變，七情不和，必至發動，或腫滿，或頑痺，憎寒壯熱，嘔吐自汗，霍亂吐利。用宣州大木瓜四箇，切蓋剜空聽[二]用。一箇入黄芪、續[三]斷末各半兩

〔一〕腎：原作「賢」。今據御藥院方卷一治風藥門改。
〔二〕聽：此字左邊原作「月」。今據改同上。
〔三〕續：原作「賣」。今據改同上。

子內一箇入蒼术橘皮末各半兩子內一箇入烏藥黃松節末各半兩黃松節即茯神中心木也一箇入威靈仙苦葶藶末各半兩以原瓣蓋定用酒浸透入甑內蒸熟曬三浸三蒸三曬搗末以榆皮末水和糊丸如梧子大每服五十丸溫酒鹽湯任下御藥院方

腎臟虛冷氣攻腹脇脹滿疼痛用大木瓜二十枚去皮核剜空以甘菊花末青鹽末各一斤填滿置籠內蒸熟搗成膏入新艾茸二斤搜和丸如梧子大每米飲下三十丸日二聖濟總錄

髮稾不澤木瓜浸油梳頭聖惠方

反花痔瘡木瓜為末以鱔魚身上涎調貼之以紙護住醫林集要

辟除壁虱以木瓜切片鋪於席下臞仙神隱

木瓜核主治霍亂煩躁氣急每嚼七粒溫水嚥之時珍出聖惠〇

枝葉皮根氣味並酸濇溫無毒主治煑汁飲並止霍亂吐下轉筋療腳氣別錄枝作杖利筋脈根葉煑湯淋足可以已蹷木材作桶濯足甚益人蘇頌枝葉煑汁飲治熱痢時珍出千金〇

花主治面黑粉滓方見李花

樝子宋圖經〇　校正原附木瓜下今分出

于内，一箇入蒼术、橘皮各半兩于内，一箇入烏藥、黄松節末各半兩于内，黄松節即伏神中心木也，一箇入威靈仙、苦葶藶末各半兩于内。以原蓋簪定，用酒浸透，入甑内蒸熟晒，三浸、三蒸、三晒，搗末，以榆皮末、水和糊，丸如梧子大。每服五十丸，温酒、鹽湯任下〔一〕。御藥院方。腎臟虚冷，氣攻腹脇，脹滿疼痛。用大木瓜三十枚，去皮、核，剜空，以甘菊花末〔二〕、青鹽末各一斤填滿，置籠内蒸熟，搗成膏，入新艾茸二斤搜和，丸如梧子大。每米飲下三十丸，日二。聖濟總録〔三〕。髮稿不澤。木瓜浸油梳頭。聖惠方。反花痔瘡。木瓜爲末，以鱓魚身上涎調，貼之，以紙護住。醫〔四〕林集要。辟除壁虱。以木瓜切片，鋪于席下。臞仙神隱。

木瓜核。【主治】霍亂煩躁氣急，每嚼七粒，温水嚥之。時珍。○出聖惠。

枝、葉、皮、根。【氣味】並酸，濇，温，無毒。【主治】煮汁飲，並止霍亂吐下轉筋，療脚氣。別録〔五〕。枝作杖，利筋脉。根、葉煮湯淋足脛〔六〕，可以已蹶。木材作桶濯足，甚益人。蘇頌。枝、葉煮汁飲，治熱痢。時珍。○出千金。

花。【主治】面黑粉滓。方見「李花」。

樝子 音渣○食療〔七〕

【校正】原附木瓜下，今分出。

〔一〕下：原字殘缺不成字。今據御藥院方卷一治風藥門「四蒸木瓜丸」補正。
〔二〕末：原作「木」。今據聖濟總録卷五十二腎藏虚冷氣攻腹脇疼痛脹滿「艾茸丸」改。
〔三〕總録：原作「恖录」。今據改同上。
〔四〕醫：原作「衣」。今據卷一引據古今醫家書目改。
〔五〕録：原作「录」。今據卷一歷代諸家本草改，與證類卷二十三木瓜實合。
〔六〕脛：原脱。今據證類卷二十三木瓜實補。
〔七〕食療：「療」字殘缺難辨。據證類卷二十三木瓜實，該藥雖早見於陶弘景、陳藏器之論中，然單獨立條始於孟詵食療本草。今據補「療」字。

【釋名】木桃埤雅和圓子時珍曰木瓜酸香而性脆木桃酢澀而多渣故謂之樝雷公炮炙論和圓子即此也

【集解】藏器曰樝子生中都似榲桲而小江外常爲果食北土無之頌曰處處有之而洲樝多弘景曰禮云樝梨曰鑽之謂鑽去核也鄭玄不識以爲梨之不臧者郭璞以爲似梨而酢澀古以爲果今不入例矣時珍曰樝子乃木瓜之酢澀者小於木瓜色微黃蒂核皆粗核中之子小圓也按王禎農書云樝似小梨西川唐鄧間多種之味劣於梨與木瓜而入蜜煮湯則香美過之莊子云樝梨橘柚皆可於口淮南子云樹樝梨橘食之則美嗅之則香皆指此也

【氣味】酸澀平無毒詵曰多食傷氣損齒及筋

【主治】斷痢弘景去惡心咽酸止酒痰黃水藏器煮汁飲治霍亂轉筋功與木瓜相近詵

ミ加良保介

榠樝音冥渣宋圖經

校正原附木瓜下今分出

【釋名】蠻樝通志瘙樝拾遺木李詩經木梨埤雅時珍曰木李生於吳越故鄭樵通志謂之蠻樝云俗呼爲木梨則榠樝蓋蠻樝之訛也

【集解】頌曰榠樝木葉花實酷類木瓜但比木瓜大而黃色辨之惟看蒂間別有重蒂如乳者爲木瓜无此則榠樝也

【釋名】木桃埤雅、和圓子。【時珍曰】木瓜酸香而性脆，木桃酢澀而多渣，故謂之樝，雷公炮炙論和圓子即此也。

【集解】【藏器曰】樝子生中都，似榲桲而小，江外常爲果食，北土無之。【頌曰】處處有之，孟州特多。【弘景曰】禮云「樝梨鑽之」，謂鑽去核也。鄭玄不識，以爲梨之不臧者。郭璞以爲似梨而酢澀。古以爲果，今不入例矣。【時珍曰】樝子乃木瓜之酢澀者，小於木瓜，色微黄，蒂、核皆粗，核中之子小圓也。按王禎農書云：樝似小梨，西川、唐、鄧間多種之。味劣於梨與木瓜，而入蜜煮湯，則香美過之。莊子云：樝、梨、橘、柚，皆可於口。淮南子云：樹樝、梨、橘，食之則美，嗅之則香。皆指此也。

【氣味】酸，澀，平，無毒。【詵曰】多食傷氣，損齒及筋。【主治】斷痢。弘景。去惡心咽酸，止酒痰黄水。藏器。煮汁飲，治霍亂轉筋，功與木瓜相近。孟詵。

榠樝音冥渣○宋圖經

【校正】原附木瓜下，今分出。

【釋名】蠻樝通志、瘙樝拾遺、木李詩經、木梨埤雅。【時珍曰】木李生於吴越，故鄭樵通志謂之蠻樝。云俗呼爲木梨，則榠樝蓋蠻樝之訛也。

【集解】【頌曰】榠樝木、葉、花、實酷類木瓜，但比木瓜大而黄色。辨之惟看蒂間别有重蒂如乳者爲木瓜，無此則榠樝也。

云利牟岐牟
云今南蠻云云
尚米畱是也

可以洩酒去痰。道家生壓取汁，和甘松、玄參末作濕香，云甚爽神也。詵曰：榠樝氣辛香，致衣箱中殺蠹蟲。時珍曰：榠樝乃木瓜之大而黃色無重蒂者也。樝子乃木瓜之短小而味酢澀者也。榅桲則樝類之生於北土者也。三物與木瓜皆是一類各種，故其形狀功用不甚相遠，但木瓜得木之正氣為可貴耳。

【氣味】酸，平，無毒。【主治】解酒去痰。弘景 食之去惡心，止心中酸水。藏器 煨食止痢。浸油梳頭，治髮白、髮赤。大明 煮汁服，治霍亂轉筋。吳瑞

榲桲 音溫孛。○宋開寶

【釋名】時珍曰：榲桲性溫而氣馞，故名。馞音孛，香氣也。

【集解】志曰：榲桲生北土，似樝子而小。頌曰：今關陝有之，沙苑出者更佳。其實大抵類樝，但膚慢而多毛，味尤甘。其氣芬馥，置衣笥中亦香。宗奭曰：榲桲食之須淨去浮毛，不爾損人肺。花亦白色，亦香，最多生蟲，少有不蛀者。時珍曰：榲桲蓋樝類之生於北土者，故其形狀功用皆相彷彿。李珣南海藥錄言關中謂林檎為榲桲。按述征記云：林檎佳美，榲桲微大而狀醜有毛，其味香。關輔乃有，江南甚希。觀此則林檎、榲桲蓋相似而二物也，李氏誤矣。

可以進酒去痰。道家生壓取汁，和甘松、玄參末作濕香，云甚爽神也。【詵曰】榠樝氣辛香，致衣箱中殺蠹蟲。【時珍曰】榠樝乃木瓜之大而黃色無重蒂者也。樝子乃木瓜之短小而味酢澀者也。榅桲則樝類之生於北土者也。三物與木瓜皆是一類各種，故其形狀功用不甚相遠，但木瓜得木之正氣爲可貴耳。

【氣味】酸，平，無毒。【主治】解酒去痰。弘景。食之去惡心，止心中酸水。藏器。煨食，止痢。浸油梳頭，治髮白、髮赤。大明。煮汁服，治霍亂轉筋。吴瑞。

榅桲 音温孛○宋開寶

【釋名】【時珍曰】榅桲性温而氣馞，故名。馞，音孛，香氣也。

【集解】【志曰】榅桲生北土，似樝子而小。【頌曰】今關陝有之，沙苑出者更佳。其實大抵類樝，但膚慢而多毛，味尤甘。其氣芬馥，置衣笥中亦香。【藏器曰】樹如林檎，花白緑色。【宗奭曰】食之須凈去浮毛，不爾損人肺。花白色，亦香。最多生蟲，少有不蛀者。【時珍曰】榅桲蓋榠樝之類生於北土者，故其形狀功用皆相仿佛。李珣南海藥録言：南山呼[一]林檎爲榅桲。按述征記云：林檎佳美。榅桲微大而狀醜有毛，其味香，關輔乃有，江南甚希。觀此則林檎、榅桲，蓋相似而二物也。李氏誤矣。

〔一〕南山呼：原作「關中乎」。「乎」字左半缺損。證類卷二十三文林郎載陳藏器云「或如林檎」，又引海藥云：「南山亦出彼人呼榅桲是」。今據改。

花流所志

【氣味】酸甘微溫無毒（士良曰發毒熱秘大小腸聚胸中痰壅澀血脈不宜多食〇瑞曰同車螯食發疝氣）【主治】溫中下氣消食除心間酸水去臭辟衣魚（開寶）去胸膈積食止渴除煩將卧時啖一兩枚生熟皆宜（蘇頌）（宗奭曰卧時啖此太多亦痞塞胃脘也）主水瀉腸虛煩熱散酒氣並宜生食（李珣）

木皮【主治】搗末傅瘡（蘇頌）

山樝（音渣〇唐本草）【校正】（唐本草木部赤爪木宋圖經外類棠梂子丹溪補遺山樝皆一物也今併爲一但以山樝標題）

【釋名】赤爪子（爪側巧切〇唐本）鼠樝（唐本）猴樝（危氏）茅樝（日用）杌子（音求）繫梅（音計〇並爾雅）羊梂（唐本）棠梂子（圖經）山裏果（食鑑）（【時珍曰】山樝味似樝子故亦名樝世俗皆作查字誤矣查音槎乃水中浮木與樝何關郭璞註爾雅云杌音求樹如梅其子大如指頭赤色似小柰可食此即山樝也世俗作梂字亦誤矣梂乃橡實於杌何關樝杌之名見於爾雅自晉宋以來不知其原但用查梂耳此物生於山原茅林中猴鼠喜食之故又有諸名也唐本草赤爪木當作赤棗蓋棗爪音訛也樝狀似赤棗故爾范成大虞衡志有赤棗子王璆伯

【氣味】酸、甘，微温，無毒。【士良曰】發毒熱，秘大小腸，聚胸中痰，壅澀血脉，不宜多食。【瑞曰】同車螯食，發疝氣。

【主治】温中，下氣消食，除心間酸水，去臭，辟衣魚。開寶。去胸膈積食，止渴除煩。將卧時，噉一、兩枚，生、熟皆宜。蘇頌。【宗奭曰】卧時噉此太多，亦痞塞胃脘也。主水瀉腸虚煩熱，散酒氣，並宜生食。李珣。

木皮。【主治】搗末，傅瘡。蘇頌。

山樝 音渣○唐本草

【校正】唐本草木部赤爪木、宋圖經外類棠毬子、丹溪補遺山樝，皆一物也。今併于一，但以「山樝」標題。

【釋名】赤爪子側巧切○唐本、鼠樝唐本、猴樝危氏、茅樝日用、朹子音求、檕梅音計○並爾雅、羊梂唐本、棠梂子圖經、山裏果食鑑。【時珍曰】山樝味似樝子，故亦名樝。世俗皆作查字，誤矣。查，音槎，乃水中浮木，與樝何關？郭璞註爾雅云：朹，音求。樹如梅。其子大如指頭，赤色似小柰，可食。此即山樝也，世俗作梂字亦誤矣。梂乃櫟實，於朹何關？樝、朹之名，見於爾雅。自晉、宋以來，不知其原，但用查、梂耳。此物生於山原茅林中，猴、鼠喜食之，故又有諸名也。唐本草赤爪木當作赤棗，蓋棗、爪音訛也，樝狀似赤棗故爾。范成大虞衡志有赤棗子。王璆百〔一〕

〔一〕百：原作「伯」。今據卷一引據古今醫家書目改。

一還方云山棗紅果俗名酸棗又名鼻涕團正合此義矣

【集解】恭曰赤爪木赤樹也出山南申安隨諸州小樹高五六尺葉似香葇子似虎掌大如小林檎赤色藏器曰赤爪草即鼠楂林也生高原林似小楂而赤人食之頌曰棠梂子生滁州二月開白花隨便結實采無時彼人用治下痢及腰疼有效他處亦有不入藥用時珍曰赤爪棠梂山楂一物也古方罕用故唐本雖有赤爪後人不知即此也自丹溪朱氏始著山楂之功而後遂為要藥其類有二種皆生山中一種小者山人呼為棠梂子茅楂猴楂可入藥用樹高數尺葉有五尖椏間有刺三月開五出小白花實有赤黃二色肥者如小林檎小者如指頂九月乃熟小兒采而賣之閩人取熟者去皮核搗和糖蜜作為楂糕以充果物其核狀如牽牛子黑色甚堅一種大者山人呼為羊梂子樹高丈餘花葉皆同但實稍大而色黃綠皮澀肉虛為異爾初甚酸澀經霜乃可食功應相同而采藥者不收

實【修治】時珍曰九月霜後取帶熟者去核曝乾或蒸熟去皮核搗作餅子日乾用

【氣味】酸冷無毒時珍曰酸甘微溫生食多令人嘈煩易饑損齒齲齒人尤不宜也

【主治】煮汁服止水痢沐頭洗身治瘡癢唐本煮汁洗漆瘡多瘥弘景治腰痛有效蘇頌消食積補脾治小腸疝氣發小兒瘡疹吳瑞健胃行結

一選方云：山裏紅果，俗名酸棗，又名鼻涕團。正合此義矣。

【集解】【恭曰】赤爪木，赤楂也。出山南申、安、隨諸州。小樹高五六尺，葉似香菜。子似虎掌，大如小林檎，赤色。【藏器曰】赤爪草[一]即鼠楂梂也。生高原。梂似小楂而赤，人食之。【頌曰】棠梂子生滁州。二月開白花，隨便結實，采無時。彼人用治下痢及腰疼有效。他處亦有，不入藥用。【時珍曰】赤爪、棠梂、山楂，一物也。古方罕用，故唐本雖有赤爪，後人不知即此也。自丹溪朱氏始著山楂之功，而後遂爲要藥。其類有二種，皆生山中。一種小者，山人呼爲棠杌子、茅楂、猴楂，可入藥用。樹高數尺，葉有五尖，椏間有刺。三月開五出小白花。實有赤、黄二色，肥者如小林檎，小者如指頭，九月乃熟，小兒采而賣之。閩人取熟者去皮核，搗和糖、蜜，作爲楂糕，以充果物。其核狀如牽牛子，黑色甚堅。一種大者，山人呼爲羊杌子。樹高丈餘，花葉皆同，但實稍大而色黄緑，皮澀肉虚爲異爾。初甚酸澀，經霜乃可食。功應相同，而采藥者不收。

實。【修治】【時珍曰】九月霜後取帶熟者，去核曝乾，或蒸熟去皮核，搗作餅子，日乾用。

【氣味】酸，冷，無毒。【時珍曰】酸、甘，微温。生食多令人嘈煩易飢，損齒，齒齲人尤不宜也。【主治】煮汁服，止水痢。沐頭洗身，治瘡癢。唐本。煮汁洗漆瘡，多瘥。弘景。治腰痛有效。蘇頌。消食積，補脾，治小腸疝氣，發小兒瘡疹。吴瑞。健胃，行結

[一] 草：證類卷十四赤爪載陳藏器云無此字。

氣。治婦人產後兒枕痛，惡露不盡，煎汁入沙糖服之，立效。震亨

化飲食，消肉積癥瘕，痰飲痞滿吞酸，滯血痛脹。時珍　化血塊氣塊，活血。寧原

【發明】震亨曰：山楂大能克化飲食。若胃中無食積，脾虛不能運化，不思食者，多服之，則反克伐脾胃生發之氣也。時珍曰：凡脾弱食物不克化，胸腹酸刺脹悶者，於每食後嚼二三枚，絕佳。但不可多用，恐反克伐也。按物類相感志言：煮老雞、硬肉，入山楂數顆即易爛。則其消肉積之功，蓋可推矣。珍鄰家一小兒，因食積黃腫，腹脹如鼓，偶往羊机樹下，取食之至飽，歸而大吐痰水，其病遂愈。羊机乃山楂同類，醫家不用而有此效，則其功應相同矣。

【附方】新六。

偏墜疝氣：山棠梂肉、茴香炒，各一兩，為末，糊丸梧子大。每服一百丸，空心白湯下。衛生易簡方

老人腰痛及腿痛：用棠梂子、鹿茸炙，等分，為末，蜜丸梧子大。每服百丸，日二服。

腸風下血：用寒藥、熱藥及脾弱藥俱不效者，獨用山裏果，俗名酸棗，又名鼻涕團，乾者為末，艾湯調下，應手即愈。百一選方

痘疹不快：乾山楂為末，湯點服之，立出紅活。又法：猴楂五個，酒煎入水，溫服即出。危氏得效方

痘瘡乾黑危困者：用棠梂子為末，紫草煎酒調服一錢。全幼心鑑

食肉不消：山楂肉四兩，水煮食之，并飲其汁。

氣。治婦人産後兒枕痛，惡露不盡，煎汁入沙糖服之，立效。震亨。化飲食，消肉積癥瘕，痰飲痞滿吞酸，滯血痛脹。時珍。化血塊、氣塊，活血。寧原。

【發明】【震亨曰】山楂大能剋化飲食。若胃中無食積，脾虛不能運化，不思食者，多服之，則反剋伐脾胃生發之氣也。【時珍曰】凡脾弱食物不剋化，胸腹酸刺脹悶者，於每食後嚼二三枚，絕佳。但不可多用，恐反剋伐也。按物類相感志言：煮老雞、硬肉，入山楂數顆即易爛。則其消肉積之功，益可推矣。珍鄰[一]家一小兒，因食積黄腫，腹脹如鼓。偶往羊杌樹下，取食之至飽。歸而大吐痰水，其病遂愈。羊杌乃山楂同類，醫家不用而有此效，則其功應相同矣。

【附方】新六。偏墜疝氣。山棠梂肉、回香炒各[二]一兩，爲末，糊丸梧子大。每服一百丸，空心白湯下。衛生易簡方。老人腰痛及腿痛。用棠梂子、鹿茸炙等分，爲末，蜜丸梧子大。每服百丸，日二服。腸風下血。用寒藥、熱藥及脾弱藥具不效者，獨用山裹果，俗名酸棗，又名鼻涕團，乾者爲末，艾湯調下，應手即愈。百一選方。痘疹不快。乾山楂爲末，湯點服之，立出紅活。又法：猴楂五箇，酒煎入水，温服即出。危氏得效方。痘瘡乾黑危困者。用棠梂了爲末，紫草煎酒，調服一錢。全幼心鑑。食肉不消。山楂肉四兩，水煮食之，并飲其汁。

[一] 鄰：原字漫漶。今從江西本補正。
[二] 各：原作「客」。今據衛生易簡方卷六陰癩改。

簡便方

核【主治】吞之，化食磨積，治癲疝。時珍

【附方】新二。難產：山楂核七七粒，百草霜爲衣，酒吞下。海上方。陰腎癩腫：方見橄欖。

赤爪木【氣味】苦，寒，無毒。【主治】水痢，頭風身痒。唐本

根【主治】消積，治反胃。時珍（增）

莖葉【主治】煮汁，洗漆瘡。時珍○出肘後方

南蠻阿利乃美

菴羅果（宋開寶）

【釋名】菴摩羅迦果（出佛書）、香蓋。時珍曰：菴羅，梵音二合者也。菴摩羅，梵音三合者也。華言清淨是也。

【集解】志曰：菴羅果樹生，若林檎而極大。宗奭曰：西洛甚多，梨之類也。其狀亦梨，先諸梨熟，七夕前後已堪啖，色黃如鵝梨，才熟便鬆軟，入藥亦希。時珍曰：按一統志云：菴羅果俗名香蓋，乃果中極品，種出西域，亦柰類也。葉似茶葉，實似北梨，五六月熟，多食亦無害。今安南諸番亦有之。

簡便方。

核。【主治】吞之，化食磨積，治癩疝。時珍。

【附方】新二。難産。山樝核七七粒，百草霜爲衣，酒吞下。海上方。陰腎癩腫。方見橄欖。

赤爪木。【氣味】苦，寒，無毒。【主治】水痢，頭風身痒。唐本。

根。【主治】消積，治反胃。時珍。

莖葉。【主治】煮汁，洗漆瘡。時珍。○出肘後。

菴羅果 宋開寶

【釋名】菴摩羅迦果出佛書、香蓋。【時珍曰】菴羅，梵音二合者也。菴摩羅，梵音三合者也。華言清凈是也。

【集解】【志曰】菴羅果樹生，若林檎而極大。【宗奭曰】西洛甚多，梨之類也。其狀亦梨，先諸梨熟，七夕前後已堪噉。色黄如鵝梨，纔熟便鬆軟，入藥亦希。【時珍曰】按一統志云：菴羅果俗名香蓋，乃果中極品。種出西域，亦柰類也。葉似茶葉。實似北梨，五六月熟，多食亦無害。今安南諸番亦有之。

云可羅那之 又云布那莫

氣味甘溫無毒士良曰酸微寒志曰動風疾凡天行病及食飽後俱不可食同大蒜辛物食令人患黃病

主治食之止渴士良主婦人經脈不通丈夫營衛中血脈不行久食令人不飢士良

葉主治渴疾煎湯飲士良

柰別錄下品

釋名頻婆音波○時珍曰篆文柰字象子綴于木之形梵言謂之頻婆今北人亦呼之猶云端好也

集解弘景曰柰江南雖有而北國最豐作脯食之不宜人林檎相似而小俱不益人士良曰此有三種大而長者為柰圓者為林檎皆夏熟小者味澀為梣秋熟一名楸子時珍曰柰與林檎一類二種也樹實皆似林檎而大西土最多可栽可壓有白赤青三色白者為素柰赤者為丹柰亦曰朱柰青者為綠柰皆夏熟涼州有冬柰冬熟子帶碧色孔氏六帖言涼州白柰大如兔頭西京雜記言上林苑紫柰大如升核紫花青其汁如漆著衣不可浣名脂衣柰此皆異種也郭義恭廣志云西方例多柰家家收切暴乾為脯數十百斛以為蓄積謂之頻婆糧亦取柰汁為豉用其法取熟柰納甕中勿令蠅入六七日待爛以酒醃痛拌令如粥狀下水更拌濾去皮子良久去清汁傾布上以灰在下引汁盡劃開日乾為末

【氣味】甘，温，無毒。【士良曰】酸，微寒。【志曰】動風疾。凡天行病及食飽後，俱不可食。同大蒜、辛物食，令人患黄病。

【主治】食之止渴。開寶。主婦人經脉不通，丈夫營衛中血脉不行。久食，令人不飢。士良。

葉。【主治】渴疾，煎湯飲。士良。

柰別録下品

【釋名】頻婆音波。○【時珍曰】篆文柰字，象子綴于木之形。梵言謂之頻婆，今北人亦呼之，猶云端好也。

【集解】【弘景曰】柰，江南雖有，而北國最豐。作脯食之，不宜人。林檎相似而小，俱不益人。【士良曰】此有三種。大而長者爲柰，圓者爲林檎，皆夏熟。小者味澀爲梣，秋熟，一名楸子。【時珍曰】柰與林檎，一類二種也。樹、實皆似林檎而大，西土最多，可栽可壓。有白、赤、青三色。白者爲素柰，赤者爲丹柰，亦曰朱柰，青者爲緑柰，皆夏熟。凉州有冬柰，冬熟，子帶碧色。孔氏六帖言：凉州白柰，大如兔頭。西京雜記言：上林苑紫柰，大如升，核紫花青。其汁如漆，著衣不可浣，名脂〔一〕衣柰。此皆異種也。郭義恭廣志云：西方例多柰，家家收切，暴乾爲脯，數十百斛，以爲蓄積，謂之頻婆粮。亦取柰汁爲豉用。其法：取熟柰内瓮中，勿令蠅入。六七日待爛，以酒腌，痛拌令如粥狀，下水更拌，濾去皮子。良久去清汁，傾布上，以灰在下引汁盡，劃開日乾爲末，

〔一〕脂：洞冥記卷三作「暗」。

利牟古字
俗云 利牟古

調物甘酸得所也劉熙釋名載柰油以柰擣汁塗繒上暴燥取下色如油也今關西人以赤柰楸子取汁塗器中暴乾名果單是矣味甘酸可以饋遠杜恕篤論云日給之花似柰柰實而日給零落虛僞與眞實相似也則日給乃柰之不實者而王羲之帖云來禽日給皆囊盛爲佳果則又似指柰爲日給矣木槿花亦名日及或同名耳

實【氣味】苦寒有小毒多食令人肺壅臚脹有病人尤甚別錄○思邈曰酸苦寒濇無毒時珍曰案正要云頻婆甘無毒【主治】補中焦諸不足氣和脾治卒食飽氣壅不通者擣汁服孟詵益心氣耐飢千金生津止渴正要

林檎 宋開寶

校正 併入拾遺文林郎果

【釋名】來禽法帖 文林郎果藏器曰文林郎生渤海間云其樹從河中浮來有文林郎拾得種之因以爲名珣曰文林郎南人呼爲榅桲是矣時珍曰案洪玉父云此果味甘能來衆禽于林故有林禽來禽之名又唐高宗時紀王李謹得五色林檎似朱柰以貢帝大悅賜謹爲文休郎人因呼林檎爲文林郎果又述征記云林檎實佳美其榅桲微大而狀醜有毛而香關輔乃有江南甚希據此則林檎是文林郎非榅桲矣

【集解】志曰林檎在處有之樹似柰皆二月開粉紅花子亦如柰而差圓六月七月熟頌曰亦有甜酢二種甜者早熟

調物甘酸得所也。劉熙釋名載：柰油，以柰擣汁塗繒上，暴燥取下，色如油也。今關西人以赤柰、楸子取汁塗器中，暴乾名果單是矣。味甘酸，可以饋遠。杜恕篤論云：日給之花似柰，柰實而日給零落，虚僞與真實相似也。則日給乃柰之不實者。而王羲之帖云：來禽、日給，皆囊盛爲佳果。則又似指柰爲日給矣。木槿花亦名日及，或同名耳。

實。【氣味】苦，寒，有小毒。多食令人肺壅臚脹，有病人尤甚。別録。○【思邈曰】酸、苦，寒，濇，無毒。【時珍曰】案正要云：頻婆，甘，無毒。【主治】補中焦諸不足氣，和脾。治卒食飽氣壅不通者，擣汁服。孟詵。益心氣，耐飢。千金。生津止渴。正要。

林檎宋開寶

【校正】併入拾遺文林郎果。

【釋名】來禽法帖、文林郎果。【藏器曰】文林郎生渤海間。云其樹從河中浮來，有文林郎拾得種之，因以爲名。【珣曰】文林郎，南人呼爲榅桲是矣。【時珍曰】案洪玉父云：此果味甘，能來衆禽于林，故有林禽、來禽之名。又唐高宗時，紀王李謹得五色林檎似朱柰以貢。帝大悦，賜謹爲文林郎。人因呼林檎爲文林郎果。又述征記云：林檎實佳美。其榅桲微大而狀醜，有毛而香，關輔乃有，江南甚希。據此，則林檎是文林郎，非榅桲矣。

【集解】【志曰】林檎在處有之。樹似柰，皆二月開粉紅花。子亦如柰而差圓，六月、七月熟。【頌曰】亦有甘、酢二種。甘[一]者早熟

[一] 甘：原字缺損上部。證類卷二十三林檎作「甘」，今據補。

而味脆美。酢者差晚，須爛熟乃堪啖。今醫家乾之，入治傷寒藥，謂之林檎散。時珍曰：林檎即柰之小而圓者。其味酢者即楸子也。其類有金林檎、紅林檎、水林檎、蜜林檎、黑林檎，皆以色味立名。黑者色似紫柰。有冬月再實者。林檎熟時，晒乾研末，點湯服甚美，謂之林檎麨。僧贊寧物類相感志云：林檎樹生毛虫，埋蠶蛾于下，或以洗魚水澆之即止。皆物性之妙也。

氣味酸，甘，溫，無毒。思邈曰：酸、苦、平、濇，無毒。多食令人百脈弱。志曰：多食發熱及冷痰澀氣，令人好唾，或生瘡癤，閉百脈。其子食之，令人煩心。主治下氣消痰，治霍亂肚痛。大明。消渴者宜食之。蘇頌。療水穀痢、洩精。孟詵。小兒閃癖。時珍。

附方舊三。水痢不止：林檎半熟者十枚，水二升，煎一升，并林檎食之。食醫心鏡。小兒下痢：林檎、構子同杵汁，任意服之。子母秘錄。小兒閃癖，頭髮竪黃，瘰瘧羸瘦：用乾林檎脯研末，和醋傅之。同上。

東行根主治白蟲蚘蟲，消渴好唾。孟詵。

柹音士○別錄中品

釋名時珍曰：柹從朿，音滓，諧声也。俗作柿，非矣。柿音肺，削木片也。明名鎮頭迦。

集解頌曰：柹南北皆有之，其種亦多。紅柹所在皆有。黃柹生汴、洛諸州。朱柹出華山，似紅柹而圓小，皮薄可愛，味更而味脆美，酢者差晚，須爛熟乃堪啖。今醫家乾之，入治傷寒藥，謂之林檎散。【時珍曰】林檎即柰之小而圓者。其味酢者即楸子也。其類有金林檎、紅林檎、水林檎、蜜林檎、黑林檎，皆以色味立名。黑者色似紫柰。有冬月再實者。林檎熟時，晒乾研末點湯服甚美，謂之林檎麨。僧贊寧物類相感志云：林檎樹生毛蟲，埋蠶蛾于下，或以洗魚水澆之即止。皆物性之妙也。

【氣味】酸、甘，温，無毒。【思邈曰】酸、苦，平，濇，無毒。多食令人百脉弱。【志曰】多食發熱及冷痰澀氣，令人好唾，或生瘡癤，閉百脉。其子食之，令人煩心。【主治】下氣消痰，治霍亂肚痛。大明。消渴者，宜食之。蘇頌。療水穀痢、洩精。孟詵。小兒閃癖。時珍。

【附方】舊[一]三。水痢不止。林檎半熟者十枚，水二升，煎一升，并林檎食之。食醫心鏡。小兒下痢。林檎、構子同杵汁，任意服之。子母秘録。小兒閃癖，頭髮竪黄，瘰癧[二]瘦弱者。乾林檎脯研末，和醋傅之。同上。

東行根。【主治】白蟲、蚘蟲，消渴好唾。孟詵。

柹音士〇别録中品

【釋名】【時珍曰】柹從𠂔，音滓，諧聲也。俗作柿，非矣。柿，音肺，削木片也。胡名鎮頭迦。

【集解】【頌曰】柹南北皆有之，其種亦多。紅柹所在皆有。黄柹生汴、洛諸州。朱柹出華山，似紅柹而圓小，皮薄可愛，味更

〔一〕舊：原字缺損。今從江西本補正。

〔二〕癧：原作「瘰」。中華字海疒部云：此乃「瘭」之訛字。今據證類卷二十三林檎引子母秘録改。

其珍椑柹色青可生噉諸柹食之皆美而益人又有一種小柹謂之軟棗俗呼為牛奶柹世傳柹有七絶一多壽二多陰三无鳥巢四无虫蠹五霜葉可玩六嘉實七落葉肥滑可以臨書也宗奭曰柹有數種著蓋柹于蒂下別有一重又有牛心柹狀如牛心蒸餅柹狀如市賣蒸餅華州朱柹小而深紅塔柹大于諸柹去皮挂木上風日乾之佳火乾者味不甚佳其生者可以涵水養去澀味也時珍曰柹高樹大葉圓而光澤四月開小花黄白色結實青綠色八九月乃熟生柹置器中自紅者謂之烘柹日乾者謂之白柹火乾者謂之烏柹水浸藏者謂之醂柹其核形扁狀如木鼈子仁而硬堅其根甚固謂之柹盤案事類合璧云柹朱果也大者如楪八稜稍扁其次如拳小或如雞子鴨子牛心鹿心之狀一種小而如折二錢者謂之猴棗皆以核少者為佳

烘柹時珍曰烘柹非謂火烘也即青綠之柹收置器中自然紅熟如烘成澀味盡去其甘如蜜歐陽修歸田録言襄鄧人以榠樝或榲桲或橘葉于中則熟亦不澀

氣味甘寒澀無毒弘景曰生柹性冷鹿心柹尤不可食令人腹痛宗奭曰凡柹皆涼不至大寒食之引痰為其味甘也日乾者食多動風凡柹同蟹食令人腹痛作瀉二物俱寒也時珍曰按王璆百一選方云一人食蟹多食紅柹至夜大吐繼之以血昏不省人一道者云惟木香可解乃磨汁灌之即漸蘇醒而愈也

主治通耳鼻

甘珍。椑柹色青，可生啖。諸柹食之皆美而益人。又有一種小柹，謂之軟棗，俗呼爲牛奶柹。世傳柹有七絶：一多壽，二多陰，三無鳥巢，四無蟲蠹，五霜葉可玩，六嘉實，七落葉肥滑，可以臨書也。【宗奭曰】柹有數種。著蓋柹，于蒂下别有一重。又有牛心柹，狀如牛心。蒸餅柹，狀如市賣蒸餅。華州朱柹，小而深紅。塔柹，大于諸柹。去皮挂木上，風日乾之佳。火乾者味不甚佳。其生者可以温水養去澀味也。【時珍曰】柹高樹大葉，圓而光澤。四月開小花，黄白色。結實青緑色，八九月乃熟。生柹置器中自紅者謂之烘柹，日乾者謂之白柹，火乾者謂之烏柹，水浸藏者謂之醂柹。其核形扁，狀如木鼈子仁而硬堅。其根甚固，謂之柹盤。案事類合璧云：柹，朱果也。大者如楪，八稜稍扁；其次如拳；小或如雞子、鴨子、牛心、鹿心之狀。一種小而如折二錢者，謂之猴棗。皆以核少者爲佳。

烘柹。

【時珍曰】烘柹，非謂火烘也。即青緑之柹，收置器中，自然紅熟如烘成，澀味盡去，其甘如蜜。歐陽修歸田録言襄、鄧人以榠樝，或榲桲，或橘葉于中則熟。亦不必。

【氣味】甘，寒，澀，無毒。【弘景曰】生柹性冷，鹿心柹尤不可食，令人腹痛。【宗奭曰】凡柹皆凉，不至大寒。食之引痰，爲其味甘也。日乾者食多動風。凡柹同蟹食，令人腹痛作瀉，二物俱寒也。【時珍曰】案王璆百一選方云：一人食蟹，多食紅柹，至夜大吐，繼之以血，昏不省人。一道者云：惟木香可解。乃磨汁灌之，即漸甦醒而愈也。【主治】通耳鼻

氣治腸不足解酒毒厭胃間熱止口乾別錄續經脉氣詵
發明藏器曰飲酒食紅柹令人易醉或心痛欲死別錄言解酒毒失之矣
白柹○柹霜修治時珍曰白柹即乾柹生霜者其法用大柹去皮捻扁日曬夜露至乾內瓮中待生白
霜乃取出今人謂之柹餅亦曰柹花其霜謂之柹霜氣味甘平濇無毒弘景曰日乾者性冷生柹彌冷
火熏者性熱主治補虛勞不足消腹中宿血濇中厚腸健脾胃氣
詵開胃濇腸消痰止渴治吐血潤心肺療肺痿心熱欬嗽潤
聲喉殺蟲大明溫補多食去面皯藏器治反胃咯血血淋腸澼痔
漏下血時珍霜清上焦心肺熱生津止渴化痰寧嗽治咽喉口
舌瘡痛時珍
發明震亨曰乾柹屬金而有土屬陰而有收意故止血治欬
亦可爲助也時珍曰柹乃脾肺血分之果也其味甘而
氣平性濇而能收故有健脾濇腸治嗽止血之功蓋大腸者
肺之合而胃之子也真正柹霜乃其精液入肺病上焦藥尤
佳按方勺泊宅編云外兄劉掾云病臟毒下血凡半月自分
必死得一方只以乾柹燒灰飲服二錢遂愈又王璆百一方

氣，治腸澼〔一〕不足。解酒毒，壓胃間熱，止口乾。別録。續經脉氣。詵。

【發明】【藏器曰】飲酒食紅柹，令人易醉或心痛欲死。別録言「解酒毒」，失之矣。

白柹〇柹霜。【修治】【時珍曰】白柹即乾柹生霜者。其法用大柹去皮撚扁，日晒夜露至乾，内瓮中，待生白霜乃取出。今人謂之柹餅，亦曰柹花。其霜謂之柹霜。【氣味】甘，平，濇，無毒。【弘景曰】日乾者性冷，生柹彌冷。火熏者性熱。【主治】補虚勞不足，消腹中宿血，濇中厚腸，建脾胃氣。詵〔二〕。開胃澀腸，消痰止渴，治吐血，潤心肺，療肺痿心熱欬嗽，潤聲喉，殺蟲。大明。温補。多食去面皯。藏器。治反胃咯血，血淋腸澼，痔漏下血。時珍。霜：清上焦心肺熱，生津止渴，化痰寧嗽，治咽喉口舌瘡痛。時珍。

【發明】【震亨曰】乾柹屬金而有土，屬陰而有收意。故止血治欬，亦可爲助也。【時珍曰】柹乃脾、肺血分之果也。其味甘而氣平，性濇而能收，故有健脾澀腸、治嗽止血之功。蓋大腸者，肺之合而胃之子也。真正柹霜乃其精液，入肺病上焦藥尤佳。按方勺泊宅編云：外兄劉掾云，病臟毒下血，凡半月，自分必死。得一方，只以乾柹燒灰，飲服二錢，遂愈。又王璆百一方

〔一〕澼：原闕一字。今據證類卷二十三柹補。
〔二〕詵：原作「先」。今據同上引孟詵改。

云曾通判子病下血十年，亦用此方一服而愈，爲散爲丸皆可。與本草治腸澼、消宿血、解熱毒之義相合，則柿爲太陰血分之藥，益可徵矣。又經驗方云：有人三世死于反胃病，至孫得一方，用乾柿餅同乾飯日日食之，絶不用水飲，如法食之，其病遂愈。此又一徵也。

附方 舊四新十

腸風臟毒 方見上

小便血淋 葉氏用乾柿三枚燒存性，研末，陳米飲服。○經驗方用白柿、烏豆、鹽花煎湯，入墨汁服之。

熱淋澀痛 乾柿、燈心等分，水煎日飲。朱氏方

小兒秋痢 以粳米煮粥，熟時入乾柿末，再煮三兩沸食之。奶母亦食之。

反胃吐食 乾柿三枚，連蒂擣爛，酒服甚效。切勿以他藥雜之。

腹薄食減 凡男女脾虛腹薄，食不消化，面上黑點者，用乾柿三斤，酥一斤，蜜半斤，以酥蜜煎勻，下柿煮十餘沸，用不津器貯之。每日空腹食三五枚，甚良。孟詵食療

痰嗽帶血 青州大柿餅，飯上蒸熟批開，每用一枚，摻真青黛一錢，臥時食之，薄荷湯下。丹溪纂要

產後欬逆 氣亂心煩。用乾柿切碎，水煮汁呷。產寶

婦人蒜髮 乾柿五枚，以茅香煮熟，枸杞子酒浸焙研，各等分，擣丸梧子大。每服五十丸，茅香湯下，日三。普濟

面生䵟黯 乾柿日日食之。普濟方

鼻窒不通 乾柿同粳米煮粥，日食。聖濟

耳聾鼻塞 乾柿三枚細切，以粳米三合，豆豉少許，煮粥，日日空心食之。聖惠

痘瘡入目 白柿日日食之，良。

云：曾通判子病下血十年〔一〕，亦用此方一服而愈。爲散、爲丸皆可，與本草治腸澼、消宿血、解熱毒之義相合。則柹爲太陰血分之藥，益可徵矣。又經驗方云：有人三世死于反胃病，至孫得一方，用乾柹餅同乾飯日日食之，絶不用水飲。如法食之，其病遂愈。此又一徵也。

【附方】舊四，新十。腸風臟毒。方説見上。小便血淋。葉氏用乾柹三枚燒存性，研末，陳米飲服。○經驗方用白柹、烏豆、鹽花煎湯，入墨汁服之。熱淋澀痛。乾柹、燈心等分，水煎日飲。朱氏方。小兒秋痢。以粳米煮粥，熟時入乾柹末，再煮三兩沸，食之。奶母亦食之。食療。反胃吐食。乾柹三枚，連蒂擣爛，酒服甚效。切勿以佗藥雜之。腹薄食減。凡男女脾虚腹薄，食不消化，面上黑點者。用乾柹三斤，酥一斤，蜜半斤，以酥、蜜煎匀，下柹煮十餘沸，用不津器貯之。每日空腹食三五枚，甚良。孟詵食療。痰嗽帶血。青州大柹餅，飯上蒸熟批開。每用一枚，摻真青黛一錢，卧時食之，薄荷湯下。丹溪纂要。産後欬逆，氣亂心煩。用乾柹切碎，水煮汁呷。産寶。婦人蒜髮。乾柹五枚，以茅香煮熟，枸杞子酒浸焙研，各等分，擣丸梧子大。每服五十丸，茅香湯下，日三。普濟。面生䵟䵴。乾柹日日食之。普濟方。鼻窒不通。乾柹同粳米煮粥，日食。聖濟。耳聾鼻塞。乾柹三枚細切，以粳米三合，豆豉少許煮粥，日日空心食之。聖惠。痘瘡入目。白柹日日食之，良。

〔一〕病下血十年：百一選方卷十四治腸風作「年十余歲時嘗苦此」。

臁脛爛瘡用柿霜柿蒂等分燒研傅之甚效筆峰雜興解桐油毒乾柿餅食之普濟

烏柿火熏乾者【氣味】甘溫無毒【主治】殺蟲療金瘡火瘡生肉止痛

別錄治狗齧瘡斷下痢弘景服藥口苦及嘔逆者食少許即止藏器

醂柿音覽【修治】瑞曰水藏者性冷鹽藏者有毒時珍曰醂藏柿也水收鹽浸之外又有以熟柿用灰汁澡三四度令汁盡着器中經十餘日即可食治病非宜【主治】濇下焦建脾胃消宿血詵

柿餻【修治】時珍曰案李氏食經云用糯米洗淨一斗大乾柿五十个同擣粉蒸食如乾入煮棗泥和拌之

【主治】作餅及餻與小兒食治秋痢詵黄柿和米粉作糗蒸與小兒食止下痢下血有効藏器

柿蔕【氣味】濇平無毒【主治】欬逆噦氣煮汁服詵

【發明】震亨曰人之陰氣依胃為養土傷則木挾相火直沖清道而上作欬逆古人以為胃寒既用丁香柿蔕不知其孰為補虛孰為降火不能清氣利痰惟有助火而已時珍曰欬逆者氣自臍下沖脈直上至咽膈作呃忒蹇逆之聲也朱肱南陽書以噦為欬逆王履溯洄集以欬嗽為欬逆皆誤矣噦者乾嘔有聲也欬逆有傷寒吐下后及久病産后老人虛

臁脛爛瘡。用柹霜、柹蒂等分燒研，傅之甚效。筆峰雜興。解桐油毒。乾柹餅食之。普濟。

烏柹火熏乾者。【氣味】甘，溫，無毒。【主治】殺蟲，療金瘡、火瘡，生肉止痛。別録。治狗齧瘡，斷下痢。弘景。服藥口苦及嘔逆者，食少許即止。藏器。

醂柹音覽。【修治】【瑞曰〔一〕】水藏者性冷，鹽藏者有毒。【時珍曰】醂，藏柹也。水收、鹽浸之外，又有以熟柹用灰汁澡三四度，令汁盡，着器中，經十餘日即可食，治病非宜。【主治】濇下焦，建脾胃，消宿血。詵。

柹餻。【修治】【時珍曰】案李氏食經云：用糯米洗淨一斗，大乾柹五十個，同擣粉蒸食。如乾，入煮棗泥和拌之。【主治】作餅及餻與小兒食，治秋痢。詵。黄柹和米粉作糗蒸，與小兒食，止下痢、下血有效。藏器。

柹蒂。【氣味】濇，平，無毒。【主治】欬逆噦氣，煮汁服。詵。

【發明】【震亨曰】人之陰氣，依胃爲養。土傷則木挾相火，直沖清道而上作欬逆。古人以爲胃寒，既用丁香、柹蒂，不知其孰爲補虚，孰爲降火？不能清氣利痰，惟有助火而已。【時珍曰】欬逆者，氣自臍下沖脉直上至咽膈，作呃忒蹇逆之聲也。朱肱南陽書以噦爲欬逆，王履溯〔二〕洄集以欬嗽爲欬逆，皆誤矣。噦者，乾嘔有聲也。欬逆，有傷寒吐下後，及久病、産後，老人、虚

〔一〕瑞曰：底本此後六行小字跡漫漶，此頁用美國國會本置換。
〔二〕溯：原作「浮」。今據卷一引據古今醫家書目改。

人呃氣大虛，陽氣暴逆，自下焦逆至上焦而不能出者。有傷寒失下，久平人痰氣抑遏而然者。當視其虛實陰陽，或溫或補，或泄熱，或降氣，或吐或下可也。古方單用柿蒂煮汁飲之，取其苦溫能降逆氣也。濟生柿蒂散加以丁香、生薑之辛熱，以開痰散鬱，蓋從治之法，而昔人亦常用之收效矣。至易水張氏又益以人參，治病后虛人欬逆，亦有功績。丹溪朱氏但執以寒治熱之理，而不及從治之法，矯枉之過矣。若陳氏三因又加以良薑之類，是又以熱治寒而助其邪火者也。

【附方】一新

欬逆不止　濟生柿蒂散：治欬逆胷滿。用柿蒂、丁香各二錢，生薑五片，水煎服，或為末白湯點服。○潔古加人參一錢，治虛人欬逆。○三因加良薑、甘草等分。○衛生寶鑑加青皮、陳皮。○王氏易簡加半夏、生薑。

木皮【主治】下血。晒焙研末，米飲服二錢，兩服可止。頌

湯火瘡，燒灰，油調傅。時珍

根【主治】血崩，血痢，下血。時珍

椑柹（音卑士○宋開寶）

【釋名】漆柹（日用）　綠柹（日用）　青椑（廣志）　烏椑（開寶）　花椑（日用）　赤棠椑

時珍曰：椑乃柹之小而卑者，故謂之椑。他柹至熟則黃赤，惟此雖熟亦青黑色。擣碎浸汁謂之柹漆，可以染罾扇諸物，故有漆柹之名。

人，陰氣大虧，陽氣暴逆，自下焦逆至上焦而不能出者。有傷寒失下，及平人痰氣抑遏而然者。當視其虛實陰陽，或温，或補，或泄熱，或降氣，或吐，或下，可也。古〔一〕方單用柹蒂煮汁飲之，取其苦温能降逆氣也。济生柹蒂散，加以丁香、生薑之辛熱，以開痰散鬱，蓋從治之法，而昔人亦常用之收效矣。至易水張氏又益以人參，治病後虛人欬逆，亦有功績。丹溪朱氏但執以寒治熱之理，而不及從治之法，矯枉之過矣。若陳氏三因又加以良薑之類，是真以爲胃寒而助其邪火者也。

【附方】新一。欬逆不止。濟生柹蒂散：治欬逆胸滿。用柹蒂、丁香各二錢，生薑五片，水煎服。或爲末，白湯點服。○潔古加人參一錢，治虛人欬逆。○三因加良薑、甘草等分。○衛生寶鑑加青皮、陳皮。○王氏易簡加半夏、生薑。

木皮。【主治】下血。晒焙研末，米飲服二錢，兩服可止。頌。湯火瘡，燒灰，油調傅。時珍。

根。【主治】血崩，血痢，下血。時珍。

椑柹 音卑士○宋開寶

【釋名】漆柹日華、緑柹日用、青椑廣志、烏椑開寶、花椑日用、赤棠椑。【時珍曰】椑乃柹之小而卑者，故謂之椑。他柹至熟則黄赤，惟此雖熟亦青黑色。擣碎浸汁謂之柹漆，可以染罾、扇諸物，故有漆柹之名。

〔一〕古：原作「舌」。今從錢本改。

多云サルガキ

集解【志曰】椑柹生江淮以南，似柹而青黃。潘岳閒居賦所謂梁侯烏椑之柹是也。【頌曰】椑柹出宣歙荆襄閩廣諸州，柹大如杏，惟堪生啖，不可為乾也。

氣味 甘，寒，濇，無毒。【弘景曰】椑生啖性冷，服石家宜之。不入藥用。不可與蟹同食。

主治 壓丹石藥發熱，利水，解酒毒，去胃中熱。久食令人寒中。開寶 止煩渴，潤心肺，除腹臟冷熱。日華

君遷子 拾遺

釋名 㮕棗 千金作牧棗 梬棗 廣志 音逞 牛奶柹 名死 丁香柹 日用 紅藍棗 齊民要術【時珍曰】君遷之名始見于左思吳都賦，而著其狀于劉欣期交州記，名義莫詳。㮕棗其形似棗而軟也。司馬光名苑云：君遷子似馬奶，即今牛奶柹也，以形得名。崔豹古今注云：牛奶柹即㮕棗，葉如柹，子亦如柹而小。唐宋諸家不知君遷、㮕棗、牛奶柹皆一物，故詳證之。

集解【藏器曰】君遷子生海南，樹高丈餘，子中有汁，如乳汁甜美。吳都賦平仲君遷是也。【時珍曰】君遷即㮕棗，其木類柹而葉長，但結實小而長，狀如牛奶，乾熟則紫黑色。一種小圓如指頂大者，名丁香柹，味尤美。救荒本草以為羊矢棗，誤

【集解】【志曰】椑柹生江、淮以南，似柹而青黑〔一〕。潘岳閒居賦所謂梁侯烏椑之柹是也。【頌曰】椑柹出宣、歙、荆、襄、閩、廣諸州。柹大如杏，惟堪生啖，不可爲乾也。

【氣味】甘，寒，濇，無毒。【弘景曰】椑生啖性冷，服石家宜之，不入藥用。不可與蟹同食。

【主治】壓丹石藥發熱，利水，解酒毒，去胃中熱。久食令人寒中。開寶。止煩渴，潤心肺，除腹臟冷熱。日華。

君遷子 拾遺

【釋名】㮕棗千金作軟棗、梬棗廣志音逞、牛奶柹名苑、丁香柹日用、紅藍棗齊民要術。○【時珍曰】君遷之名始見于左思吳都賦，而著其狀于劉欣期交州記，名義莫詳。㮕棗，其形似棗而軟也。司馬光名苑云：君遷子似馬奶，即今牛奶柹也，以形得名。崔豹古今注云：牛奶柹即㮕棗，葉如柹，子亦如柹而小。唐宋諸家，不知君遷、㮕棗、牛奶柹皆一物，故詳證之。

【集解】【藏器曰】君遷子生海南。樹高丈餘。子中有汁，如乳汁甜美。吳都賦「平仲、君遷」，是也。【時珍曰】君遷即㮕棗，其木類柹而葉長。但結實小而長，狀如牛奶，乾熟則紫黑色。一種小圓如指頂大者，名丁香柹，味尤美。救荒本草以爲羊矢棗，誤

〔一〕黑：原作「黄」。今據證類卷二十三椑柹改。

矣其樹婆犬樹最佳廣志云楩棗小
核也肌細而厚少核可以供御即此

【氣味】甘濇平無毒

【主治】止消渴去煩熱令人潤澤藏器鎮心久服悅人顏色令人輕健珣

安石榴 別錄下品

【釋名】若榴廣雅 丹若古今注 金罌 【時珍曰】榴者瘤也丹實垂垂如贅瘤也博物志云漢張騫出使西域得塗林安石國榴種以歸故名安石榴又案齊民要術云凡植榴者須安僵石枯骨于根下即花實繁茂則安石之名義或取此也若木乃扶桑之名榴花丹頳似之故亦有丹若之稱傅玄榴賦所謂灼若旭日棲扶桑者是矣筆衡云五代吳越王錢鏐改榴為金罌酉陽雜俎言榴甜者名天漿道家書謂榴為三尸酒言三尸虫得此果則醉也故范成大詩云玉池咽清肥三彭跡如埽

【集解】弘景曰石榴花赤可愛故人多植之尤為外國所重有甜酢二種醫家惟用酢者之根殼榴子乃服食者所忌
頌曰安石榴本生西域今處處有之木不甚高大枝柯附幹自地便生作叢種極易息折其條盤土中便生也花有黃赤

矣。其樹接大柹最佳。廣志云：梬棗，小柹也。肌細而厚，少核，可以供御。即此。

【氣味】甘，濇，平，無毒。

【主治】止消渴，去煩熱，令人潤〔一〕澤。藏器。鎮心。久服悦人顔色，令人輕健。珣。

安石榴 別録下品

【釋名】若榴廣雅、丹若古今注、金罌。【時珍曰】榴者瘤也，丹實垂垂如贅瘤也。博物志云：漢張騫出使西域，得塗林安石國榴種以歸〔二〕，故名安石榴。又案齊民要術云：凡植榴者須安僵石枯骨于根下，即花實繁茂。則安石之名義或取此也。若木乃扶桑之名，榴花丹頳似之，故亦有丹若之稱。傅玄榴賦所謂「灼若旭日栖扶桑」者是矣。筆衡云：五代吴越王錢鏐改榴爲金罌。酉陽雜俎言：榴甜者名天漿。道家書謂榴爲三尸酒，言三尸蟲得此果則醉也。故范成大詩云：玉池咽清肥，三彭跡如掃。

【集解】【弘景曰】石榴花赤可愛，故人多植之，尤爲外國所重。有甜、酢二種，醫家惟用酢者之根、殼。榴子乃服食者所忌。【頌曰】安石榴本生西域，今處處有之。木不甚高大，枝柯附幹，自地便生作叢。種極易息，折其條盤土中便生也。花有黄、赤

〔一〕潤：原作「瀾」。字書未見此字。今據證類卷二十三君遷子改。

〔二〕得塗林安石國榴種以歸：此語未見博物志。白孔六帖卷九十九引作「得塗林。塗林，安石榴也」。

三色實有甘酢二種甘者可食酢者入藥又一種山石榴形頗相類而絶小不作房生青齊間甚多不入藥但蜜漬以當果甚美宗奭曰石榴有酸淡二種旋開單葉花旋結實實く中紅孫枝甚多秋後經霜則自坼裂一種子白瑩澈如水晶者味亦甘謂之水晶石榴惟酸石榴入藥須老木所結收留陳久者乃佳時珍曰榴五月開花有紅黄白三色單葉者結實千葉者不結實或結亦無子也實有甜酸苦三種抱朴子言苦者出積石山或云即山石榴也酉陽雜俎言南詔石榴皮薄如紙瑣碎録言河陰石榴名三十八者其中只有三十八子也又南中有四季榴四時開花秋月結實實方綻隨復開花有火石榴赤色如火海石榴高一二尺即結實皆異種也案事類合璧云榴大如盃赤色有黑斑點皮中如蜂窠有黄膜隔之子形如人齒淡紅色亦有潔白如雪者又潘岳賦云榴者天下之奇樹九州之名果千房同膜千子如一禦飢療渴解酲止醉

甘石榴氣味甘酸温濇無毒多食損人肺別録 詵曰多食損齒令黑凡服食藥物人忌食之震亨曰榴者留也其汁酸性滯戀膈成痰

主治咽喉燥渴別録 能理乳石毒藏器 制三尸蟲時珍

酸石榴氣味酸温濇無毒主治赤白痢腹痛連子擣汁頓服

二色。實有甘、酢二種，甘者可食，酢者入藥。又一種山石榴，形頗相類而絶小，不作房生，青、齊間甚多，不入藥，但蜜漬以當果甚美。

【宗奭曰】石榴有酸、淡二種。旋開單葉花，旋結實，實中子〔一〕紅，孫枝甚多，秋後經霜，則自坼裂。一種子白，瑩澈如水晶者，味亦甘，謂之水晶石榴。惟酸石榴入藥，須老木所結，收留陳久者乃佳。【時珍曰】榴五月開花，有紅、黃、白三色。單葉者結實，千葉者不結實，或結亦無子也。實有甜、酸、苦三種。抱朴子言：苦者出積石山，或云即山石榴也。酉陽雜俎言：南詔石榴，皮薄如紙。瑣碎録言，河陰石榴名三十八者，其中只有三十八子也。又南中有四季榴，四時開花，秋月結實，實方綻，隨復開花。有火石榴，赤色如火。海石榴，高一二尺即結實。皆異種也。案事類合璧云：榴大如盃，赤色有黑斑點，皮中如蜂窠，有黄膜隔之，子形如人齒，淡紅色，亦有潔白如雪者。又，潘岳賦云：榴者，天下之奇樹，九州之名果。千房同模，千〔二〕子如一。禦飢療渴，解醒止醉。

甘石榴。【氣味】甘、酸，温，濇，無毒。多食損人肺。別録。○【詵曰】多食損齒令黑。凡服食藥物人忌食之。【震亨曰】榴者留也。其汁酸性滯，戀膈〔三〕成痰。

【主治】咽喉燥渴。別録。能理乳石毒。孟詵〔四〕。制三尸蟲。時珍。

酸石榴。【氣味】酸，温，濇，無毒。【主治】赤白痢腹痛，連子擣汁，頓服

〔一〕子：原脱。今據證類卷二十三安石榴補。
〔二〕千：原作「十」。今據漢魏六朝百三家集卷四十五晉潘安集改。
〔三〕膈：原脱。今據衍義補遺石榴補。
〔四〕孟詵：證類卷二十三安石榴引作「段成式酉陽雜俎」。

一枚詵止瀉痢崩中帶下時珍

〔發明〕時珍曰榴受少陽之氣而榮于四月盛于五月實于盛夏熟于深秋丹花赤實其味甘酸其氣溫濇具木火之象故多食損肺齒而生痰涎酸者則兼收斂之氣故入斷下崩中之藥或云白榴皮治白痢紅榴皮治紅痢亦通

〔附方〕新五

腸滑久痢黑神散用酸石榴一個煅煙盡出火毒一夜研末仍以酸榴一塊煎湯服神效無比

久瀉不止方同上○並普濟方

痢血五色或濃或水冷熱不調酸石榴五枚連子搗汁二升每服五合神妙聖濟

小便不禁酸石榴燒存性無則用枝燒灰代之每服二錢用柏白皮切焙四錢煎湯一盞入酸灰再煎至八分空心溫服晚再服聖惠

撚髭令黑酸石榴結成時就東南枝上揀大者一個頂上開一孔內水銀半兩于中原皮封之麻扎定牛糞封護待經霜摘下傾出殼內水以魚鰾籠指蘸水撚須久久自黑也普濟

酸榴皮〔修治〕斅曰凡使榴皮葉根勿犯鐵並不計乾濕皆以漿水浸一夜取出用其水如墨汁也

〔氣味〕同實〔主治〕止下痢漏精別錄治筋骨風腰脚不遂行步攣急

一枚。孟詵。止瀉痢崩中帶下。時珍。

【發明】【時珍曰】榴受少陽之氣，而榮于四月，盛于五月，實于盛夏，熟于深秋。丹花赤實，其味甘酸，其氣温濇，具木火之象。故多食損肺、齒而生痰涎。酸者則兼收斂之氣，故入斷下、崩中之藥。或云白榴皮治白痢，紅榴皮治紅痢，亦通。

【附方】新五。腸滑久痢。黑神散：用酸石榴一個煆煙盡，出火毒一夜，研末，仍以酸榴一塊煎湯服，神效無比。

久瀉不止。方同上。○並普濟方。

痢血五色，或膿或水，冷熱不調。酸石榴五枚，連子擣汁二升。每服五合，神妙。聖濟。

小便不禁。酸石榴燒存性，無則用枝燒灰代之，每服二錢，用柏白皮切焙四錢，煎湯一盞，入榴灰再煎至八分，空心温服，晚再服。聖惠。

撚鬚令黑：酸石榴結成時，就東南枝上揀大者一個，頂上開一孔，内水銀半兩于中，原皮封之，麻扎定，牛屎封護，待經霜摘下，傾出殼内水，以魚鰾籠指蘸水撚須，久久自黑也。普濟。

酸榴皮。【修治】【斅[一]曰】凡使榴皮、葉、根，勿犯鐵，並不計乾濕，皆以漿水浸一夜，取出用，其水如墨汁也。

【氣味】同實。【主治】止下痢漏精。別録。治筋骨風，腰脚不遂，行步攣急

〔一〕斅：原作「效」。今據證類卷二十三安石榴引雷公改。

疼痛澀腸取汁點目止泪下權煎服下蚘虫藏器止瀉痢下血脫肛崩中帶下時珍

附方舊六新四

赤白痢下腹痛食不消化者食療本草用醋榴皮炙黃為末棗肉或粟米飯和丸梧子大每空腹米飲服三十丸日三服以知為度如寒滑加附子赤石脂各一倍○肘后方用皮燒存性為末每米飲服方寸匕日三服效乃止

糞前有血令人面黃用酢石榴皮炙研末每服二錢用茄子枝煎湯服孫真人方

腸滑久痢神妙无比方也用石榴一個劈破炭火簇烧存性出火毒為末每服一錢別以酸石榴一瓣水一盞煎湯調服經驗方

久痢久瀉陳石榴皮酢者焙研細末每服二錢米飲下患二年或二三月百方不效者服之便止不可輕忽之也普濟方

小兒風癇大生石榴一枚割去頂剜空入全蠍五枚黃泥固濟煅存性為末每服半錢乳汁調下或防風湯下亦可聖濟錄

疼痛，澀腸。取汁點目，止淚下。權。煎服，下蚘蟲。藏器。止瀉痢，下血脱肛，崩中帶下。時珍。

【附方】舊六，新四。赤白痢下，腹痛，食不消化者。食療本草用醋榴皮炙黄爲末，棗肉或粟米飯和丸梧子大。每空腹米飲服三十丸，日三服，以知爲度。如寒滑，加附子、赤石脂各一倍。○肘後方用皮燒存性，爲末。每米飲服方寸匕，日三服，效乃止。

糞前有血，令人面黄。用酢石榴皮炙，研末。每服二錢，用茄子枝煎湯〔一〕服。孫真人方。

腸滑久痢。神妙無比方也。用石榴一個劈破，炭火簇燒存性，出火毒，爲末。每服一錢，别以酸石榴一瓣，水一盞，煎湯調服。經驗方。

久痢久瀉。陳石榴皮酢者，焙研細末。每服二錢，米飲下。患二三年或二三月，百方不效者，服之便止，不可輕忽之也。普濟方。

小兒風癇。大生石榴一枚，割去頂，剜空，入全蠍五枚，黄泥固濟，煅存性爲末。每服半錢，乳汁調下。或防風湯下亦可。聖濟録。

〔一〕湯：原作「揚」。今據證類卷二十三安石榴改。

卒病耳聾八九月間取石榴一个上作孔如毬子大內米醋令滿以原皮蓋之水和麪裹煨熟取起去蓋入少黑李子仙沼子末取水滴耳中勿動腦中若動勿驚如此三夜再作必通○案唐慎微本草收采此方云出孫真人而黑李子不知爲何物也其仙沼子即預知子

食榴損齒石榴黑皮炙黃研末棗肉和丸梧子大每日空腹三丸白湯下日二服 普濟

丁腫惡毒以針刺四畔用榴皮著瘡上以麪圍四畔灸之以痛爲度仍內榴末傅上急裹經宿連根自出也 肘后石一方

脚肚生瘡初起如粟搔之漸開黃水浸淫痒痛潰爛遂致迭脛而成痼疾用酸榴皮煎湯冷定日日掃之取愈 仆山醫李正宗

【酸榴東行根】【氣味】同皮

【主治】蚘蟲寸白 別錄 青者入染鬚用 權 治口齒病 頌 止澀瀉痢帶下功與皮同 時珍

【附方】舊一新二 金蠶蠱毒吮白礬味甘嚼黑豆不腥者即是中蠱也石榴根皮煎濃汁服即吐出活蠱无

卒病耳聾。八九月間，取石榴一個，上作孔如毬子大，内米醋令滿，以原皮蓋之，水和麪裹煨熟，取起去蓋，入少黑李子、仙沼子末，取水滴耳中勿動。腦中若痛[一]，勿驚。如此三夜。再作必通。○案唐慎微本草收采此方，云出孫真人，而黑李子不知爲何物也。其仙沼子即預知子。

食榴損齒。石榴黑皮炙黄研末，棗肉和丸梧子大。每日空腹三丸，白湯下，日二服。普濟。

丁腫惡毒。以針刺四畔，用榴皮着[二]瘡上，以麪圍四畔炙之，以痛爲度。仍内榴末傅上急裹，經宿連根自出也。肘後百一方。

脚肚生瘡。初起如粟，搔之漸開，黄水浸淫，痒痛潰爛，遂致遶脛而成痼疾。用酸榴皮煎湯冷定，日日掃之，取愈乃止。醫學正宗。

酸榴東行根。【氣味】同皮。【主治】蚘蟲、寸白。别録。青者入染鬚用。權。治口齒病。頌。止澀，瀉痢、帶下，功與皮同。時珍。

【附方】舊三，新二。金蠶蠱毒。吮白礬味甘，嚼黑豆不腥者，即是中蠱也。石榴根皮煎濃汁服，即吐出活蠱，無

〔一〕痛：原作「動」。今據證類卷二十三安石榴引孫真人「又方」改。
〔二〕着：原字缺損。今據證類卷二十三安石榴引百一方補正。

不愈者丹溪摘玄方

寸白蚘虫　酢石榴東引根一握洗剉用水三升煎取半盌五更溫服盡至明取下虫一大團永絕根本食粥補之　崔元亮海上方用酸榴皮煎水煮米作粥食之亦良

女子經閉　不通用酢榴根東生者一握炙乾水二大盞濃煎一盞空心服之未通再服　斗門

赤白下痢　方同上

榴花主治陰乾為末和鐵丹服一年變白髮如漆　藏器　○鐵丹飛鐵為丹也亦鐵粉之屬

千葉者治心熱吐血又研末吹鼻止衄血立效亦傅金瘡出血　蘇頌

附方　舊一新二

金瘡出血　榴花半斤石灰一升擣和陰乾每用少許傅之立止　崔元亮方

鼻出衄血　酢榴花二錢半黃蜀葵花一錢為末每服一錢水一盞煎服效乃止　聖濟錄

九竅出血　石榴花揉塞之取效葉亦可

橘　本經上品

校正　自木部移入此

不愈者。丹溪摘玄方。

寸白、蚘蟲。酢石榴東引根一握洗剉，用水三升，煎取半盌，五更温服盡，至明取下蟲一大團，永絶根本，食粥補之。崔元亮海上方用榴皮煎水，煮米作粥食之，亦良。

女子經閉不通。用酢榴根東生者一握炙乾，水二大盞，濃煎一盞，空心服之。未通再服。斗門。

赤白下痢。方同上。

榴花。【主治】陰乾爲末，和鐵丹服，一年變白髮如漆。藏器。○鐵丹，飛鐵爲丹也，亦鐵粉之屬。千[一]葉者，治心熱吐血。又研末吹鼻，止衄血立效。亦傅金瘡出血。蘇頌。

【附方】舊一，新二。金瘡出血。榴花半斤，石灰一升，擣和陰乾。每用少許傅之，立止。崔元亮方。

鼻出衄血。酢榴花二錢半，黄蜀葵花一錢，爲末。每服一錢，水一盞，煎服，效乃止。聖濟録。

九竅出血。石榴花揉塞之取效。葉亦可。

橘本經上品

【校正】【志曰】自木部移入此。

[一] 千：證類卷二十三安石榴作「百」。「千葉」、「百葉」均指重瓣，「千葉」多用。

釋名 時珍曰橘從矞音鷸諧聲也又云五色爲慶二色爲矞矞雲外赤內黃非煙非霧郁郁紛紛之象橘實外赤內黃剖之香霧紛郁有似乎矞雲橘之從矞又取此意也

集解 別錄曰橘柚生江南及山南山谷十月采 恭曰柚之皮厚味甘不似橘皮味辛苦其肉亦如橘有甘有酸酸者名胡甘今俗謂橙爲柚非矣案郭璞云柚似橙而實酢大于橘孔安國云小曰橘大曰柚皆爲柑也 頌曰橘柚今江浙荆襄湖嶺皆有之木高一二丈与枳無辨刺出莖間夏初生白花六七月成實至冬黃熟舊說小爲橘大爲柚今醫家乃用黃橘青橘不言柚豈青橘是柚之類乎 宗奭曰橘柚自是兩種本草云一名橘皮後人誤加柚字妄生分別且青橘黃橘治療尚殊況柚爲別種乎惟郭璞所言乃真識橘柚者若不如此分別誤以柚皮爲橘皮是貽無窮之患矣 時珍曰橘柚蘇恭所說甚是蘇頌不知青橘即橘之未黃者乃以爲柚誤矣夫橘柚柑三者相類而不同橘實小其瓣味微酢其皮薄而紅味辛而苦柑大于橘其瓣味甘其皮稍厚而黃味辛而甘柚大小皆如橙其瓣味酢其皮最厚而黃味甘而不甚辛如此分之即不誤矣案事類合壁云橘樹高丈許枝多生刺其葉兩頭尖綠色光面大寸餘長二寸許四月著小白花甚香結實至冬黃熟大者如盃包中有瓣瓣中有核也宋韓彥直著橘譜三卷甚詳其略云柑橘出蘇州台州西出荊州南出閩廣撫州皆不如溫州者爲上也柑品有八橘品十有四多是接成惟種成者氣味尤勝黃橘扁小而多香霧乃橘之

【釋名】【時珍曰】橘從矞，音鷸，諧聲也。又，雲五色爲慶，二色爲矞。矞雲外赤内黄，非煙非霧，郁郁紛紛之象。橘實外赤内黄，剖之香霧紛郁，有似乎矞雲。橘之從矞，又取此意也。

【集解】【别録曰】橘柚生江南及山南山谷，十月采。【恭曰】柚之皮厚味甘，不似橘皮味辛苦。其肉亦如橘，有甘有酸。酸者名胡柑。今俗謂橙爲柚，非矣。案郭璞云：柚似橙而實酢，大于橘。孔安國云：小曰橘，大曰柚，皆爲柑也。【頌曰】橘柚今江、浙、荆、襄、湖、嶺皆有之。木高一二丈，葉〔一〕與枳無辨，刺出莖間。夏初生白花，六七月成實，至冬黄熟。舊説小爲橘，大爲柚。今醫家乃用黄橘、青橘，不言柚。豈青橘是柚之類乎？【宗奭曰】橘、柚自是兩種。本草云：一名橘皮。後人誤加柚字，妄生分别。且青橘、黄橘治療尚殊，况柚爲别種乎？惟郭璞所言，乃真識橘、柚者。若不如此分别，誤以柚皮爲橘皮，是貽無窮之患矣。【時珍曰】橘、柚，蘇恭所説甚是。蘇頌不知青橘即橘之未黄者，乃以爲柚，誤矣。夫橘、柚、柑三者相類而不同。橘實小，其瓣味微酢，其皮薄而紅，味辛而苦。柑大于橘，其瓣味甘，其皮稍厚而黄，味辛而甘。柚大小皆如橙，其瓣味酢，其皮最厚而黄，味甘而不甚辛。如此分之，即不誤矣。案事類合璧云：橘樹高丈許，枝多生刺。其葉兩頭尖，緑色光面，大寸餘，長二寸許。四月著小白花，甚香。結實至冬黄熟，大者如盃，包中有瓣，瓣中有核也。宋韓彦直著橘録〔二〕三卷，甚詳。其略云：柑橘出蘇州、台州，西出荆州，南出閩、廣、撫州，皆不如温州者爲上也。柑品有八，橘品十有四，多是接成。惟種成者，氣味尤勝。黄橘扁小而多香霧，乃橘之

〔一〕葉：原脱。今據證類卷二十三橘柚補。
〔二〕録：原作「譜」。今據直齋書録解題卷十及今存韓彦直橘録原書改。

品也朱橘小而色赤如火綠色紺碧可愛不待霜後色味已佳隆冬采之生意如新乳橘狀似乳柑皮堅瓤多味絕酸芳塌橘狀大而扁外綠心紅瓣巨多液經春乃甘美包橘外薄內盈其脈瓣隔皮可數綿橘微小極軟美可愛而不多結沙橘細小甘美油橘皮似油飾中堅外黑乃橘之下品也早黃橘秋半已丹凍橘八月開花冬結春采穿心橘實大皮光而心虛可穿荔枝橘出橫陽膚理皺密如荔子也俗傳橘下埋鼠則結實加倍故物類相感志云橘見尸而實繁涅槃經云如橘見鼠其果實多周禮言橘踰淮而北變爲枳地氣然也餘見柑下

○橘實　氣味甘酸溫無毒　弘景曰食之多痰恐非益也原曰多食戀膈生痰滯肺氣○瑞曰同螃蟹食令人患軟癰　主治甘者潤肺酸者聚痰藏器止消渴開胃除胸中膈氣大明

發明　時珍曰橘皮下氣消痰其肉生痰聚飲表裏之異如此凡物皆然今人以蜜煎橘充果食甚佳亦可醬菹也

黃橘皮　釋名紅皮湯液陳皮食療○弘景曰橘皮療氣大勝以東橘爲好西江者不如須陳久者爲良好古曰橘皮以色紅日久者爲佳故曰紅皮陳皮去白者曰橘紅也

修治　斅曰凡使勿用柚皮皺子皮二件用不得凡修事須去白膜一重剉細以鯉魚皮裹一宿至明取用宗奭曰本

上品也。朱橘小而色赤如火。緑橘〔一〕紺碧可愛，不待霜後，色味已佳，隆冬采之，生意如新。乳橘狀似乳柑，皮堅穰多，味絶酸芳。塌橘狀大而扁，外緑心紅，瓣巨多液，經春乃甘美。包橘外薄内盈，其脉瓣隔皮可數。綿橘微小，極軟美可愛，而不多結。沙橘細小甘美。油橘皮似油飾，中堅外黑，乃橘之下品也。早黄橘秋半已丹。凍橘八月開花，冬結春采。穿心橘實大皮光而心虚可穿。荔枝橘出横陽，膚理皺密如荔子也。俗傳橘下埋鼠，則結實加倍。故物類相感志云：橘見尸而實繁。涅盤經云：如橘見鼠，其果實多。周禮言：橘踰淮而北〔二〕變爲枳，地氣然也。餘見柑下。

橘實。【氣味】甘、酸，温，無毒。【弘景曰】食之多痰，恐非益也。【原曰】多食戀膈生痰，滯肺氣。○【瑞曰】同螃蟹食，令人患軟癱。【主治】甘者潤肺，酸者聚痰。藏器。止消渴，開胃，除胸中膈氣。大明。

【發明】【時珍曰】橘皮下氣消痰，其肉生痰聚飲，表裏之異如此，凡物皆然。今人以蜜煎橘充果食甚佳，亦可醬菹也。

黄橘皮。【釋名】紅皮湯液、陳皮食療。○【弘景曰】橘皮療氣大勝。以東橘爲好，西江者不如。須陳久者爲良。【好古曰】橘皮以色紅日久者爲佳，故曰紅皮、陳皮。去白者曰橘紅也。

【修治】【斅曰】凡使勿用柚皮、皺子皮，二件用不得。凡〔三〕修事，須去白膜一重，剉細，以鯉魚皮裹一宿，至明取用。【宗奭曰】本

〔一〕橘：原作「色」。今據橘録卷中緑橘改。
〔二〕北：原作「白」。今據周禮冬官考工記改。
〔三〕凡：原作「几」。今據證類卷二十三橘柚引雷公改。

草橘柚作一條蓋傳誤也後世不知以柚皮爲橘皮是貽無
窮之患矣此乃六陳之一天下日用所須今人又多以乳柑
皮亂之不可不擇也柑皮不甚苦橘皮極苦至熟亦苦或以
皮之緊慢分別又因方土不同亦互有緊慢也時珍曰橘皮
紋細色紅而薄內多筋脉其味苦辛柑皮紋粗色黃而厚內
多白膜其味辛甘柚皮最厚而虛紋更粗色黃內多膜無筋
其味甘多辛少但以此別之即不差矣橘皮性溫柑柚皮性
冷不可不知今天下多以廣中來者爲勝江西者次之然亦
多以柑皮雜之柑皮猶可用柚皮則懸絕矣凡橘皮入和
中理胃藥則留白入下氣消痰藥則去白其說出於聖濟經
去白者以白湯入鹽洗潤透刮去筋
膜曬乾用亦有煮焙者各隨本方

氣味苦辛溫無毒【主治】胸中瘕熱逆氣利水穀久服去臭下
氣通神本經下氣止嘔欬治氣衝胸中吐逆霍亂療脾不能消
穀止泄除膀胱留熱停水五淋利小便去寸白蟲別錄清痰涎
治上氣欬嗽開胃主氣痢破癥瘕痃癖甄權療嘔噦反胃嘈雜
時吐清水痰痞痎瘧大腸閟塞婦人乳癰入食料解魚腥毒
時珍

草橘、柚作一條，蓋傳誤也。後世不知，以柚皮爲橘皮，是貽無窮之患矣。此乃六陳之一，天下日用所須。今人又多以乳柑皮亂之，不可不擇也。柑皮不甚苦，橘皮極苦，至熟亦苦。或以皮之緊慢分別，又因方土不同，亦互有緊慢也。【時珍曰】橘皮紋細色紅而薄，内多筋脉，其味苦辛。柑皮紋粗色黄而厚，内多白膜，其味辛甘。柚皮最厚而虚，紋更粗，色黄，内多膜無筋，其味甘多辛少。但以此别之，即不差矣。橘皮性温，柑、柚皮性冷，不可不知。今天下多以廣中來者爲勝，江西者次之。然亦多以柑皮〔一〕雜之。柑皮猶可用，柚皮則懸絶矣。凡橘皮入和中理胃藥則留白，入下氣消痰藥則去白，其説出於聖濟經。去白者，以白湯入鹽洗潤透，刮去筋膜，晒乾用。亦有煮焙者，各隨本方。

【氣味】苦、辛，温，無毒。【主治】胸中瘕熱逆氣，利水穀。久服去臭，下氣通神。本經。下氣，止嘔欬，治氣衝胸中，吐逆霍亂，療脾不能消穀，止洩，除膀胱留熱停水，五淋，利小便，去寸白蟲。别録。清痰涎，治上氣欬嗽，開胃，主氣痢，破癥瘕痃癖。甄權。療嘔噦，反胃，嘈雜，時吐清水，痰痞痎瘧，大腸閟塞，婦人乳癰。入食料，解魚腥毒。時珍。

〔一〕皮：此後原有一字闕。今從錢本删。

【發明】杲曰：橘皮氣薄味厚，陽中之陰也。可升可降，爲脾、肺二經氣分藥。留白則補脾胃，去白則理肺氣。同白朮則補脾胃，同甘草則補肺。獨用則瀉肺損脾。其体輕浮，一能導胸中寒邪，二破滯氣，三益脾胃。加青皮減半用之，去滯氣，推陳致新。但多用久服，能損元氣也。原曰：橘皮能散能瀉，能溫能補能和，化痰治嗽，順氣理中，調脾快膈，通五淋，療酒病，其功當在諸藥之上。時珍曰：橘皮，苦能泄能燥，辛能散，溫能和。其治百病，總是取其理氣燥濕之功。同補藥則補，同瀉藥則瀉，同升藥則升，同降藥則降。脾乃元氣之母，肺乃攝氣之籥，故橘皮爲二經氣分之藥，但隨所配而補瀉升降也。潔古張氏云：陳皮、枳殼利其氣而痰自下，蓋此義也。同杏仁治大腸氣閟，同桃仁治大腸血閟，皆取其通滯也。詳見杏仁下。按方勺泊宅編云：橘皮寬膈降氣，消痰飲，極有殊功。他藥貴新，惟此貴陳。外舅莫強中令豐城時得疾，凡食已輒胸滿不下，百方不效。偶家人合橘紅湯，因取嘗之，似相宜，連日飲之。一日忽覺胸中有物墜下，大驚目瞪，自汗如雨。須臾腹痛，下數塊如鐵彈子，臭不可聞。自此胸次廓然，其疾頓愈，蓋脾之冷積也。其方用橘皮去穰一斤，甘草、鹽花各四兩，水五盌，慢火煮乾，焙研爲末，白湯點服。名二賢散，治一切痰氣特驗。世醫徒知半夏、南星之屬，何足以語此哉？珍按：二賢散，丹溪變之爲潤下丸，用治痰氣有效。惟氣實人服之相宜，氣不足者不宜用之也。

【附方】舊七，新廿二。

潤下丸　治濕痰因火泛上，停滯胸膈，欬唾稠粘。陳橘皮半斤，入砂鍋內，下鹽五錢，化水淹過，

【發明】【杲曰】橘皮氣薄味厚，陽中之陰也。可升可降，爲脾、肺二〔一〕經氣分藥。留白則補脾胃，去白則理肺氣。同白朮則補脾胃，同甘草則補肺。獨用則瀉肺損脾。其體輕浮，一能導胸中寒邪，二破滯氣，三益脾胃。加青皮減半用之去滯氣，推陳致新。但多用久服，能損元氣也。【原曰】橘皮能散，能瀉，能温，能補，能和，化痰治嗽，順氣理中，調脾快膈，通五淋，療酒病，其功當在諸藥之上。【時珍曰】橘皮，苦能泄能燥，辛能散，温能和。其治百病，總是取其理氣燥濕之功。同補藥則補，同瀉藥則瀉，同升藥則升，同降藥則降。脾乃元氣之母，肺乃攝氣之籥，故橘皮爲二經氣分之藥，但隨所配而補瀉升降也。潔古張氏云陳皮、枳殼利其氣而痰自下，蓋此義也。同杏仁治大腸氣閟，同桃仁治大腸血閟，皆取其通滯也。詳見「杏仁」下。按方勺泊宅編云：橘皮寬膈降氣，消痰飲，極有殊功。他藥貴新，惟此貴陳。外舅莫强中令豐城時得疾，凡食已輒胸滿不下，百方不效。偶家人合橘紅湯，因取嘗之，似相宜，連日飲之。一日忽覺胸中有物墜下，大驚目瞪，自汗如雨。須臾腹痛，下數塊如鐵彈子，臭不可聞。自此胸次廓然，其疾頓愈，蓋脾之冷積也。其方：用橘皮去穰一斤，甘草、鹽花各四兩，水五椀，慢火煮乾，焙研爲末，白湯點服。名二賢散，治一切痰氣特驗。世醫徒知半夏、南星之屬，何足以語此哉？珍按：二賢散，丹溪變之爲潤下丸，用治痰氣有效。惟氣實人服之相宜，氣不足者不宜用之也。

【附方】舊七，新廿一。

潤下丸。治濕痰因火泛上，停滯胸膈，欬唾稠〔二〕粘。陳橘皮半斤，入砂鍋内，下鹽五錢，化水淹過

〔一〕二：原字缺筆似「一」。江西本、錢本均作「三」。張本作「二」，義長，今從改。
〔二〕稠：原作「糊」。江西本作「稠」，義長，今從改。

煑乾粉甘草二兩去皮蜜炙各取淨末蒸餅和丸梧桐子大每服百丸白湯下丹溪方

寬中丸 治脾氣不和冷氣客於中壅遏不通是爲脹滿用橘皮四兩白朮二兩爲末酒糊丸梧子大每食前木香湯下三十丸日三服是齋指迷方

橘皮湯 治男女傷寒并一切雜病嘔噦手足逆冷者用橘皮四兩生薑一兩水二升煎一升徐徐呷之即止仲景方

嘈雜吐水 真橘皮去白爲末五更安五分於掌心舐之即睡三日必效皮不真則不驗怪證奇方

霍亂吐瀉 不拘男女但有一點胃氣存者服之再生廣陳皮去白五錢真藿香五錢水二盞煎一盞時時溫服出百一選方○聖惠用陳橘皮末二錢湯點服不省者灌之仍燒磚沃醋布裹磚安心下熨之便活

反胃吐食 真橘皮以日照西壁土炒香爲末每服二錢生薑三片棗肉一枚水二鍾煎一鍾溫服直指方

卒然食噎 橘皮一兩湯浸去瓤焙爲末以水一大盞煎半盞熱服食醫心鏡

諸氣呃噫 橘皮二兩去瓤水一升煎五合頓服或加枳殼尤良孫尚藥方

療膈氣脹 陳皮三錢水煎熱服楊氏簡便方

卒然失聲 橘皮半兩水煎徐呷肘後方

經年氣嗽 橘皮神麴生薑焙乾等分爲末蒸餅和丸梧子大每服三五十丸食後夜卧各一服有人患此服之兼舊患膀胱氣皆愈也寇氏衍義

化食消痰 胸中熱氣用橘皮半兩微熬爲末水煎代茶細呷心鏡

下焦冷氣 乾陳橘皮一斤爲末蜜丸梧子大每服食前溫酒下三十丸食療本草

煮乾，粉甘草二兩，去皮蜜炙，各取净末，蒸餅和丸梧桐子大。每服百丸，白湯下。丹溪方。**寬中丸**。治脾氣不和，冷氣客於中，壅遏不通，是爲脹滿。用橘皮四兩，白术二兩，爲末，酒糊丸梧子大。每食前木香湯下三十丸，日三服。是齋〔一〕指迷方。**橘皮湯**。治男女傷寒并一切雜病嘔噦，手足逆冷者。用橘皮四兩，生薑一兩，水二升，煎一升，徐徐呷之即止。仲景方。**嘈雜吐水**。真橘皮去白爲末，五更安五分於掌心舐之，即睡，三日必效。皮不真則不驗。怪證奇方。**霍亂吐瀉**。不拘男女，但有一點胃氣存者，服之再生。廣陳皮去白五錢，真藿香五錢，水二盞，煎一盞，時時温服。出百一〔二〕選方。○聖惠用陳橘皮末二錢，湯點服。不省者灌之。仍燒磚沃醋，布裹磚，安心下熨之，便活。**反胃吐食**。真橘皮，以日照西壁土炒香爲末。每服二錢，生薑三片，棗肉一枚，水二鍾，煎一鍾，温服。直指方。**卒然食噎**。橘皮一兩，湯浸去穰，焙爲末。以水一大盞，煎半盞，熱服。食醫心鏡。**諸氣呃噫**。橘皮二兩去穰，水一升，煎五合，頓服。或加枳殼尤良。孫尚藥方。**痰膈氣脹**。陳皮三錢，水煎熱服。楊氏簡便方。**卒然失聲**。橘皮半兩，水煎徐呷。肘後方。**經年氣嗽**。橘皮、神麴、生薑焙乾等分，爲末，蒸餅和丸梧子大。每服三、五十丸，食後、夜卧各一服。有人患此服之，兼舊患膀胱氣皆愈也。寇氏衍義。**化食消痰**。胸中熱氣，用橘皮半兩微熬，爲末。水煎代茶，細呷。心鏡。**下焦冷氣**。乾陳橘皮一斤，爲末，蜜丸梧子大，每食前温酒下三十丸。食療本草。**脚**

〔一〕是齋：「齋」，原誤作「齊」。「是齋」非指迷方作者，參卷一引據古今醫家書目「是齋指迷方」注。此方見黎居士簡易方論卷八引指迷方。

〔二〕一：原闕一字。今據卷一引據古今醫家書目補。

氣衝心 或心下結硬，腹中虛冷。陳皮一斤，和杏仁五兩去皮尖熬，少加蜜擣和丸如梧桐子大。每日食前米飲下三十丸。食療

老人氣閟 方同上。濟生

大腸閟塞 陳皮連白，酒煮，焙研末。每溫酒服二錢，米飲下。普濟方

途中心痛 橘皮去白，煎湯飲之，甚良。談埜翁方

食魚蟹毒 方同上。肘后

風痰麻木 凡手及十指麻木，大風麻木，皆是濕痰死血。用橘紅一斤，逆流水五盌，煮爛去滓，再煮至一盌，頓服取吐，乃吐痰聖藥也。不吐，加瓜蒂末。摘玄方

脾寒諸瘧 不拘老少孕婦，只兩服便止。真橘皮去白切，生薑自然汁浸過一指，銀器內重湯煮乾，焙研末。每服三錢，用隔年青州棗十個，水一盞，煎半盞，發前服，以棗下之。適用方

小兒疳瘦 久服消食和氣，長肌肉。用陳橘皮一兩，黃連以米泔水浸一日，一兩半，研末，入麝三分，用豬膽盛藥，以漿水煮熟，取出，用粟米飲和丸綠豆大。每服一二十丸，米飲下。錢氏小兒方

產后尿閟 不通者。陳皮一兩，去白為末。每空心溫酒服二錢，一服即通。此張不愚方也。婦人良方

產后吹奶 陳皮一兩，甘草一錢，水煎服，即散。

婦人乳癰 未成者即散，已成者即潰，痛不可忍者即不疼，神驗不可云喻也。用真陳橘皮，湯浸去白，晒，麪炒微黃，為末。每服二錢，射香調酒下。初發者一服見效。名橘香散。張氏方

聤耳出汁 陳皮燒研一錢，射香少許，為末日摻，名立效散。

魚骨鯁咽 橘皮常含，咽汁即下。聖惠方

嵌甲作痛 不能行履者。濃煎陳皮湯

氣衝心，或心下結硬，腹中虛冷。陳皮一斤，和杏仁五兩去皮尖熬，少加蜜擣和丸如梧桐子大，每日食前米飲下三十丸。食療。老人氣閟。方同上。濟生。大腸閟塞。陳皮連白，酒煮焙，研末，每温酒服二錢。一方〔一〕米飲下。普濟。途中心痛。橘皮去白，煎湯飲之，甚良。談埜翁方。食魚蟹毒。方同上。肘後。風痰麻木。凡手及十指麻木，大風麻木，皆是濕痰死血。用橘紅一斤，逆流水五盌，煮爛去渣，再煮至一盌，頓服取吐，乃吐痰聖藥也。不吐，加瓜蒂末。摘玄方。脾寒諸瘧。不拘老少孕婦，只兩服便止。真橘皮去白切，生薑自然汁浸過一指，銀器内重湯煮乾，焙，研末。每服三錢，用隔年青州棗十個，水一盞，煎半盞，發前服，以棗下之。適用方。小兒疳瘦。久服消食和氣，長肌肉。用陳橘皮一兩，黃連以米泔水浸一日，一兩半，研末，入麝三分，用豬膽盛藥，以漿水煮熟取出，用粟米飯和丸緑豆大。每服一二十丸，米飲下。錢氏小兒方。産後尿閟不通者。陳皮一兩去白，爲末，每空心温酒服二錢，一服即通。此張不愚方也。婦人良方。産後吹奶。陳皮一兩，甘草一錢，水煎服，即散。婦人乳癰。未成者即散，已成者即潰，痛不可忍者即不疼，神驗不可云喻也。用真陳橘皮湯浸去白，晒，麪炒微黃，爲末。每服二錢，麝香調酒下。初發者一服見效。名橘香散。張氏方。聤耳出汁。陳皮燒研一錢，麝香少許，爲末日摻。名立效散。魚骨鯁咽。橘皮常含，咽汁即下。聖惠方。嵌甲作痛，不能行履者。濃煎陳皮湯

〔一〕一方：原脱，今據普濟方卷三十九大便秘澀不通補。

浸良久手內自離輕手剪去以虎骨末傅之即安。醫林集要

青橘皮【修治】時珍曰：青橘皮乃橘之未黃而青色者，薄而光，其氣芳烈。今人多以小柑、小柚、小橙僞爲之，不可不慎辨之。入藥以湯浸去瓤，切片醋拌，瓦炒過用。

【氣味】苦，辛，温，無毒。【主治】氣滯，下食，破積結及膈氣。頌。破堅癖，散滯氣，去下焦諸濕，治左脇肝經積氣。元素。治胸膈氣逆，脇痛，小腹疝痛，消乳腫，疏肝膽，瀉肺氣。時珍

【發明】元素曰：青橘皮氣味俱厚，沈而降，陰也。入厥陰、少陽經，治肝膽之病。杲曰：青皮乃足厥陰引經之藥，能引食入太陰之倉。破滯削堅，皆治在下之病。有滯氣則破滯氣，無滯氣則損真氣。好古曰：陳皮治高，青皮治低，與枳殼治胸膈、枳實治心下同意。震亨曰：青皮乃肝膽二經氣分藥，故人多怒有滯氣，脇下有鬱積，或小腹疝疼，用之以疏通二經，行其氣也。若二經實者，當先補而后用之。又云：疏肝氣加青皮，炒黑則入血分也。時珍曰：青橘皮古無用者，至宋時醫家始用之。其色青氣烈，味苦而辛，治之以醋，所謂肝欲散，急食辛以散之，以酸泄之，以苦降之也。陳皮浮而升，入脾肺氣分；青皮沈而降，入肝膽氣分。一體二用，物理自然也。小兒消積，多用青皮，最能發汗，有汗者不可用，此說出楊仁齋直指方，人罕知

浸良久，甲肉自離，輕手剪去，以虎骨末傅之即安。醫林集要。

青橘皮。

【修治】【時珍曰】青橘皮乃橘之未黄而青色者，薄而光，其氣芳烈。今人多以小柑、小柚、小橙僞爲之，不可不慎辨之。入藥以湯浸去穰，切片醋拌，瓦炒過用。

【氣味】苦、辛，温，無毒。【主治】氣滯，下食，破積結及膈氣。頌。破堅癖，散滯氣，去下焦諸濕，治左脇肝經積氣。元素。治胸膈氣逆，脇痛，小腹疝痛，消乳腫，疏肝膽，瀉肺氣。時珍。

【發明】【元素曰】青橘皮氣味俱厚，沈而降，陰也。入厥陰、少陽經，治肝膽之病。【杲曰】青皮乃足厥陰引經之藥，能引食入太陰之倉。破滯削堅，皆治在下之病。有滯氣則破滯氣，無滯氣則損真氣。【好古曰】陳皮治高，青皮治低，與枳殼治胸膈，枳實治心下同意。【震亨曰】青皮乃肝膽二經氣分藥，故人多怒有滯氣，脇下有鬱積，或小腹疝疼，用之以疏通二經，行其氣也。若二經實〔一〕者，當先補而後用之。又云：疏肝氣加青皮，炒黑則入血分也。【時珍曰】青橘皮古無用者，至宋時醫家始用之。其色青氣烈，味苦而辛，治之以醋，所謂肝欲散，急食辛以散之，以酸泄之，以苦降之也。陳皮浮而升，入脾、肺氣分。青皮沈而降，入肝、膽氣分。一體二用，物理自然也。小兒消積多用青皮，最能發汗，有汗者不可用。此説出楊仁齋直指方，人罕知

〔一〕實：核朱震亨著作未見此言。明梅得春藥性會元卷中青皮作「不足」，録之備參。

之。嘉謨曰：久瘧熱甚，必結癖塊，宜多服清脾湯。內有青皮疏利肝邪，則癖自不結也。

附方舊二，新七。

快膈湯：治冷膈氣及酒食后飽滿。用青橘皮一斤，作四分：四兩用鹽湯浸，四兩用白沸湯浸，四兩用醋浸，四兩用酒浸。各三日取出，去白切絲，以鹽一兩炒微焦，研末。每用二錢，以茶末五分，水煎溫服。亦可點服。

理脾快氣：青橘皮一斤，日乾焙研末，甘草末一兩，檀香末半兩，和勻收之。每用一二錢，入鹽少許，白湯點服。

法制青皮：常服安神調氣，消食解酒益胃，不拘老人小兒。宋仁宗每食後咀數片，乃邢和璞真人所獻，名萬年草，劉跂改名延年草，仁宗以賜呂丞相。用青皮一斤浸去苦味，去瓤煉淨，白鹽花五兩，炙甘草六兩，舶茴香四兩，甜水一斗煮之。不住攪，勿令著底。候水盡，慢火焙乾，勿令焦。去甘草、茴香，只取青皮密收用。王氏易簡方。

瘧疾寒熱：青皮一兩燒存性，研末。發前溫服一錢，臨時再服。聖惠方。

傷寒呃逆：聲聞四鄰。四花青皮全者，研末。每服二錢，白湯下。醫林集要。

產后氣逆：青橘皮為末，葱白、童子小便煎二錢服。經驗後方。

婦人乳嵒：因久積憂鬱，乳房內有核如指頭，不痛不痒，五七年成癰，名乳嵒，不可治也。用青皮四錢，水一盞半，煎一盞，徐徐服之，日一服。或用酒服。丹溪方。

脣燥生瘡：青皮燒研，豬脂調塗。

聤耳出汁：青皮燒研末，綿包塞之。

○橘瓤上筋膜【主治】口渴吐酒，炒熟煎湯飲，甚效。大明之。【嘉謨曰】久瘧熱甚，必結癖塊，宜多服清脾湯。内有青皮疏利肝邪，則癖自不結也。

【附方】舊二，新七。快膈湯。治冷膈氣及酒食後飽滿。用青橘皮一斤作四分，四兩用鹽湯浸，四兩用白沸湯〔一〕浸，四兩用醋浸，四兩用酒浸，各三日取出，去白切絲，以鹽一兩炒微焦，研末。每用二錢，以茶末五分，水煎温服。亦可點服。理脾快氣。青橘皮一斤日乾焙研末，甘草末一兩，檀香末半兩，和匀收之。每用一二錢，入鹽少許，白湯點服。法制青皮。常服安神調氣，消食解酒益胃，不拘老人小兒。宋仁宗每食後咀數片，乃邢和璞真人所獻，名萬〔二〕年草。劉跂改名延年草，仁宗以賜呂丞相。用青皮一斤浸去苦味，去穰，煉净白鹽花五兩，炙甘草六兩，舶茴香四兩，甜水一斗煮之。不住攪，勿令著底。候水盡，慢火焙乾，勿令焦。去甘草、茴香，只取青皮密收用。王氏易簡方。瘧疾寒熱。青皮一兩燒存性，研末。發前温酒服一錢，臨時再服。聖惠方。傷寒呃逆，聲聞〔三〕四鄰。四花青皮全者，研末。每服二錢，白湯下。醫林集要。産後氣逆。青橘皮爲末，葱白、童子小便煎二錢服。經驗後方。婦人乳嵓。因久積憂鬱，乳房内有核如指頭，不痛不痒，五七年成癰，名乳嵓，不可治也。用青皮四錢，水一盞半，煎一盞，徐徐服之，日一服。或用酒服。丹溪方。聤耳出汁。青皮燒，研末，綿包塞之。唇燥生瘡。青皮燒研，豬脂調塗。

橘穰上筋膜。【主治】口渴、吐酒，炒熟煎湯飲，甚效。大明。

〔一〕白沸湯：「白湯」與「白沸湯」同義。疑原作「百沸湯」，刻版時缺首筆。
〔二〕萬：原作「方」。今據普濟方卷二十二兼理脾胃改。
〔三〕聞：原作「問」。今據醫林類證集要卷八傷寒藥改。

橘核【修治】(時珍曰凡用須以新瓦焙香去殻取仁研碎入藥)【氣味】苦平無毒【主治】腎疰腰痛膀胱氣痛腎冷炒研每溫酒服一錢或酒煎服之(大明)治酒齄風鼻赤炒研每服一錢胡桃肉一個擂酒服以知為度(宗奭)小腸疝氣及陰核腫痛炒研五錢老酒煎服或酒糊丸服甚效(時珍)

【發明】(時珍曰橘核入足厥陰與青皮同功故治腰痛㿉疝在下之病不獨取象於核也和劑局方治諸疝痛及內㿉卵腫偏墜或硬如石或腫至潰有橘核丸用之有効品味頗多詳見本方)

【附方】新一

腰痛(橘核杜仲各二兩炒研末每服二錢鹽酒下 簡便方)

葉【氣味】苦平無毒【主治】導胸膈逆氣入厥陰行肝氣消腫散毒乳癰脇痛用之行經(震亨)

【附方】新一

肺癰(綠橘葉洗擣絞汁一盞服之吐出膿血即愈 經驗良方)

柑(宋開寶)

橘核。【修治】【時珍曰】凡用須以新瓦焙香，去殼取仁，研碎入藥。【氣味】苦，平，無毒。【主治】腎疰腰痛，膀胱氣痛，腎冷。炒研，每温酒服一錢，或酒煎服之。大明。治酒齄風鼻赤，炒研，每服一錢，胡桃肉一個，擂酒服，以知爲度。宗奭。小腸疝氣及陰核腫痛，炒研五錢，老酒煎服，或酒糊丸服，甚效。時珍。

【發明】【時珍曰】橘核入足厥陰，與青皮同功，故治腰痛㿗疝在下之病，不獨取象于核也。和劑局方治諸疝痛及内㿗，卵腫偏墜，或硬如石，或腫至潰，有橘核丸，用之有效。品味頗多，詳見本方。

【附方】新一。腰痛。橘核、杜仲各二兩炒，研末。每服二錢，鹽酒下。簡便方。

葉。【氣味】苦，平，無毒。【主治】導胸膈逆氣，入厥陰，行肝氣，消腫散毒，乳癰脇痛，用之行經。震亨。

【附方】新一。肺癰。绿橘葉洗，擣絞汁一盞，服之。吐出膿血即愈。經驗良方。

柑 宋開寶

【釋名】木奴（志曰柑未經霜時猶酸霜后甚甜故名柑子時珍曰漢李衡種柑于武陵洲上號為木奴焉）

【集解】頌曰乳柑出西戎者佳志曰柑生嶺南及江南樹似橘實亦似橘而圓大皮色生青熟黃惟乳柑皮入藥山柑皮療咽痛餘皆不堪用又有沙柑青柑躰性相類藏器曰柑有朱柑黃柑乳柑石柑沙柑橘有朱橘乳橘塌橘山橘黃淡子此輩皮皆去氣調中實俱堪食就中以乳柑為上也時珍曰柑南方果也而閩廣溫台蘇撫荊州為盛川蜀雖有不及之其樹無異于橘但刺少耳柑皮比橘色黃而稍厚理稍粗而味不苦橘可久留柑易腐敗柑樹畏冰雪橘樹略可此柑橘之異也柑橘皮今人多混用不可不辨詳見橘下韓彥直橘譜云乳柑出溫州諸邑惟泥山者為最以其味似乳酪故名彼人呼為真柑似以他柑為假矣其木婆娑其葉纖長其花香韻其實圓正膚理如澤蠟其大六七寸其皮薄而味珍脈不黏瓣食不留滓一顆僅二三核亦有全無者擘之香霧噀人為柑中絕品也生枝柑形不圓色青膚粗味帶微酸留之枝間可耐久也俟味變甘乃帶葉折故名海紅柑樹小而顆極大有圍及尺者皮厚色紅可久藏今獅頭柑亦是其類也洞庭柑種出洞庭山皮細味美其熟最早也甜柑類洞庭而大每顆必八瓣不待霜而黃也木柑類洞庭膚粗頑瓣大而少液故謂之木也朱柑類洞庭而大色絕嫣紅其味酸人不重之饅頭柑近蒂起如饅頭尖味香美也

【氣味】甘大寒無毒（頌曰冷志曰多食令人肺冷生痰脾冷發痼癖大腸瀉利發陰汗）

【釋名】木奴。【志曰】柑未經霜時猶酸，霜後甚甜，故名柑子。【時珍曰】漢李衡種柑于武陵洲上，號爲木奴焉。

【集解】【炳〔一〕曰】乳柑出西戎者佳。【志曰】柑生嶺南及江南。樹似橘，實亦似橘而圓大，皮色生青熟黄。惟乳柑皮入藥，山柑皮療咽痛，餘皆不堪用。又有沙柑、青柑，體性相類。【藏器曰】柑有朱柑、黄柑、乳柑、石柑、沙柑。橘有朱橘、乳橘、塌橘、山橘、黄淡子。此輩皮皆去氣調中，實俱堪食，就中以乳柑爲上也。【時珍曰】柑，南方果也，而閩、廣、温、台、蘇、撫、荆州爲盛，川蜀雖有不及之。其樹無異于橘，但刺少耳。柑皮比橘色黄而稍厚，理稍粗而味不苦。橘可久留，柑易腐敗。柑樹畏冰雪，橘樹略可。此柑、橘之異也。柑、橘皮今人多混用，不可不辨，詳見橘下。案韓彦直橘録〔二〕云：乳柑出温州諸邑，惟泥山者爲最，以其味似乳酪故名。彼人呼爲真柑，似以佗柑爲假矣。其木婆娑，其葉纖長，其花香韻，其實圓正，膚理如澤蠟，其大六七寸，其皮薄而味珍，脉不粘瓣，實不留滓，一顆僅二三核，亦有全無者，擘之香霧噀人，爲柑中絶品也。生枝柑，形不圓，色青膚粗，味帶微酸，留之枝間，可耐久也，俟味變甘，乃帶葉折，故名。海紅柑，樹小而顆極大，有圍及尺者，皮厚色紅，可久藏，今獅頭柑亦是其類也。洞庭柑，種出洞庭山，皮細味美，其熟最早也。甜柑，類洞庭而大，每顆必八瓣，不待霜而黄也。木柑，類洞庭，膚粗頑，瓣大而少液，故謂之木也。朱柑，類洞庭而大，色絶嫣紅，其味酸，人不重之。饅頭柑，近蒂起如饅頭尖，味香美也。

【氣味】甘，大寒，無毒。【頌曰】冷。【志曰】多食令人肺冷生痰，脾冷發痼癖，大腸瀉利，發陰汗。

〔一〕炳：原作「頌」。今據證類卷二十三乳柑子引「蕭炳」改。
〔二〕録：原作「譜」。今據直齋書録解題卷十及今存韓彦直橘録原書改。

主治利腸胃中熱毒解丹石止暴渴利小便開寶

附方新二 難産柑橘瓤陰乾燒存性研末溫酒服二錢集効

皮 氣味辛甘寒無毒時珍曰橘皮苦辛溫柑皮辛甘寒外形雖似而氣味不同詵曰多食令肺燥

主治下氣調中藏器 解酒毒及酒渴去白焙研末點湯入鹽飲之大明 治産後肌浮為末酒服雷斆 傷寒飲食勞復者濃煎汁服時珍 山柑皮治咽喉痛效開寶

核 主治作塗面藥蘇頌

葉 主治聤耳流水或膿血取嫩頭七个入水數滴杵取汁滴之即愈蔡氏

橙宋開寶

釋名 金毬 鵠殼時珍曰案陸佃埤雅云橙柚屬也可登而成之故字從登又諧声也

集解志曰橙樹似橘而葉大其形圓大于橘而香皮厚而皺八月熟時珍曰橙産南土其實似柚而香葉有兩刻缺

【主治】利腸胃中熱毒，解丹石，止暴渴，利小便。開寶。

【附方】新一〔一〕。難産。柑橘穰陰乾，燒存性，研末，温酒服二錢。集效。

皮。【氣味】辛，甘，寒，無毒。【時珍曰】橘皮苦辛温，柑皮辛甘寒。外形雖似而氣味不同。【詵曰】多食令肺燥。

【主治】下氣調中。藏器。解酒毒及酒渴，去白，焙，研末，點湯入鹽飲之。大明。治産後肌浮，爲末酒服。藏器〔二〕。傷寒飲食勞復者，濃煎汁服。時珍。山柑皮：治咽喉痛效。開寶。

核。【主治】作塗面藥。蘇頌。

葉。【主治】聤耳流水或膿血。取嫩頭七個，入水數滴，杵取汁滴之，即愈。藺氏。

橙宋開寶

【釋名】金毬、鵠殼。【時珍曰】案陸佃埤雅云：橙，柚屬也。可登而成之，故字從登。又諧聲也。

【集解】【志曰】橙，樹似橘而葉大，其形圓，大于橘而香，皮厚而皺，八月熟。【時珍曰】橙産南土，其實似柚而香，葉有兩刻缺

〔一〕一：原作「二」。今從江西本改，與方劑實數合。
〔二〕藏器：原作「雷斆」。今據證類卷二十三乳柑子引「陳藏器」改。

如兩良亦有一種氣臭者柚乃柑屬之大者早黃難留橙乃橘屬之大者晚熟耐久皆有大小二種案事類合璧云橙樹高枝葉不甚類橘亦有刺其實大者如盌頗似朱欒經霜早熟色黃皮厚蹙衄如沸香氣馥郁其皮可以熏衣可以芼鮮可以和葅醢可以為醬虀可以蜜煎可以糖製為橙丁可以蜜制為橙膏嗅之則香食之則美誠佳果也宗奭曰橙皮今止以為果或合湯待賓未見入藥宿酒未解者食之速醒

【氣味】酸寒無毒士良曰暖多食傷肝氣發虛熱與檳肉同食發頭旋惡心時珍曰檳乃水獺之屬也宋家本草皆作檳榔誤矣【主治】洗去酸汁切和鹽蜜煎成貯食止惡心能去胃中浮風惡氣開寶　行風氣療癭氣發瘰癧殺魚蟹毒士良

【皮】【氣味】苦辛溫無毒【主治】作醬醋香美散腸胃惡氣消食下氣去胃中浮風氣開寶　和鹽貯食止惡心解酒病孟詵　糖作橙丁甘美消痰下氣利膈寬中解酒時珍

【附方】新三

香橙湯寬中快氣消酒用橙皮二斤切片生薑五兩切焙擂爛入炙甘草末一兩檀香末半兩和作小餅每嚼一餅沸湯入鹽送下奇效良方

痔瘡腫痛隔年風乾橙子桶內燒煙熏之神效醫方摘要

如兩段，亦有一種氣臭者。柚乃柑屬之大者，早黄難留。橙乃橘屬之大者，晚熟耐久。皆有大小二種。案事類合璧云：橙樹高枝，葉不甚類橘，亦有刺。其實大者如盌，頗似朱欒，經霜早熟，色黄皮厚，蹙衄如沸，香氣馥郁。其皮可以熏衣，可以芼鮮，可以和葅醢，可以爲醬虀，可以蜜煎，可以糖製爲橙丁，可以蜜制爲橙膏。嗅之則香，食之則美，誠佳果也。【宗奭曰】橙皮今止以爲果，或合湯待賓，未見入藥。宿酒未解者，食之速醒。

【氣味】酸，寒，無毒。【士良曰】暖。多食傷肝氣，發虚熱。與獱肉同食，發頭旋惡心。【時珍曰】獱乃水獺之屬也。諸〔一〕家本草皆作檳榔，誤矣。【主治】洗去酸汁，切和鹽、蜜，煎成貯食，止惡心，能去胃中浮風惡氣。開寶。行風氣，療癭氣，發瘰癧，殺魚、蟹毒。士良。

皮。【氣味】苦、辛，温，無毒。【主治】作醬、醋香美，散腸胃惡氣，消食下氣，去胃中浮風氣。開寶。和鹽貯食，止惡心，解酒病。孟詵。糖作橙丁，甘美，消痰下氣，利膈寬中，解酒。時珍。

【附方】新二。香橙湯。寬中快氣，消酒。用橙皮二斤切片，生薑五兩切焙擂爛，入炙甘草末一兩，檀香末半兩，和作小餅。每嚼一餅，沸湯入鹽送下。奇效良方。痔瘡腫痛。隔年風乾橙子，桶内燒煙熏之，神效。醫方摘要。

〔一〕諸：原字缺損。今從江西本補正。

核【主治】面䵟粉刺，濕研，夜夜塗之。時珍

【附方】新一。閃挫腰痛：橙子核炒研，酒服三錢，即愈。攝生方

柚音又。日華

【釋名】櫾与柚同。條爾雅。壺柑唐本。臭橙食性。朱欒時珍曰：柚色油然，其狀如卣，故名。壺亦象形。今人呼其黃而小者為蜜筩，正此意也。其大者謂之朱欒，亦取團欒之象。最大者謂之香欒。爾雅謂之櫠，音廢，又曰椵，音賈。廣雅謂之鐳柚，鐳亦壺也。桂海志謂之臭柚，皆一物，但以大小古今方言稱呼不同耳。

【集解】恭曰：柚皮厚味甘，不似橘皮薄味辛而苦。其肉亦如橘，有甘有酸，酸者名壺柑。今俗人謂橙為柚，非矣。案呂氏春秋云：果之美者，江浦之橘，雲夢之柚。郭璞云：柚出江南，似橙而實酢，大如橘。禹貢云：揚州厥包橘柚。孔安國云：小曰橘，大曰柚，皆為柑也。頌曰：閩中、嶺外、江南皆有柚，比橘黃白色而大。襄、唐間柚，色青黃而實小，其味酢，皮厚，不堪入藥。時珍曰：柚，樹、葉皆似橙。其實有大、小二種：小者如柑如橙；大者如瓜如升，有圍及尺餘者，亦橙之類也。今人呼為朱欒，形色圓正，都類柑、橙。但皮厚而粗，其味甘，其氣臭，其瓣堅而酸惡不可食，其花甚香。南人種其核，長成以接柑、橘，云甚良也。蓋橙乃橘屬，故其皮皺厚而香，味苦而辛；柚乃柑屬，故其皮粗厚而臭，味甘而辛。如此分柚与橙、橘自明矣。郭璞云：櫾，大柚

核。【主治】面䵟粉刺，濕研，夜夜塗之。時珍。

【附方】新一。閃挫腰痛。橙子核炒研，酒服三錢即愈。攝生方。

柚音又○日華

【釋名】櫾與柚同、條爾雅、壺柑唐本、臭橙食性、朱欒。【時珍曰】柚色油然，其狀如卣，故名。壺亦象形。今人呼其黄而小者爲蜜筩，正此意也。其大者謂之朱欒，亦取團欒之象。最大者謂之香欒。爾雅謂之櫠，音廢；又曰椵，音賈。廣雅謂之鐳柚，鐳亦壺也。桂海志謂之臭柚，皆一物。但以大小、古今方言稱呼不同耳。

【集解】【恭曰】柚皮厚，味甘。不似橘皮薄，味辛而苦。其肉亦如橘，有甘有酸，酸者名壺柑。今俗人謂橙爲柚，非矣。案吕氏春秋云：果之美者，江浦之橘，雲夢之柚。郭璞云：柚出江南，似橙而實酢，大如橘。禹貢云：揚州厥包橘、柚。孔安國云：小曰橘，大曰柚，皆爲柑也。【頌曰】閩中、嶺外、江南皆有柚，比橘黄白色而大。襄、唐間柚，色青黄而實小，其味皆酢。皮厚，不堪入藥。【時珍曰】柚樹、葉皆似橙。其實有大、小二種：小者如柑如橙；大者如瓜如升。有圍及尺餘者，亦橙之類也。今人呼爲朱欒，形色圓正，都類柑、橙。但皮厚而粗，其味甘。其氣臭，其瓣堅而酸惡不可食，其花甚香。南人種其核，長成以接柑、橘，云甚良也。蓋橙乃橘屬，故其皮皺厚而香，味苦而辛；柚乃柑屬，故其皮粗厚而臭，味甘而辛。如此分柚與橙、橘自明矣。郭璞云：櫠，大柚也實大如盂皮厚二三寸子似枳食之少味范成大云廣南臭柚大如瓜可食其皮甚厚染墨打碑可代氈刷且不損帋也列子云吳越之間有木焉其名為櫾碧樹而冬青實丹而味酸食其皮汁已憤厥之疾渡淮而北化而為枳此言地氣之不同如此

氣味酸寒無毒主治消食解酒毒治飲酒人口氣去腸胃中惡氣療妊婦不思食口淡大明

皮氣味甘辛平無毒正誤時珍曰案沈括筆談云本草言橘皮苦柚皮甘誤矣柚皮極苦不可入口甘者乃橙也此說似與今柚不同乃沈氏自誤也不可為據主治下氣宜食不入藥弘景消食快膈散憤懣之氣化痰時珍

附方新一痰氣欬嗽用香欒去核切砂缾內浸酒封固一夜煮爛蜜拌勻時時含咽

葉主治頭風痛同葱白擣貼太陽穴時珍

花主治蒸麻油作香澤面脂長髮潤燥時珍

枸櫞音矩員○宋圖經

校正原附荳蔻下今分出

也。實大如盂〔一〕，皮厚二三寸，子似枳，食之少味。范成大云：廣南臭柚大如瓜，可食，其皮甚厚，染墨打碑，可代氈刷，且不損紙也。列子云：吳越之間有木焉，其名爲櫾。碧樹而冬青，實丹而味酸。食其皮汁，已憤厥之疾。渡淮而北，化而爲枳。此言地氣之不同如此。

【氣味】酸，寒，無毒。

【主治】消食，解酒毒，治飲酒人口氣，去腸胃中惡氣，療妊婦不思食，口淡。大明。

皮。【氣味】甘、辛，平，無毒。【正誤】【時珍曰】案沈括筆談云：本草言橘皮苦，柚皮甘，誤矣。柚皮極苦，不可入口，甘者乃橙也。此説似與今柚不同，乃沈氏自誤也。不可爲據。【主治】下氣。宜食，不入藥。弘景。消食快膈，散憤懣之氣，化痰。時珍。

【附方】新一。痰氣欬嗽。用香欒去核切，砂瓶内浸酒，封固一夜，煮爛，蜜拌勻，時時含咽。

葉。【主治】頭風痛，同葱白擣，貼太陽穴。時珍。

花。【主治】蒸麻油作香澤面脂，長髮潤燥。時珍。

枸櫞音矩員○宋圖經 【校正】原附豆蔻下，今分出。

〔一〕盂：原字缺損。今據爾雅注疏卷九釋木補正。

【釋名】香櫞（圖經）俗作佛手柑（時珍曰義未詳 佛手取象也）

【集解】（藏器曰枸櫞生嶺南柑橘之屬也其葉大其實大如盞味辛酸 頌曰今閩廣江西皆有之彼人呼為香櫞子形）長如小瓜狀其皮若橙而光澤可愛肉甚厚白如蘿蔔而鬆虛雖味短而香芬大勝置衣笥中則數日香不歇寄至北方人甚貴重古作五和糝用之（時珍曰）枸櫞產閩廣間木似朱欒而葉尖長枝間有刺植之近水乃生其實狀如人手有指俗呼為佛手柑有長一尺四五寸者皮如橙柚而厚皺而光澤其色如瓜生綠熟黃其核細其味不甚佳而清香襲人南人雕鏤花鳥作蜜煎果食置之几案可供玩賞若安芋片于蒂而以濕紙圍護經久不癟或擣蒜罨其蒂上則香更充溢異物志云浸汁浣葛紵勝似酸漿也

皮瓤【氣味】辛酸無毒（弘景曰性溫 恭曰性冷陶說誤矣 藏器曰性溫不冷）【主治】下氣除心頭痰水（藏器）煮酒飲治痰氣欬嗽煎湯治心下氣痛（時珍）

根葉【主治】同皮（橘譜）

金橘（綱目）

【釋名】金柑（橘譜）盧橘（漢書）夏橘（廣州志）山橘（北戶錄）給客橙（魏王花木志）○時珍

【釋名】香櫞俗作圓、佛手柑。【時珍曰】義未詳。佛手，取象也。

【集解】【藏器曰】枸櫞生嶺南，柑、橘之屬也。其葉大，其實大如盞，味辛酸。【頌曰】今閩、廣、江西皆有之，彼人呼爲香櫞子。形長如小瓜狀，其皮若橙而光澤可愛，肉甚厚，白如蘿蔔而鬆虚。雖味短而香芬大勝，置衣笥中，則數日香不歇。寄至北方，人甚貴重。古作五和糝用之。【時珍曰】枸櫞産閩、廣間。木似朱欒而葉尖長，枝間有刺。植之近水乃生。其實狀如人手，有指，俗呼爲佛手柑。有長一尺四五寸者。皮如橙、柚而厚〔一〕，皺而光澤。其色如瓜，生緑熟黄。其核細。其味不甚佳而清香襲人。南人彫鏤花鳥，作蜜煎果食。置之几案，可供玩賞。若安芋片于蒂而以濕紙圍護，經久不癟。或擣蒜罨其蒂上，則香更充溢。異物志云：浸汁浣葛紵，勝似酸漿也。

皮瓤。【氣味】辛、酸，無毒。【弘景曰】性温。【恭曰】性冷。陶説誤矣。【藏器曰】性温不冷。【主治】下氣，除心頭痰水。藏器。煮酒飲，治痰氣欬嗽。煎湯，治心下氣痛。時珍。

根、葉。【主治】同皮。橘録。

金橘綱目

【釋名】金柑橘録〔二〕、盧橘漢書、夏橘廣州志、山橘北户録、給客橙魏王花木志。○【時珍

〔一〕厚：原作「原」。今從江西本改。

〔二〕録：原作「普」。今據直齋書録解題卷十及今存韓彦直橘録原書改。

【曰】此橘生時青盧色，黃熟則如金，故有金橘、盧橘之名。盧，黑色也。或云盧，酒器之名，其形肖之故也。註文選者以枇杷爲盧橘，誤矣。案司馬相如上林賦云：盧橘夏熟，枇杷橪柿。以二物並列，則非一物明矣。此橘夏冬相繼，故云夏熟，而裴淵廣州志謂之夏橘，給客橙名其芳香如橙，可供給客也。

【集解】時珍曰：金橘生吳粵、江浙、川廣間。或言出營道者爲冠，而江浙者皮甘肉酸，次之。其樹似橘，不甚高大。五月開白花結實，秋冬黃熟，大者徑寸，小者如指頭，形長而皮堅，肌理細瑩，生則深綠色，熟乃黃如金，其味酸甘而芳香可愛，糖造蜜煎皆佳。案魏王花木志云：蜀之成都、臨邛、江源諸處有給客橙，一名盧橘，似橘而非，若柚而香，夏冬花實常相繼，或如彈丸，或如櫻桃，通歲食之。又劉恂嶺表錄云：山橘子大如土瓜，次如彈丸，小樹綠葉，夏結冬熟，金色薄皮而味酸，偏能破氣。容、廣人連枝藏之，入膾醋尤加香美。韓彥直橘譜云：金柑出江西，北人不識。景祐中始至汴都，因溫成皇后嗜之，價遂貴重。藏綠豆中可經時不變，蓋橘性熱，豆性涼也。又有山金柑，一名山金橘，俗名金豆。木高尺許，實如櫻桃，內止一核。俱可蜜漬，香味清美。已上諸說，皆指今之金橘，但有一類數種之異耳。

【氣味】酸、甘，溫，無毒。【主治】下氣快膈，止渴解酲，辟臭。皮尤佳。時珍

枇杷（別錄中品）

曰】此橘生時青盧色，黃熟則如金，故有金橘、盧橘之名。盧，黑色也。或云，盧，酒器之名，其形肖之故也。註文選者以枇杷爲盧橘，誤矣。案司馬相如上林賦云：盧橘夏熟，枇杷橪柹。以二物並列，則非一物明矣。此橘夏冬相繼，故云夏熟，而裴淵廣州記〔一〕謂之夏橘、給客橙者，其芳香如橙，可供給客也。

【集解】【時珍曰】金橘生吴、粤、江、浙、川、廣間。或言出營道者爲冠，而江、浙者皮甘肉酸，次之。其樹似橘，不甚高大。五月開白花結實，秋冬黃熟，大者徑寸，小者如指頭，形長而皮堅，肌理細瑩，生則深緑色，熟乃黃如金。其味酸甘而芳香可愛，糖造、蜜煎皆佳。案魏王花木志云：蜀之成都、臨邛、江源諸處，有給客橙，一名盧橘。似橘而非，若柚而香。夏冬花實常相繼，或如彈丸，或如櫻桃，通歲食之。又劉恂〔二〕嶺表録云：山橘子大如土瓜，次如彈丸，小樹緑葉，夏結冬熟，金色薄皮而味酸，偏能破氣。容、廣人連枝藏之，入膾醋尤加香美。韓彦直橘録云：金柑出江西，北人不識。景祐中始至汴都〔三〕，因温成皇后嗜之，價遂貴重。藏緑豆中可經時不變，蓋橘性熱，豆性凉也。又有山金柑，一名山金橘，俗名金豆。木高尺許，實如櫻桃，内止一核。俱可蜜漬，香味清美。已上諸説，皆指今之金橘，但有一類數種之異耳。

【氣味】酸、甘，温、無毒。【主治】下氣快膈，止渴解酲，辟臭。皮尤佳。時珍。

枇杷 别録中品

〔一〕記：原作「志」。今據卷一引據古今經史百家書目改。
〔二〕恂：原作「栒」。今據改同上。
〔三〕都：底本此字及其左行同列之「性」字均缺損。今據其他金陵本補正。

釋名宗奭曰其葉形似琵琶故名

集解頌曰枇杷舊不著所出州土今襄漢吳蜀閩嶺江西南湖南北皆有之木高丈餘肥枝長葉大如驢耳背有黄毛陰密婆娑可愛四時不凋盛冬開白花至三四月成實作梂生大如彈丸熟時色如黄杏微有毛皮肉甚薄核大如茅栗黄褐色四月采葉暴乾用時珍曰案郭義恭廣志云枇杷易種葉微似栗冬花春實其子簇結有毛四月熟大者如雞子小者如龍眼白者為上黄者次之無核者名焦子出廣州又楊萬里詩云大葉聳長耳一枝堪滿盤荔支分与核金橘卻無酸頗盡其狀註文選者以枇杷為盧橘誤矣詳金橘

○**實**

氣味甘酸平無毒志曰寒詵曰温多食發痰熱傷脾同炙肉及熱麪食令人患熱黄疾

主治止渴下氣利肺氣止吐逆主上焦熱潤五臓大明

○**葉**

修治斅曰凡用須火炙以布拭去毛不爾射人肺令欬不已或以粟秆作刷刷之尤易潔淨頌曰凡采得秤溼葉重一兩乾者三葉重一兩乃為氣足堪用粗布拭去毛以甘草湯洗一遍用綿再拭乾每一兩以酥二錢半塗上炙過用時珍曰治胃病以薑汁塗炙治肺病以蜜水塗炙乃良

氣味苦平無毒權曰甘微辛弘景曰煮汁飲之則小冷

主治卒啘不止下氣煑汁服別錄○弘景曰若不暇煮但嚼汁咽亦瘥治嘔

【釋名】【宗奭曰】其葉形似琵琶，故名。

【集解】【頌曰】枇杷舊不著所出州土，今襄、漢、吴、蜀、閩、嶺、江西南、湖南北皆有之。木高丈餘，肥枝長葉，大如驢耳，背有黄毛，陰密婆娑可愛，四時不凋。盛冬開白花，至三四月成實作梂，生大如彈丸，熟時色如黄杏，微有毛，皮肉甚薄，核大如茅栗，黄褐色。四月采葉，暴乾用。【時珍曰】案郭義恭廣志云：枇杷易種，葉微似栗，冬花春實。其子簇結有毛，四月熟，大者如雞子，小者如龍眼，白者爲上，黄者次之。無核者名焦子，出廣州。又楊萬里詩云：大葉聳長耳，一枝堪滿盤。荔支分與核，金橘却無酸。頗盡其狀。註文選者以枇杷爲盧橘，誤矣。詳「金橘」。

實。【氣味】甘、酸，平，無毒。【志曰】寒。【詵曰】温。多食發痰熱，傷脾。同炙肉及熱麪食，令人患熱黄疾。【主治】止渴下氣，利肺氣，止吐逆，主上焦熱，潤五臟。大明。

葉。【修治】【恭曰】凡用須火炙，以布拭去毛。不爾射人肺，令欬不已。或以粟稈作刷刷之，尤易潔淨。【斅[一]曰】凡采[二]得，秤濕者一[三]葉重一兩，乾者三葉重一兩，乃爲氣足，堪用。粗布拭去毛，以甘草湯洗一遍，用綿再拭乾。每一兩以酥二錢半塗上，炙過用。【時珍曰】治胃病以薑汁塗炙，治肺病以蜜水塗炙，乃良。【氣味】苦，平，無毒。【權曰】甘、微辛。【弘景曰】煮汁飲之，則小冷。

【主治】卒啘不止，下氣，煮汁服。别録。○【弘景曰】若不暇煮，但嚼汁咽，亦瘥。治嘔

〔一〕斅：原作「效」。今據卷一歷代諸家本草改。
〔二〕采：原作「米」。今據證類卷二十三枇杷葉改。
〔三〕者一：原脱。今據補同上。

噦不止婦人産后口乾大明煮汁飲主渴疾治肺氣熱嗽及肺風瘡胷面上瘡詵和胃降氣清熱解暑毒療脚氣時珍

【發明】時珍曰枇杷葉氣薄味厚陽中之陰治肺胃之病大都取其下氣之功耳氣下則火降痰順而逆者不逆嘔者不嘔渴者不渴欬者不欬矣宗奭曰治肺熱嗽甚有功一婦人患肺熱久嗽身如火炙肌瘦將成勞以枇杷葉木通款冬花紫菀杏仁桑白皮各等分大黄減半如常治訖爲末蜜丸櫻桃大食後夜臥各含化一丸未終劑而愈矣

【附方】舊二新七溫病發噦因飲水多者枇杷葉去毛炙香茅根各半斤水四升煎二升稍稍飲之龐安常方

反胃嘔噦枇杷葉去毛炙丁香各一兩人參二兩爲末每服三錢水一盞薑三片煎服聖惠

衄血不止枇杷葉去毛焙研末茶服一二錢日三同上

酒齄赤鼻枇杷葉梔子仁等分爲末每服二錢溫酒調下日三本事

面上風瘡方同上

痔瘡腫痛枇杷葉蜜炙烏梅肉焙爲末先以烏梅湯洗貼之集要

痘瘡潰爛枇杷葉煎湯洗之摘玄

花【主治】頭風鼻流清涕辛夷等分研末酒服二錢日二服時珍

木白皮【主治】生嚼咽汁止吐逆不下食煮汁冷服尤佳思邈

噦不止，婦人産後口乾。大明。煮汁飲，主渴疾，治肺氣熱嗽及肺風瘡，胸面上瘡。詵。和胃降氣，清熱，解暑毒，療脚氣。時珍。

【發明】【時珍曰】枇杷葉氣薄味厚，陽中之陰。治肺胃之病，大都取其下氣之功耳。氣下則火降痰順，而逆者不逆，嘔者不嘔，渴者不渴，欬者不欬矣。【宗奭曰】治肺熱嗽甚有功。一婦人患肺熱久嗽，身如火炙，肌瘦將成勞。以枇杷葉、木通、款冬花、紫菀、杏仁、桑白皮各等分，大黄減半，如常治訖，爲末，蜜丸櫻桃大。食後、夜卧各含化一丸，未終劑而愈矣。

【附方】新七。温病發噦，因飲水多者。枇杷葉去毛炙香、茅根各半斤，水四升，煎二升，稍熱[一]飲之。龐安常方。反胃嘔噦。枇杷葉去毛炙、丁香各一兩，人參二兩，爲末[二]。每服三錢，水一盞，薑三片，煎服。聖惠。衄血不止。枇杷葉去毛，焙，研末。茶服一二錢，日三。同上。酒齇赤鼻。枇杷葉、巵子仁等分，爲末。每服二錢，温酒調下，日三服。本事。面上風瘡。方同上。痔瘡腫痛。枇杷葉蜜炙，烏梅肉焙，爲末。先以烏梅湯洗，貼之。集要。痘瘡潰爛。枇杷葉煎湯洗之。摘玄。

花。【主治】頭風，鼻流清涕。辛夷等分，研末，酒服二錢，日二服。時珍。

木白皮。【主治】生嚼咽汁，止吐逆不下食，煮汁冷服尤佳。思邈。

〔一〕稍熱：原作「梢梢」。今據傷寒總病論卷五温病噦方論「枇杷茅根湯」改。
〔二〕爲末：原脱。今據聖惠方卷四十七治反胃嘔噦諸方補。

楊梅宋開寳

釋名 朹子音求。時珍曰：其形如水楊子而味似梅，故名。段氏北戶錄名朹子。揚州人呼白楊梅為聖僧。

集解 志曰：楊梅生江南、嶺南山谷。樹若荔枝樹，而葉細，陰青。子形似水楊子，而生青熟紅，肉在核上，無皮殼。四月、五月采之。南人醃藏為果，寄至北方。時珍曰：楊梅樹葉如龍眼及紫瑞香，冬月不凋。二月開花結實，形如楮實子，五月熟，有紅、白、紫三種，紅勝于白，紫勝于紅，顆大而核細，鹽藏、蜜漬、糖收皆佳。東方朔林邑記云：邑有楊梅，其大如杯盌，青時極酸，熟則如蜜。用以釀酒，號為梅香酎，甚珍重之。贊寧物類相感志云：桑上接楊梅則不酸。楊梅樹生癩，以甘草釘釘之則無。皆物理之妙也。藏器曰：張華博物志言地瘴處多生楊梅，驗之信然。

實

氣味 酸，甘，溫，無毒。詵曰：熱，微毒。久食令人發熱，損齒及筋。忌生葱同食。瑞曰：發瘡致痰。

主治 鹽藏食，去痰止嘔噦，消食下酒。乾作屑，臨飲酒時服方寸匕，止吐酒。開寳　止渴，和五臟，能滌腸胃，除煩憒惡氣。燒灰服斷下痢，甚驗。鹽者常含一枚，咽汁，利五臟下氣。詵

附方 舊一，新三。下痢不止 楊梅燒研，每米飲服二錢，日二服。普濟　頭痛不止 楊梅為末，以

楊梅 宋開寶

【釋名】杭子音求。○【時珍曰】其形如水楊子而味似梅，故名。段氏北户録名杭子。揚州人呼白楊梅爲聖僧。

【集解】【志曰】楊梅生江南、嶺南山谷。樹若荔枝樹，而葉細陰青。子形似水楊子，而生青熟紅，肉在核上，無皮殼。四月、五月采之。南人醃藏爲果，寄至北方。【時珍曰】楊梅樹葉如龍眼及紫瑞香，冬月不凋。二月開花結實，形如楮實子，五月熟，有紅、白、紫三種，紅勝于白，紫勝于紅，顆大而核細，鹽藏、蜜漬、餹收皆佳。東方朔林邑記云：邑有楊梅，其大如盃盌，青時極酸，熟則如蜜。用以釀酒，號爲梅香酎，甚珍重之。贊寧物類相感志云：桑上接楊梅則不酸。楊梅樹生癩，以甘草釘釘之則無。皆物理之妙也。【藏器曰】張華博物志言，地瘴處多生楊梅，驗之信然。

實。【氣味】酸、甘，温，無毒。【詵曰】熱，微毒。久食令人發熱，損齒及筋。忌生葱同食。【瑞曰】發瘡致痰。

【主治】鹽藏食，去痰止嘔噦，消食下酒。乾作屑，臨飲酒時服方寸匕，止吐酒。開寶。止渴，和五臟，能滌腸胃，除煩憒惡氣。燒灰服，斷下痢甚驗。鹽者常含一枚，咽汁，利五臟下氣。詵。

【附方】舊一，新三。下痢不止。楊梅燒研，每米飲服二錢，日二服。普濟。頭痛不止。楊梅爲末，以少〔一〕

〔一〕少：原爲墨丁。今從江西本補。

頭風作痛楊梅爲末每食后薄荷茶服二錢或以消風散同煎服或同搗末以白梅肉和丸彈子大每食后葱茶嚼下一丸朱氏集驗方

一切損傷止血生肌令无瘢痕用鹽藏楊梅和核搗如泥做成挺子以竹筒收之凡遇破傷研末傅之神聖絶妙經驗方

核仁主治脚氣時珍○出按王性之揮麈錄云會稽楊梅爲天下冠童貫苦脚氣或云楊梅仁可治之郡守王嶷餽五十石貫用之而愈取仁法以柿漆拌核暴之則自裂出也

樹皮及根主治煎湯洗惡瘡疥癬大明煎水漱牙痛服之解砒毒燒灰油調塗湯火傷時珍

附方新三

中砒毒心腹絞痛欲吐不吐面青肢冷用楊梅樹皮煎湯二三盌服之即愈王碩易簡方

風虫牙痛普濟方用楊梅根皮厚者焙一兩川芎藭五錢麝香少許研末每用半錢鼻內㗜之口中含水涎出痛止○摘要方用楊梅根皮韭菜根厨案上油泥等分搗勻貼于兩腮上半時辰其虫从眼角出也屢用有效之方

櫻桃上品別錄

釋名鸎桃禮注含桃月令荊桃爾雅○宗奭曰孟詵本草言此乃櫻非桃也雖非桃類以其形肖桃故曰櫻

許嗃鼻取嚏妙。頭風作痛。楊梅爲末，每食後薄荷茶服二錢。或以消風散同煎服，或同擣末，以白梅肉和丸彈子大，每食後葱茶嚼下一丸。朱氏集驗。一切損傷。止血生肌，令無瘢痕。用鹽藏楊梅和核杵如泥，做成挺子，以竹筒收之。凡遇破傷，研末傅之，神聖絶妙。經驗後〔一〕方。

核仁。【主治】脚氣。【時珍曰】案王性之〔二〕揮麈録云：會稽楊梅爲天下冠。童貫苦脚氣，或云楊梅仁可治之。郡守王嶷〔三〕餽五十石，貫用之而愈。取仁法：以柹漆拌核暴之，則自裂出也。

樹皮及根。【主治】煎湯，洗惡瘡疥癬。大明。煎水，漱牙痛。服之解砒毒。燒灰油調，塗湯火傷。時珍。

【附方】新二。中砒毒。心腹絞痛，欲吐不吐，面青肢冷。用楊梅樹皮煎湯二三盌，服之即愈。王碩易簡方。風蟲牙痛。普濟方用楊梅根皮厚者焙一兩，川芎藭五錢，射香少許，研末。每用半錢，鼻内嗃之，口中含水，涎出痛止。○摘要方用楊梅根皮、韭菜根、厨案上油泥，等分擣匀，貼于兩腮上，半時辰，其蟲從眼角出也。屢用有效之方。

櫻桃 別録上品

【釋名】鸎桃禮註、含桃月令、荆桃。【宗奭曰】孟詵本草言此乃櫻，非桃也。雖非桃類，以其形肖桃，故曰櫻

〔一〕後：原脱。今據證類卷二十三楊梅補。
〔二〕王性之：郡齋讀書志卷五作「王明清」。「性之」當誤。
〔三〕嶷：揮麈録餘話卷二作「仲嶷」。

桃又何疑焉如沐猴梨胡桃之類皆取其形相似耳禮記仲春天子以含桃薦宗廟即此故王維詩云纔是寢園春薦後非干御苑鳥銜殘藥中不甚用【時珍曰】其顆如瓔珠故謂之櫻而許慎作鸎桃云鸎所含食故又曰含桃亦通案爾雅云楔音戛荊桃也孫炎註云即今櫻桃最大而甘者謂之崔實

【集解】【頌曰】櫻桃處處有之而洛中者最勝其木多陰先百果熟故古人多貴之其實熟時深紅色者謂之朱櫻紫色皮裏有細黃點者謂之紫櫻味最珍重又有正黃明者謂之蠟櫻小而紅者謂之櫻珠味皆不及極大者有若彈丸核細而肉厚尤難得【時珍曰】櫻桃樹不甚高春初開白花繁英如雪葉團有尖及細齒結子一枝數十顆三月熟時須守護否則鳥食無遺也鹽藏蜜煎皆可或同蜜擣作餻食唐人以酪薦食之林洪山家清供云櫻桃經雨則虫自内生人莫之見用水浸良久則虫皆出乃可食也試之果然

【氣味】甘熱濇無毒【大明曰】平微毒多食令人吐【詵曰】食多無損但發虛熱耳有暗風人不可食食之立發李廷飛曰傷筋骨敗血氣有寒熱病人不可食

【主治】調中益脾氣令人好顏色美志別錄止洩精水穀痢孟詵

【發明】【宗奭曰】小兒食之過多無不作熱此果三月末四月初熟得正陽之氣先諸果熟故性熱也【震亨曰】櫻桃屬火

桃，又何疑焉？如沐〔一〕猴梨、胡桃之類，皆取其形相似耳。禮記仲春，天子以含桃薦宗廟即此。故王維詩云：「纔是寢園春薦後，非干御苑鳥銜殘。」藥中不甚用。【時珍曰】其顆如瓔珠，故謂之櫻。而許慎作鸎桃，云鸎所含食，故又曰含桃，亦通。案爾雅云：楔〔二〕，音戛，荆桃也。孫炎註云：即今櫻桃。最大而甘者，謂之崖蜜。

【集解】【頌曰】櫻桃處處有之，而洛中者最勝。其木多陰，先百果熟，故古人多貴之。其實熟時深紅色者，謂之朱櫻。紫色，皮裏有細黄點者，謂之紫櫻，味最珍重。又有正黄明者，謂之蠟櫻。小而紅者，謂之櫻珠。味皆不及。極大者，有若彈丸，核細而肉厚，尤難得。【時珍曰】櫻桃樹不甚高。春初開白花，繁英如雪。葉團，有尖及細齒。結子一枝數十顆，三月熟時須守護，否則鳥食無遺也。鹽藏、蜜煎皆可，或同蜜擣作餻食，唐人以酪薦食之。林洪山家清供云：櫻桃經雨則蟲自内生，人莫之見。用水浸良久，則蟲皆出，乃可食也。試之果然。

【氣味】甘，熱，濇，無毒。【大明曰】平，微毒。多食令人吐。【詵曰】食多無損，但發虚熱耳。有暗風人不可食，食之立發。【李廷飛〔三〕曰】傷筋骨，敗血氣。有寒熱病人不可食。【主治】調中，益脾氣，令人好顔色，美志。别録。止洩精、水穀痢。孟詵。

【發明】【宗奭曰】小兒食之過多，無不作熱。此果三〔四〕月末、四月初熟，得正陽之氣，先諸果熟，故性熱也。【震亨曰】櫻桃屬火〔五〕，

〔一〕沐：衍義卷十八櫻桃原作「木」。

〔二〕楔：原字漫漶。今據爾雅釋木補。

〔三〕廷：據元史卷一百九十七李鵬飛傳當作「鵬」。

〔四〕三：原字第二筆缺損。今據衍義卷十八櫻桃補正。

〔五〕屬火：原字缺損。今據朱震亨衍義補遺櫻桃補。原書此後有「而有土」三字。

性大熱而發濕舊有熱病及喘嗽者得之立病且有死者也
時珍曰案張子和儒門事親云舞水一富家有二子好食紫
櫻每日啖一二升半月後長者發肺痿幼者發肺癰相繼而
死嗚呼百果之生所以養人非欲害人富貴之家縱其嗜欲
取死是何天耶命耶邵堯夫詩云爽口物多終作疾真格言
哉觀此則寇朱二氏之言益可證矣王維詩云飽食不須愁
內熱大官還有蔗漿寒蓋謂
寒物同食猶可解其熱也

葉氣味甘平無毒（煮老鵝易軟熟）主治蛇咬擣汁飲并傅之（頌）

東行根主治煮汁服立下寸白蚘蟲（大明）

枝主治雀卵斑䵟同紫萍牙皂白梅肉研和日用洗面（時珍）

花主治面黑粉滓（方見李花）

山嬰桃（別錄上品）

校正（唐本退入有名未用今移入此）

釋名朱桃（別錄）麥櫻（吳普）英豆（別錄）李桃（詵曰此嬰桃俗名李桃又名柰桃前櫻桃名櫻非桃也）

集解（別錄曰嬰桃實大如麥多毛四月采陰乾弘景曰櫻桃即今朱櫻可煮食者嬰桃形相似而實乖異山間時有之方藥不用時珍曰樹如朱櫻但葉長尖不團子小而尖生青熟黃赤亦不光澤而味惡不堪食）

性大熱而發濕。舊有熱病及喘嗽者，得之立病，且有死者也。【時珍曰】案張子和儒門事親云：舞水一富家有二子，好食紫櫻，每日啖一二升。半月後，長者發肺痿，幼者發肺癰，相繼而死。嗚呼！百果之生，所以養人，非欲害人。富貴之家，縱其嗜欲，取死是何？天耶？命耶？邵堯夫詩云「爽口物多終作疾」，真格言哉。觀此，則寇、朱二氏之言，益可證矣。王維詩云：「飽食不須愁内熱，大官還有蔗漿寒。」蓋謂寒物同食，猶可解其熱也。

葉。【氣味】甘，平，無毒。煮老鵝，易軟熟。【主治】蛇咬，擣汁飲，并傅之。頌。

東行根。【主治】煮汁服，立下寸白、蚘蟲。大明〔一〕。

枝。【主治】雀卵斑鼾，同紫萍、牙皂、白梅肉研和，日用洗面。時珍。

花。【主治】面黑粉滓。方見「李花」。

山嬰桃 別録上品

【校正】唐本退入有名未用，今移入此。

【釋名】朱桃別録、麥櫻吴普、英豆別録、李桃。【詵曰】此嬰桃俗名李桃，又名柰桃。前櫻桃名櫻，非桃也。

【集解】【别録曰】嬰桃實大如麥〔二〕，多毛。四月采，陰乾。【弘景曰】櫻桃即今朱櫻，可煮食者。嬰桃形相似而實乖異，山間時有之，方藥不用。【時珍曰】樹如朱嬰，但葉長尖不團。子小而尖，生青熟黄赤，亦不光澤，而味惡不堪食。

〔一〕大明：上文見證類卷二十三櫻桃「圖經曰」，非日華子文。

〔二〕麥：原作「麦」。今據證類卷三十嬰桃改。

實　氣味辛平無毒。主治止泄腸澼，除熱，調中，益脾氣，令人好顏色，美志。別錄　止洩精。誌

銀杏日用

【釋名】白果日用　鴨腳子。時珍曰：原生江南，葉似鴨掌，因名鴨腳。宋初始入貢，改呼銀杏，因其形似小杏而核色白也。今名白果。梅堯臣詩：鴨腳類綠李，其名因葉高。歐陽修詩：絳囊初入貢，銀杏貴中州。是矣。

【集解】時珍曰：銀杏生江南，以宣城者為勝。樹高二三丈。葉薄縱理，儼如鴨掌形，有刻缺，面綠背淡。二月開花成簇，青白色，二更開花，隨即卸落，人罕見之。一枝結子百十，狀如楝子，經霜乃熟爛。去肉取核為果，其核兩頭尖，三稜為雄，二稜為雌。其仁嫩時綠色，久則黃。須雌雄同種，其樹相望，乃結實；或雌樹臨水亦可；或鑿一孔，內雄木一塊，泥之，亦結。陰陽相感之妙如此。其樹耐久，肌理白膩。術家取刻符印，云能召使也。文選吳都賦註：平仲果，其實如銀。未知即此果否。

核仁　氣味甘苦平澀無毒。時珍曰：熟食，小苦微甘，性溫有小毒。多食令人臚脹。瑞曰：多食壅氣動風。小兒食多昏霍，發驚引疳。同鰻鱺魚食，患軟風。【主治】生食引疳解酒，熟食益人。李廷飛　熟食溫肺益氣，定喘嗽，縮小便，止白濁。生食降痰，消毒殺

實。【氣味】辛，平，無毒。【主治】止洩，腸澼，除熱，調中，益脾氣，令人好顏色，美志。別録。止洩精。孟詵。

銀杏日用

【釋名】白果日用、鴨脚子。【時珍曰】原生江南，葉似鴨掌，因名鴨脚。宋初始入貢，改呼銀杏，因其形似小杏而核色白也。今名白果。梅堯臣詩「鴨脚類緑李，其名因葉高」，歐陽修詩「絳囊初入貢[一]，銀杏貴中州」，是矣。

【集解】【時珍曰】銀杏生江南，以宣城者爲勝。樹高二三丈。葉薄縱理，儼如鴨掌形，有刻缺，面緑背淡。二月開花成簇，青白色，二更開花，隨即卸落，人罕見之。一枝結子百十，狀如楝子，經霜乃熟爛，去肉取核爲果。其核兩頭尖，三棱爲雄，二棱爲雌。其仁嫩時緑色，久則黄。須雌雄同種，其樹相望，乃結實。或雌樹臨水亦可，或鑿一孔，内雄木一塊泥之亦結。陰陽相感之妙如此。其樹耐久，肌理白膩。術家取刻符印，云能召使也。文選吴都賦註：平仲果，其實如銀。未知即此果否？

核仁。【氣味】甘、苦，平，濇，無毒。【時珍曰】熟食，小苦微甘，性温，有小毒。多食令人臚脹。【瑞曰】多食壅氣動風。小兒食多昏霍，發驚引疳。同鰻鱺魚食，患軟風。【主治】生食引疳解酒，熟食益人。李廷[二]飛。熟食温肺益氣，定喘嗽，縮小便，止白濁。生食降痰，消毒殺

[一] 貢：原作「貴」。今據文忠集卷七和聖俞李侯家鴨脚子改。
[二] 廷：據元史卷一百九十七李鵬飛傳當作「鵬」。

蟲嚼漿塗鼻面手足去皶皰䵟黯皴皺及疥癬䘌陰蝨時珍

發明時珍曰銀杏宋初始著名而修本草者不收近時方藥亦時用之其氣薄味厚性濇而收色白屬金故能入肺經益肺氣定喘嗽縮小便生擣能浣油膩則其去痰濁之功可類推矣其花夜開人不得見葢陰毒之物故又能殺蟲消毒然食多則收令太過令人氣壅臚脹昏頓故物類相感志言銀杏能醉人而三元延壽書言白果食滿千個者死又云昔有飢者同以白果代飯食飽次日皆死也

附方新十七

寒嗽痰喘白果七箇煨熟以熟艾作七丸每果入艾一丸紙包再煨香去艾喫秘韞方

哮喘痰嗽鴨掌散用銀杏五箇麻黃二錢半甘草炙二錢水一鍾半煎八分臥時服又金陵一鋪治哮喘白果定喘湯服之元不效者其人以此起家其方用白果二十一个炒黃麻黃三錢蘇子二錢款冬花法制半夏桑白皮蜜炙各二錢杏仁去皮尖黃芩微炒各一錢半甘草一錢水三鍾煎二鍾隨時分作二服不用薑並攝生方

欬嗽失聲白果仁四兩白伏苓桑白皮二兩烏豆半升炒蜜半斤煮熟日乾爲末以乳汁半盌拌濕九蒸九曬丸如綠豆大每服三五十丸白湯下神效余居士方

小便頻數白果十四枚七生七煨食之取效止

小便白濁生白果仁十枚擂水飲日一服取效止

赤白帶下下元虛憊白果蓮肉江米各五錢胡椒一錢半爲末

蟲。嚼漿塗鼻面手足，去皶皰䵟黯皴皺，及疥癬疳䘌〔一〕陰虱。時珍。

【發明】【時珍曰】銀杏宋初始著名，而修本草者不收。近時方藥亦時用之。其氣薄味厚，性濇而收，色白屬金。故能入肺經，益肺氣，定喘嗽，縮小便。生擣能浣油膩，則其去痰濁之功可類推矣。其花夜開，人不得見，蓋陰毒之物，故又能殺蟲消毒。然食多則收令太過，令人氣壅臚脹昏頓。故物類相感志言銀杏能醉人，而三元延壽書言白果食滿千箇者死。又云：昔有飢者，同以白果代飯食飽，次日皆死也。

【附方】新十七。**寒嗽痰喘**。白果七箇煨熟，以熟艾作七丸，每果入艾一丸，紙包再煨香，去艾喫。秘韞方。**哮喘痰嗽**。鴨掌散：用銀杏五箇，麻黄二錢半，甘草炙二錢，水一鍾半，煎八分，卧時服。〇又金陵一鋪治哮喘，白果定喘湯，服之無不效者，其人以此起家。其方：用白果二十一個炒黄，麻黄三錢，蘇子二錢，款冬花、法制半夏、桑白皮蜜炙各二錢，杏仁去皮尖、黄芩微炒各一錢半，甘草一錢，水三鍾，煎二鍾，隨時分作二服。不用薑。並攝生方。**欬嗽失聲**。白果仁四兩，白伏苓、桑白皮二兩，烏豆半升，沙蜜半斤，煮熟日乾爲末，以乳汁半盌拌濕，九蒸九晒，丸如緑豆大。每服三五十丸，白湯下，神效。余居士方。**小便頻數**。白果十四枚，七生七煨，食之，取效止。**小便白濁**。生白果仁十枚，擂水飲，日一服。取效止。**赤白帶下**，下元虚憊。白果、蓮肉、江米各五錢，胡椒一錢半，爲末。

〔一〕疳䘌：金陵本缺損。此後三行同列均有两字缺損。今均從江西本補。

用烏骨雞一隻去腸盛藥瓦器煮爛空心食之集簡方

腸風下血 銀杏煨熟出火氣食之米飲下

腸風臟毒 銀杏四十九枚去殼生研入百藥煎末和丸彈子大每服二三丸空心細嚼米飲送下戴原禮證治要訣

牙齒蟲䘌 生銀杏每食後嚼一二個良永類鈐方

手足皴裂 生白果嚼爛夜夜塗之

鼻面酒皶 銀杏酒酹糟同嚼爛夜塗旦洗醫林集要

頭面癬瘡 生白果仁切斷頻擦取效邵氏經驗方

下部疳瘡 生白果杵塗之趙原陽

陰虱作痒 陰毛際肉中生虫如虱或紅或白癢不可忍者白果仁嚼細頻擦之取效劉長春方

狗咬成瘡 白果仁嚼細塗之

乳癰潰爛 銀杏半斤以四兩研酒服之以四兩研傅之救急易方

水疔暗疔 水疔色黄麻木不痛暗疔瘡凸色紅使人昏狂並先刺四畔后用銀杏去殼浸油中年久者搗罯之普濟方

胡桃 宋開寶

釋名 羌桃名物志 核桃 頌曰此果本出羌胡漢時張騫使西域始得種還植之秦中漸及東土故名之 時珍曰此果外有青皮肉包之其形如桃胡桃乃其核也羌音呼核如胡名或以此或作䪥桃梵書名播羅師

集解 頌曰胡桃生北土今陝洛間甚多大株厚葉多陰實亦有房秋冬熟時采之出陳倉者薄皮多肌出陰平者大

用烏骨雞一隻，去腸盛藥，瓦器煮爛，空心食之。集簡方。**腸風下血**。銀杏煨熟，出火氣，食之，米飲下。**腸風臟毒**。銀杏四十九枚，去殼生研，入百藥煎末和，丸彈子大。每服二三丸，空心細嚼，米飲送下。戴原禮證治要訣。**牙齒蟲䘌**。生銀杏每食後嚼一二個，良。永類鈐方。**手足皴裂**。生白果嚼爛，夜夜塗之。**鼻面酒皶**。銀杏、酒酵糟同嚼爛，夜塗旦洗。醫林集要。**頭面癬瘡**。生白果仁切斷，頻擦取效。邵氏經驗方。**下部疳瘡**。生白果杵，塗之。趙原陽。**陰虱作痒**。陰毛際肉中生蟲如虱，或紅或白，痒不可忍者。白果仁嚼細，頻擦之，取效。劉長春方。**狗咬成瘡**。白果仁嚼細塗之。**乳癰潰爛**。銀杏半斤，以四兩研酒服〔一〕之，以四兩研傅之。救急易方。**水疔暗疔**。水疔色黄，麻木不痛；暗疔瘡凸色紅，使人昏狂。並先刺四畔，後用銀杏去殼浸油中年久者，擣盦之。普濟方。

胡桃 宋開寶

【釋名】羌桃名物志、核桃。【頌曰】此果本出羌胡，漢時張騫使西域始得種還，植之秦中，漸及東土，故名之。【時珍曰】此果外有青皮肉包之，其形如桃，胡桃乃其核也。羌〔二〕音呼核如胡，名或以此。或作楜。梵書名播羅師。

【集解】【頌曰】胡桃生北土，今陝、洛間甚多。大株厚葉多陰。實亦有房，秋冬熟時采之。出陳倉者薄皮多肌。出陰平者大

〔一〕服：底本原字漫漶。今據上圖本補。

〔二〕羌：金陵本漫漶似「尤」。今從錢本改。

而皮肥急捉則碎汴州雖有而實不佳江表亦時有之南方則无。時珍曰胡桃樹高丈許春初生葉長四五寸微似大青葉兩兩相對頗作惡氣三月開花如栗花穗蒼黃色結實至秋如青桃狀熟時漚爛皮肉取核為果人多以櫸柳接之案劉恂嶺表錄云南方有山胡桃底平如檳榔皮厚而大堅多肉少穰其殼甚厚須推之方破然則南方亦有但不佳耳

核仁 氣味甘平溫無毒 頌曰性熱不可多食 思邈曰甘冷滑多食動痰飲令人惡心吐水吐食物 詵曰多食動風脫人眉同酒食多令人咯血 穎曰多食生痰動腎火

發明 震亨曰胡桃屬土而有火性熱本草云甘平是无熱矣然又云動風脫人眉非熱何以傷肺耶 時珍曰胡桃仁味甘氣熱皮澀肉潤孫真人言其冷滑誤矣近世醫方用治痰氣喘嗽醋心及癘風諸病而酒家往往醉后嗜之則食多吐水吐食脫眉及酒同食咯血之說亦未必盡然也但胡桃性熱能入腎肺惟虛寒者宜之而痰火積熱者不宜多食耳

主治 食之令人肥健潤肌黑鬚髮多食利小便去五痔搗和胡粉拔白鬚髮內孔中則生黑毛燒存性和松脂研傅瘰癧瘡 開寶 食之令人能食通潤血脈骨肉細膩 詵○方見下 治損傷石淋同破故紙蜜丸服補下焦 頌 補氣養血潤燥化痰益命門

而皮脆〔一〕，急捉則碎。汴州雖有而實不佳。江表亦時有之，南方則無。【時珍曰】胡桃樹高丈許。春初生葉，長四五寸，微似大青葉，兩兩相對，頗作惡氣。三月開花如栗花穗，蒼黄色。結實至秋如青桃狀，熟時漚爛皮肉，取核爲果。人多以櫸柳接之。案劉恂嶺表録云：南方有山胡桃，底平如檳榔，皮厚而大堅，多肉少穰。其殼甚厚，須椎之方破。然則南方亦有，但不佳耳。

核仁。【氣味】甘，平、温，無毒。【頌曰】性熱，不可多食。【思邈曰】甘冷滑。多食動痰飲，令人惡心、吐水、吐食物。【志曰】多食動風，脱人眉。同酒食，多令人咯血。【頴曰】多食生痰，動腎火。

【發明】【震亨曰】胡桃屬土而有火，性熱。本草云甘平，是無熱矣。然又云動風脱人眉，非熱何以傷肺耶？【時珍曰】胡桃仁味甘氣熱，皮澁肉潤。孫真人言其冷滑，誤矣。近世醫方用治痰氣喘嗽醋心及癘風諸病，而酒家往往醉後嗜之。則食多吐水吐食脱眉，及酒同食咯血之説，亦未必盡然也。但胡桃性熱，能入腎肺，惟虚寒者宜之。而痰火積熱者，不宜多食耳。

【主治】食之令人肥健，潤肌，黑鬚髪。多食利小便，去五痔。擣和胡粉，拔白鬚髪，内孔中，則生黑毛。燒存性，和松脂研，傅瘰癧瘡。開寶。食之令人能食，通潤血脉，骨肉細膩。詵。○方見下。治損傷、石淋。同破故紙蜜丸服，補下焦。頌。補氣養血，潤燥化痰，益命門，

〔一〕脆：原作「肥」。今據證類卷二十三胡桃改。

利三焦，溫肺潤腸，治虛寒喘嗽，腰脚重痛，心腹疝痛，血痢腸風，散腫毒，發痘瘡，制銅毒。時珍

油胡桃

【氣味】辛，熱，有毒。【主治】殺虫攻毒，治癰腫癘風，疥癬楊梅，白禿諸瘡，潤鬚髮。時珍

【發明】頌曰：破故紙屬火，能使心包与命門之火相通。胡桃屬木，主潤血養血。血屬陰，陰惡燥，故油以潤之。佐破故紙，有木火相生之妙。故古有云：黃檗無知母，破故紙無胡桃，猶水母之無蝦也。時珍曰：三焦者，元氣之別使；命門者，三焦之本原。蓋一原一委也。命門指所居之府而名，為藏精係胞之物；三焦指分治之部而名，為出納腐熟之司。蓋一以體名，一以用名。其體非脂非肉，白膜裹之，在七節之旁，兩腎之間。二系著脊，下通二腎，上通心肺，貫屬于腦。為生命之原，相火之主，精氣之府。人物皆有之，生人生物，皆由此出。靈樞本藏論已著其厚薄緩結之狀，而扁鵲難經不知原委之分，以右腎為命門，謂三焦有名無狀；而高陽生偽撰脉訣，承其謬說，以誤後人。至朱肱南陽活人書、陳言三因方論、戴起宗脉訣刊誤，始著說闢之，而知之者尚尠。胡桃仁頗類其狀，而外皮水汁皆青黑，故能入北方，通命門，利三焦，益氣養血，与破故紙同為補下焦腎命之藥。夫命門氣與腎通，藏精血而惡燥。若腎命不燥，精氣內充，則飲食自健，肌膚光澤，腸腑潤

利三焦，温肺潤腸，治虚寒喘嗽，腰脚重痛，心腹疝痛，血痢腸風，散腫毒，發痘瘡，制銅毒。時珍。

油胡桃。【氣味】辛，熱，有毒。【主治】殺蟲攻毒，治癰腫、癘風、疥癬、楊梅、白秃諸瘡，潤鬚髮。時珍。

【發明】【韓𠈁曰】破故紙屬火，能使心包與命門之火相通。胡桃屬木，主潤血養血，血屬陰，陰惡燥，故油以潤之。佐破故紙，有木火相生之妙。故古有云：黄蘗無知母，破故紙無胡桃，猶水母之無鰕也。【時珍曰】三焦者，元氣之别使。命門者，三焦之本原。蓋一原一委也。命門指所居之府而名，爲藏精係胞之物。三焦指分治之部而名，爲出納腐熟之司。蓋一以體名，一以用名。其體非脂非肉，白膜裹之，在七節之旁，兩腎之間。二系著脊，下通二腎，上通心肺，貫屬于腦，爲生命之原，相火之主，精氣之府。人物皆有之，生人生物，皆由此出。靈樞本臟論已著其厚薄緩[一]結之狀。而扁鵲難經不知原委體用之分，以右腎爲命門，謂三焦有名無狀。而高陽生僞譔脉訣，承其謬説，以誤後人。至朱肱南陽活人書、陳言三因方論、戴起宗脉訣刊誤，始著説闢之，而知之者尚尠。胡桃仁頗類其狀，而外皮水汁皆青黑。故能入北方，通命門，利三焦，益氣養血，與破故紙同爲補下焦腎命之藥。夫命門氣與腎通，藏精血而惡燥。若腎、命不燥，精氣内充，則飲食自健，肌膚光澤，腸腑潤

〔一〕緩：靈樞卷七本藏此後有「急直」二字。

而血脉通此胡桃佐補藥有令人肥健能食潤肌黑髮固精治燥調血之功也命門既通則三焦利故上通于肺而虛寒喘嗽者宜之下通于腎而腰脚虛痛者宜之內而心腹諸痛可止外而瘡腫之毒可散矣洪氏夷堅志止言胡桃治痰嗽能斂肺蓋不知其爲命門三焦之藥也油胡桃有毒傷人咽肺而瘡科取之用其毒也胡桃制銅此又物理之不可曉者洪邁云邁有痰疾因晚對上遣使諭令以胡桃肉三顆生薑三片臨卧時嚼服即飲湯兩三呷又再嚼桃薑如前數即靜卧必愈邁還玉堂如旨服之及旦而痰消嗽止又溧陽洪輝幼子病痰喘凡五晝夜不乳食醫以危告其妻夜夢觀音授方令服人參胡桃湯輝急取新羅人參寸許胡桃肉一枚煎湯一蜆殼許灌之喘即定明日以湯剝去胡桃皮用之喘復作仍連皮用信宿而瘳此方不載書冊蓋人參定喘胡桃連皮能斂肺故也

附方舊二新十八

服胡桃法詵曰凡服胡桃不得併食須漸漸食之初日服一顆每五日加一顆至二十顆止周而復始常服令人能食骨肉細膩光潤鬚髮黑澤血脉通潤養一切老痔

青娥丸方見草部補骨脂

胡桃丸益血補髓強筋壯骨延年明目悅心潤肌能除百病用胡桃仁四兩搗膏入破故紙杜仲萆薢末各四兩杵勻丸梧子大每空心溫酒鹽湯任下五十丸御藥院方

消腎溢精胡桃丸治消腎病因房慾無節及服丹石或失志傷腎遂致水弱火強口舌乾精自溢出或小便赤

而血脉通。此胡桃佐補藥，有令人肥健能食，潤肌黑髮，固精，治燥，調血之功也。命門既通則三焦利，故上通于肺而虚寒喘嗽者宜之，下通于腎而腰脚虚痛者宜之，内而心腹諸痛可止，外而瘡腫之毒可散矣。洪氏夷堅志止言胡桃治痰嗽能斂肺，蓋不知其爲命門三焦之藥也。油胡桃有毒，傷人咽肺，而瘡科取之，用其毒也。胡桃制銅，此又物理之不可曉者。洪邁云：邁有痰疾，因晚對，上遣使諭令以胡桃肉三顆，生薑三片，卧時嚼服，即飲湯兩三呷，又再嚼桃、薑如前數，即静卧，必愈。邁還玉堂，如旨服之，及旦而痰消嗽止。又溧陽洪輯幼子，病痰喘，凡五晝夜不乳食。醫以危告。其妻夜夢觀音授方，令服人參胡桃湯。輯急取新羅人參寸許，胡桃肉一枚，煎湯一蜆殻許，灌之，喘即定。明日以湯剥去胡桃皮用之，喘復作。仍連皮用，信宿而瘳。此方不載書册，蓋人參定喘，胡桃連皮能斂肺故也。

【附方】舊五，新二十八。**服胡桃法**。誥曰：凡服胡桃不得併食，須漸漸食之。初日服一顆，每五日加一顆，至二十顆止，周而復始。常服令人能食，骨肉細膩光潤，鬚髮黑澤，血脉通潤，養一切老痔。**青娥丸**。方見草部「補骨脂」。**胡桃丸**。益血補髓，强筋壯骨，延年明目，悦心潤肌，能除百病。用胡桃仁四兩擣膏，入破故紙、杜仲、萆薢末各四兩，杵勻，丸梧子大。每空心温酒、鹽湯任下五十丸。御藥院方。

消腎溢精。胡桃丸：治消腎病，因房慾無節，及服丹石，或失志傷腎，遂致水弱火强，口舌乾，精自溢出，或小便赤黃，大便燥實，或小便大利而不甚渴。用胡桃肉、白伏苓各四兩，附子一枚去皮切片，薑汁、蛤粉同焙為末，蜜丸梧子大。每服三十丸，米飲下。普濟方

小便頻數　胡桃煨熟，臥時嚼之，溫酒下。

石淋痛楚　便中有石子者。胡桃肉一升，細米煮漿粥一升，相和頓服即瘥。崔元亮海上方

風寒無汗　發熱頭痛。核桃肉、蔥白、細茶、生薑等分，搗爛，水一鍾，煎七分，熱服，覆衣取汗。談埜翁方

痰喘欬嗽　方見發明。

老人喘嗽　氣促，睡臥不得，服此立定。胡桃肉去皮、杏仁去皮尖、生薑各一兩，研膏，入煉蜜少許，和丸彈子大。每臥時嚼一丸，薑湯下。普濟方

產後氣喘　胡桃肉、人參各二錢，水一盞，煎七分，頓服。

久嗽不止　核桃仁五十个煮熟去皮，人參五兩，杏仁三百五十个麩炒湯浸去皮，研勻，入煉蜜丸梧子大。每空心細嚼一丸，人參湯下，臨臥再服。蕭大尹方

食物醋心　胡桃爛嚼，以生薑湯下，立止。傳信適用方

食酸齒齼　細嚼胡桃即解。日華子本草

誤吞銅錢　食胡桃自化出也。胡桃与銅錢共食，即成粉，可證矣。李樓方

揩齒烏鬚　胡桃仁燒過，貝母各等分，為散，日用之。聖惠

眼目暗昏　四月內取風落小胡桃，每日午時食飽，以无根水吞下，偃臥，覺鼻孔中有涎腥氣為度。衛生易簡方

赤痢不止　胡桃仁、枳殼各七个，皂角不蛀者一挺，新瓦上燒存性，研為細末，分作八服。臨臥時一服，二更一服，五更一服，荊芥茶下。總錄

血崩不止　胡桃肉十五枚，燈上燒存性，研作一服，空

黄，大便燥實，或小便大利而不甚渴。用胡桃肉、白伏苓各四兩，附子一枚去皮切片，薑汁、蛤粉同焙爲末，蜜丸梧子大。每服三十丸，米飲下。普濟方。**小便頻數**。胡桃煨熟，卧時嚼之，温酒下。**石淋痛楚**。便中有石子者，胡桃肉一升，細米煮漿粥一升，相和頓服即瘥。崔元亮海上方。**風寒無汗**，發熱頭痛。核桃肉、葱白、細茶、生薑等分，擣爛，水一鍾，煎七分，熱服。覆衣取汗。談埜翁方。**痰喘欬嗽**。方見「發明」。**老人喘嗽**，氣促，睡卧不得，服此立定。胡桃肉去皮、杏仁去皮尖、生薑各一兩，研膏，入煉蜜少許和丸彈子大。每卧時嚼一丸，薑湯下。普濟方。**産後氣喘**。胡桃肉、人參各二錢，水一盞，煎七分，頓服。**久嗽不止**。核桃仁五十個煮熟去皮，人參五兩，杏仁三百五十個麩炒湯浸去皮，研勻，入煉蜜丸梧子大。每空心細嚼一丸，人參湯下。臨卧再服。蕭大尹方。**食物醋心**。胡桃爛嚼，以生薑湯下，立止。傳信適用方。**食酸齒齼**。細嚼胡桃即解。日華子本草。**誤吞銅錢**。多食胡桃，自化出也。胡桃與銅錢共食即成粉，可證矣。李樓方。**揩齒烏鬚**。胡桃仁燒過、貝母各等分，爲散，日用之。聖惠。**眼目暗昏**。四月内取風落小胡桃，每日午時食飽，以無根水吞下，偃卧，覺鼻孔中有泥腥氣爲度。衛生易簡方。**赤痢不止**。胡桃仁、枳殻各七個，皂角不蛀者一挺，新瓦上燒存性，研爲細末，分作八服。每臨卧時一服，二更一服，五更一服，荆芥茶下。總録。**血崩不止**。胡桃肉十五枚，燈上燒存性，研作一服，空心溫酒調下神效。

急心氣痛　核桃一個，棗子一枚，去核夾桃，紙裹煨熟，以生薑湯一鍾細嚼送下，永久不發，名盞落湯。趙氏經驗

小腸氣痛　胡桃一枚，燒炭研末，熱酒服之。奇效良方

便毒初起　子和儒門事親用胡桃七個，燒研酒服，不過三服見效。楊氏經驗用胡桃三枚，夾銅錢一個食之，即愈。

魚口毒瘡　端午日午時取樹上青胡桃，筐內陰乾，臨時全燒為末，黃酒服，少行一二次，有膿自大便出，無膿即消，二三服平。楊誠經驗方

一切癰腫　背癰、附骨疽未成膿者，胡桃十個煨熟去殼，槐花一兩研末，杵勻，熱酒調服。古今錄驗

疔瘡惡腫　胡桃一個平破，取仁嚼爛，安殼內，合在瘡上，頻換甚效。普濟方

痘瘡倒陷　胡桃肉一枚燒存性，乾胭脂半錢，研勻，胡荽煎酒調服。儒門事親

小兒頭瘡　久不愈，胡桃和皮，燈上燒存性，碗蓋出火毒，入輕粉少許，生油調塗，一二次愈。保幼大全

酒皶鼻赤　方見橘核。

聤耳出汁　胡桃仁燒研，狗膽汁和作挺子，綿裹塞之。普濟方

傷耳成瘡　出汁者，用胡桃杵取油納入。同上

火燒成瘡　胡桃仁燒黑研傅。

壓撲傷損　胡桃仁搗和溫酒頓服，便瘥。圖經本草

疥瘡瘙癢　油核桃一個，雄黃一錢，艾葉杵熟一錢，搗勻綿包，夜臥裹陰囊，立效，勿洗。集簡方

胡桃青皮　氣味　苦，澀，無毒。主治　染髭及髮皆黑。志曰：仙方取青皮壓油和

心温酒調下，神效。急心氣痛。核桃一個，棗子一枚，去核夾桃，紙裹煨熟，以生薑湯一鍾，細嚼〔一〕送下。永久不發，名盞落湯。趙氏經驗。小腸氣痛。胡桃一枚，燒炭研末，熱酒服之。奇效良方。便毒初起。子和儒門事親用胡桃七個，燒研酒服，不過三服，見效。○楊氏經驗用胡桃三枚，夾銅錢一個，食之即愈。魚口毒瘡。端午日午時，取樹上青胡桃筐内陰乾，臨時全燒爲末，黄酒服。少行一二次，有膿自大便出，無膿即消，二三服平。楊誠〔二〕經驗。一切癰腫，背癰、附骨疽，未成膿者。胡桃十個煨熟去殼，槐花一兩研末，杵勻，熱酒調服。古今録驗。疔瘡惡腫。胡桃一個平破，取仁嚼爛，安殼内，合在瘡上，頻換甚效。普濟。痘瘡倒陷。胡桃肉一枚燒存性，乾胭脂半錢，研勻，胡荽煎酒調服。儒門事親。小兒頭瘡久不愈。胡桃和皮，燈上燒存性，盌蓋出火毒，入輕粉少許，生油調塗一二次愈。保幼大全。酒皶鼻赤。方見「橘核」。聤耳出汁。胡桃仁燒研，狗膽汁和作挺子，綿裹塞之。普濟方。傷耳成瘡出汁者。用胡桃杵取油内入。同上。火燒成瘡。胡桃仁燒黑研傅。壓撲傷損。胡桃仁擣，和温酒頓〔三〕服便瘥。圖經本草。疥瘡瘙痒。油核桃一個，雄黄一錢，艾葉杵熟一錢，擣勻綿包，夜卧裹陰囊，歷效。勿洗。集簡方。

胡桃青皮。【氣味】苦，濇，無毒。【主治】染髭及帛皆黑。【志曰】仙方取青皮壓油，和

〔一〕嚼：原作「爵」。今從錢本改。
〔二〕誠：原字右邊缺損，似「誠」及「試」。考本書未出「楊試」之名，然有十餘處引「楊誠經驗方」，故以「誠」爲正。
〔三〕頓：原作「頃」。今據證類卷二十三胡桃引圖經改。

詹糖香塗毛髮色如漆也

附方四新

烏髭髮　胡桃皮蝌蚪等分搗泥塗之一染即黑。總錄：用青胡桃三枚和皮搗細入乳汁三盞于銀石器內調勻搽鬚髮三五次每日用胡桃油潤之良。

癧瘍風　青胡桃皮搗泥入醬清少許硇砂少許合勻先以泔洗后傅之。外臺

白癜風　青胡桃皮一个硫黄一皂子大研勻日日摻之取效

嵌甲　胡桃皮燒灰貼

皮

主治　止水痢春月斫皮汁沐頭至黑煎水可染褐開寶

附方一新

染鬚髮　胡桃根皮一秤蓮子草十斤切以瓮盛之入水五斗浸一月去滓熬至五升入芸薹子油一斗慢火煎取五升收之凡用先以炭灰汁洗用油塗之外以牛蒡葉包住絹裹一夜洗去用七日即黑也。總錄

殼

主治　燒存性入下血崩中藥。時珍

榛　宋開寶

釋名　亲　古榛字。時珍曰：亲，羅氏爾雅翼云：禮記鄭玄註言關中甚多此果。關中，秦地也。榛之從秦，蓋取此意。左傳云：女贄不過榛栗棗脩，以告虔也。則榛有臻至之義，以其名告之也。古作亲，從辛從木。俗作莘，誤矣。莘音詵。

集解　志曰：榛生遼東山谷，樹高丈許，子如小栗，軍行食之當粮。中土亦有。鄭玄云：關中鄜坊甚多。頌曰：桂陽有亲栗

詹糖香塗毛髮，色如漆也。

【附方】新四。烏髭髮。胡桃皮、科蚪等分，擣泥塗之，一染即黑。○總録用青胡桃三枚和皮擣細，人乳汁三盞，于銀石器内調勻，搽鬚髮三五次，每日用胡桃油潤之，良。瀝瘍風。青胡桃皮擣泥，入醬清少許、硇砂少許令勻。先以泔洗，後傅之。外臺。白癜風。青胡桃皮一個，硫黄一皂子大，研勻。日日摻之，取〔一〕效。嵌甲。胡桃皮燒灰貼。

樹〔二〕皮。【主治】止水痢。春月斫皮汁，沐頭至黑。煎水可染褐。開寶。

【附方】新一。染鬚髮。胡桃根皮一秤，蓮子草十斤，切，以瓮盛之，入水五斗，浸一月去滓，熬至五升，入芸薹子油一斗，慢火煎取五升收之。凡用，先以炭灰汁洗，用油塗之，外以牛蒡〔三〕葉包住，絹裹一夜洗去，用七日即黑也。總録。

殼。【主治】燒存性，入下血、崩中藥。時珍。

榛 宋開寶

【釋名】亲古榛字。【時珍曰】案羅氏爾雅翼云：禮記鄭玄註言「關中甚多此果」。關中，秦地也。榛之從秦，蓋取此意。左傳云：女贄不過榛、栗、棗、脩，以告虔也。則榛有臻至之義，以其名告己之虔也。古作亲，從辛，從木。俗作莘，誤矣。莘，音詵。

【集解】【志曰】榛生遼東山谷。樹高丈許。子如小栗，軍行食之當粮。中土亦有。鄭玄云：關中鄜、坊甚多。【頌曰】桂陽有亲栗〔四〕

〔一〕取：底本原字缺損。今據其他金陵本補正。
〔二〕樹：原脱。今據證類卷二十三胡桃引「今附」補。
〔三〕蒡：原作「棉」。今據聖惠方卷四十一染髭髮及換白變黑諸方改。
〔四〕栗：證類卷二十三栗作「而」。

叢生實大如杏子中仁皮子形色与栗無異但小耳【大明曰】
新羅榛子肥白最良【時珍曰】榛樹低小如荊叢生冬末開花
如櫟花成條下垂長二三寸二月生葉如初生櫻桃葉多皺
文而有細齒及尖其實作苞三五相粘一苞一實實如櫟實
下壯上銳生青熟褐其殼厚而堅其仁白而圓大如杏仁亦
有皮尖然多空者故諺云十榛九空案陸機詩疏云榛有兩
種一種大小枝葉皮樹皆如栗而子小形如橡子味亦如栗
枝莖可以為燭詩所謂樹之榛栗者也一種高丈餘枝葉如
木蓼子作胡桃味遼代上黨
甚多久留亦易油壞者也

仁【氣味】甘平無毒【主治】益氣力實腸胃令人不飢健行開寶止
飢調中開胃甚驗大明

阿月渾子拾遺　【校正】自木部移入此併入海藥無名木皮

【釋名】胡榛子拾遺無名子海藥【集解】藏器曰阿月渾子生西國諸番与胡榛子同樹一歲胡榛
子二歲阿月渾子也珣曰案徐表南州記云無名木生嶺南山谷其實狀若榛子號無名子波斯家呼為阿月渾子也

仁【氣味】辛溫濇無毒【主治】諸痢去冷氣令人肥健藏器治腰冷
陰腎虛痿弱房中術多用之得木香山茱萸良李珣

叢生，實大如杏子中仁，皮子形色與栗無異，但小耳。【大明曰】新羅榛子肥白，最良。【時珍曰】榛樹低小如荆，叢生。冬末開花如櫟花，成條下垂，長二三寸。二月生葉如初生櫻桃葉，多皺文而有細齒及尖。其實作苞，三五相粘，一苞一實。實如櫟實，下壯上鋭，生青熟褐，其殼厚而堅，其仁白而圓，大如杏仁，亦有皮尖。然多空者，故諺云「十榛九空」。案陸機詩疏云：榛有兩種。一種大小枝葉皮樹皆如栗，而子小，形如橡子，味亦如栗，枝莖可以爲燭，詩所謂「樹之榛、栗」者也。一種高丈餘，枝葉如木蓼，子作胡桃味，遼、代、上黨甚多。久留亦易油壞者也。

仁。【氣味】甘，平，無毒。【主治】益氣力，實腸胃，令人不飢健行。開寶。止飢，調中開胃，甚驗。大明。

阿月渾子 拾遺

【校正】自木部移入此，併入海藥無名木皮。

【釋名】胡榛子拾遺、無名子海藥。【集解】【藏器曰】阿月渾子生西國諸番，與胡榛子同樹，一歲胡榛子，二歲阿月渾子也。【珣曰】案徐表南州記云：無名木生嶺南山谷，其實狀若榛子，號無名子，波斯家呼爲阿月渾子也。

仁。【氣味】辛，温，濇，無毒。【主治】諸痢，去冷氣，令人肥健。藏器。治腰冷，陰腎虚，痿弱，房中術多用之，得木香、山茱萸良。李珣。

無名木皮 海藥 氣味 辛，大溫，無毒。主治 陰腎萎弱，囊下溼癢，並煎汁小浴，極妙。珣

櫧子 拾遺 校正 原附鉤栗，今析出

集解 藏器曰：櫧子生江南，皮樹如栗，冬月不凋，子小于橡子。頌曰：櫧子有苦甜二種，治作粉食、糕食，褐色甚佳。時珍曰：櫧子處處山谷有之。其木大者數抱，高二三丈。葉長大如栗葉，稍尖而厚堅光澤，鋸齒峭利，凌冬不凋。三四月開白花，成穗如栗花。結實大如槲子，外有小苞，霜後苞裂子墜。子圓褐而有尖，大如菩提子。內仁如杏仁，生食苦澀，煮炒乃帶甘，亦可磨粉。甜櫧子粒小，木文細白，俗名麵櫧。苦櫧子粒大，木文粗赤，俗名血櫧。其色黑者名鐵櫧。案山海經云：前山有木，其名曰櫧。郭璞註曰：櫧子似柞子，可食，冬月采之。木作屋柱棺材，難腐也。

仁 氣味 苦澀，平，無毒。時珍曰：案正要云：酸，甘，微寒。不可多食。主治 食之不飢，令人健行，止洩痢，破惡血，止渴。藏器

皮葉 主治 煮汁飲，止產婦血。藏器 嫩葉 貼臁瘡，一日三換，良。時珍

鉤栗 拾遺

無名木皮海藥。【氣味】辛，大温，無毒。【主治】陰腎萎弱，囊下濕痒，並煎汁小浴，極妙。珣。

櫧子拾遺

【校正】原附鉤栗，今析出。

【集解】【藏器曰】櫧子生江南。皮、樹如栗，冬月不凋，子小于橡子。【頌曰】櫧子有苦、甜二種，治作粉食、餻食，褐色，甚佳。【時珍曰】櫧子處處山谷有之。其木大者數抱，高二三丈。葉長大如栗，葉梢尖而厚堅光澤，鋸齒峭利，凌冬不凋。三四月開白花成穗，如栗花。結實大如槲子，外有小苞，霜後苞裂子墜。子圓褐而有尖，大如菩提子。内仁如杏仁，生食苦澀，煮、炒乃帶甘，亦可磨粉。甜櫧子粒小，木文細白，俗名麪櫧。苦櫧子粒大，木文粗赤，俗名血櫧。其色黑者名鐵櫧。案山海經云：前山有木，其名曰櫧。郭璞註曰：櫧子似柞子可食，冬月采之。木作屋柱、棺材，難腐也。

仁。【氣味】苦，澀，平，無毒。【時珍曰】案正要云：酸、甘，微寒。不可多食。【主治】食之不飢，令人健行，止洩痢，破惡血，止渴。藏器。

皮、葉。【主治】煮汁飲，止産婦血。藏器。嫩葉：貼臁瘡，一日三换，良。吴瑞。

鉤栗拾遺

釋名 巢鉤子（拾遺）甜櫧子（一統志曰：鉤栗即甜櫧子。時珍曰：鉤、櫧二字方音相近，其狀如櫟，當作鉤櫟。）

集解 藏器曰：鉤栗生江南山谷，木大數圍，冬月不凋，其子似栗而圓小。又有雀子，相似而圓黑，久食不飢。詳櫧子下。

仁 氣味 甘平無毒。主治 食之不飢，厚腸胃，令人肥健。（藏器）

橡實（音象。唐本草）

校正 自木部移入。

釋名 橡斗（說文）皂斗（同）櫟梂（音歷求）柞子（音作）芧（杼同。序、暑二音）栩（音許）◎[illegible]曰：按爾雅云：栩，杼也。又曰：櫟，其實梂。孫炎注云：栩，一名杼也。櫟似樗之木也。梂，盛實之房也。其實名橡，有梂彙自裹之。詩唐風云：集于苞栩。秦風云：山有苞櫟。陸璣詩疏云：即柞櫟也。秦人謂之櫟，徐人謂之杼，或謂之栩。其子謂之皂，亦曰皂斗。其殼煮汁可染皂也。今京洛、河內亦謂之杼。蓋五方通語，皆一物也。寇宗奭曰：櫟梂木也，實名橡斗、皂斗，謂其斗刓剜象斗，可以染皂也。南人亦呼皂，如柞音相近也。

集解 頌曰：橡，櫟木子也。所在山谷皆有。木高二三丈，三四月開花黃色，八九月結實，其實為皂斗，槲、櫟皆有斗，而以櫟為勝。宗奭曰：櫟葉如栗葉，所在有之。木堅而不堪充材，亦木之性也。為炭則他木皆不及。其殼雖可染皂，若曾經雨水者，其色淡。槲亦有殼，但小而不及櫟也。時珍曰：櫟有二種：一種不結實者，其名曰棫，其木心赤，詩云「瑟彼柞棫」是也。一

【釋名】巢鉤子拾遺、甜櫧子。【瑞曰】鉤栗即甜櫧子。【時珍曰】鉤、櫧二字，方音相近。其狀如櫟，當作鉤櫟。

【集解】【藏器曰】鉤栗生江南山谷。木大數圍，冬月不凋，其子似栗而圓小。又有雀子，相似而圓黑，久食不飢。詳「櫧子」下。

仁。【氣味】甘，平，無毒。【主治】食之不飢，厚腸胃，令人肥健。藏器。

橡實音象○唐本草

【校正】自木部移入。

【釋名】橡斗說文、皂斗同、櫟梂音歷求、柞子音作、芧杼同，序、署二音、栩音許。○【禹錫曰】案爾雅云：栩，杼也。又曰：櫟，其實梂。孫炎注云：栩，一名杼也。櫟，似樗之木也。梂，盛實之房也。其實名橡，有梂彙自裹之。詩唐風云：集于苞栩。秦風云：山有苞櫟。陸機註云：即柞櫟也。秦人謂之櫟，徐人謂之杼，或謂之栩。其子謂之皂，亦曰皂斗。其殼煮汁可染皂也。今京洛、河內亦謂之杼。蓋五方通語皆一物也。【時珍曰】櫟，柞木也。實名橡斗、皂斗，謂其斗刓剜象斗，可以染皂也。南人呼皂如柞，音相近也。

【集解】【頌曰】橡實，櫟木子也。所在山谷皆有。木高二三丈。三四月開花黃色，八九月結實。其實爲皂斗，槲、櫟皆有斗，而以櫟爲勝。【宗奭曰】櫟葉如栗葉，所在有之。木堅而不堪充材，亦木之性也。爲炭則他木皆不及。其殼雖可染皂，若曾經雨水者其色淡，槲亦有殼，但小而不及櫟也。【時珍曰】櫟有二種。一種不結實者，其名曰棫，其木心赤，詩云「瑟彼柞棫」是也。一種宜實若其名曰櫧北人呼為橡二名間小則爲柀大則爲櫟其葉如櫧葉而文理皆斜向四五月開花如栗花黃色結實如橡子而有大其蒂有斗包其半截其仁如老蓮肉山人儉歲采以為飯或擣浸取粉食豐年可以肥豬北人亦種之其木高二三丈堅實而重有斑文點點大者可作柱棟小者可為薪炭周禮職方氏山林宜皂物柞栗之屬即此也其嫩葉可煎飲代茶

實【修治】雷斅曰霜後收采去殼蒸之從巳至未剉作五片日乾用周憲王曰取子換水浸十五次去澀味蒸極熟食之可以濟飢【氣味】苦微溫無毒【主治】下痢厚腸胃肥健人藏器澀腸止瀉煮食止飢禦歲大明

【發明】宗奭曰橡子非果非穀而最益人服食未能斷穀啖之尤佳無氣而受氣無味而受味消食止痢令人強健不飢時珍曰木實為果橡蓋果也儉歲人皆取以禦飢昔摯虞入南山飢甚拾橡實而食唐杜甫客秦州采橡栗自給是矣

【附方】新五水穀下利日夜百餘行者橡實二兩楮葉炙一兩為末每服一錢食前烏梅湯調下聖惠方血痢不止上方加縮砂仁半兩下痢脫肛橡斗子燒存性研末豬脂和傅直指方痔瘡出血橡子粉糯米粉各一升炒黃滾水調作果子飯上蒸熟食之不過四五次效李樓奇方

種結實者，其名曰栩，其實爲橡。二者樹小則聳枝，大則偃蹇。其葉如櫧葉，而文理皆斜勾。四五月開花如栗花，黃色。結實如荔枝核而有尖。其蒂有斗，包其半截。其仁如老蓮肉，山人儉歲采以爲飯，或擣浸取粉食，豐年可以肥豬。北人亦種之。其木高二三丈，堅實而重，有斑文點點。大者可作柱〔一〕棟，小者可爲薪炭。周禮職方氏「山林宜皂物，柞、栗之屬」即此也。其嫩葉可煎飲代茶。

實。【修治】【雷曰】霜後收采，去殼蒸之，從巳至未〔二〕，剉作五片，日乾用。【周憲〔三〕王曰】取子換水，浸十五次，淘去澀味，蒸極熟食之，可以濟飢。【氣味】苦，微温，無毒。【主治】下痢，厚腸胃，肥健人。蘇恭。澀腸止瀉。煮食，止飢，禦歉歲。大明。

【發明】【思邈曰】橡子非果非穀而最益人，服食未能斷穀，啖之尤佳。無氣而受氣，無味而受味，消食止痢，令人强健不極。【時珍曰】木實爲果，橡蓋果也。儉歲，人皆取以禦飢。昔〔四〕摯虞入南山，飢甚拾橡實而食。唐杜甫客秦州，采橡、栗自給。是矣。

【附方】新五。**水穀下利**。日夜百餘行者。橡實二兩，楮葉炙一兩，爲末。每服一錢，食前烏梅湯調下。聖惠方。

血痢不止。上方加縮砂仁半兩。**下痢脱肛**。橡斗子燒存性，研末，豬脂和傅。直指方。

痔瘡出血。橡子粉、糯米粉各一升，炒黃，滚水調作果子，飯上蒸熟食之。不過四五次效。李樓奇方。

〔一〕柱：原字殘損，類「挂」及「桂」。今從江西本改。
〔二〕未：底本原字殘損類「木」。今據其他金陵本改。
〔三〕憲：據明史周定王橚傳當作「定」。
〔四〕昔：原作「晉」。今從江西本改。

石癰堅硬如石不作膿者用橡子一枚以醋於青石上磨汁塗之乾則易不過十度即平 千金方

斗殼 修治 大明曰入藥並宜搗細炒焦或燒存性研用 氣味澀溫無毒 主治 為散及煮汁服止下痢并可染皂 恭 止腸風崩中帶下冷熱瀉痢并染須髮 大明

附方 新四 下痢脫肛 橡斗子燒存性研末豬脂和敷 直指方 腸風下血 橡斗子殼用白梅肉填滿兩个合定鐵線扎住煅存性研末每服二錢米飲下一方用硫黃填滿煅研酒服 餘居士選奇方 走馬牙疳 橡斗殼入鹽填滿合定燒透出火毒研末入射香少許先以米泔漱過搽之 全幼心鑑 風蟲牙痛 橡斗五个入鹽在內皂莢一挺入鹽在內同煅過研末日擦三五次荊芥湯漱之良 經驗良方

木皮根皮 恭曰 氣味苦平無毒 主治 惡瘡因風犯露致腫者煎汁日洗令膿血盡乃止亦治痢 蘇頌 止水痢消瘰癧 大明

附方 新一 蝕爛癰腫 及疼一切惡瘡橡木灰四斗桑柴灰四斗石灰一斗五升以沸湯調濕甑中蒸一日取釜中沸湯七斗合淋二淋之取汁再熬至一斗投亂[illegible]髮一雞子大煮盡又湯添色然後投入消盡瓷盛收每以少許

石癰堅硬如石，不作膿。用橡子一枚，以醋于青石上磨汁塗之。乾則易，不過十度即平。千金方。

斗殼。【修治】【大明曰】入藥並宜擣細，炒焦或燒存性研用。【氣味】澀，温，無毒。【主治】爲散及煮汁服，止下痢。并可染皂。恭。止腸風，崩中帶下，冷熱瀉痢。并染鬚髮。大明。

【附方】新四。下痢脱肛。橡斗殼燒存性，研末。豬脂和搽，并煎汁洗之。直指方。腸風下血。橡斗子殼用白梅肉填滿，兩個合定，鐵線扎住，煅存性，研末。每服二錢，米飲下。一方：用流黄填滿，煅研酒服。余居士選奇方。走馬牙疳。橡斗殼入鹽填滿，合定燒透，出火毒，研末，入射香少許。先以米泔漱過，搽之。全幼心鑑。風蟲牙痛。橡斗五個，入鹽在内，皂莢一條，入鹽在内，同煅過，研末，日擦三五次，荆芥湯漱之，良。經驗良方。

木皮、根皮拾遺。【氣味】苦，平，無毒。【主治】惡瘡因風犯露致腫者，煎汁日洗，令膿血盡乃止。亦治痢。藏器。止水痢，消瘰癧。大明。

【附方】新一。蝕爛癰腫及疣贅瘤痣。柞櫟木灰四斗，桑柴灰四斗，石灰一斗五升，以沸湯調濕，甑中蒸一日，取釜中沸湯七斗，合[一]甑三[二]淋之取汁，再熬至一升，投亂頭髮一雞子大消盡，又剪五色綵投入消盡，缾盛密收。每以少許，

〔一〕合：普濟方卷五十一面門作「就」。
〔二〕三：原字缺損。今據補同上。

扒破點之煎時勿令雞犬
婦人小兒見 普濟方

槲實 音斛○唐本草 [校正]自木部移附此

[釋名]槲樕(音速) 樸樕(並爾雅) 大葉櫟(俗) 櫟橿子 時珍曰槲樕猶觳觫也栗子綻罅有顆標之象故謂之栗槲葉搖動有觳觫之態故曰槲樕也樸樕者婆娑蓬然之貌其樹偃蹇其葉芃芃故也俗稱衣物不整者為樸樕本此其實木濇故俗謂之櫟橿子矣■言武后柱教書于槲樹人遂呼為金雞樹云

[集解]頌曰槲處處山林有之木高丈餘與櫟相類亦有斗但小不中用耳不拘時采其皮葉入藥宗奭曰槲亦有斗木雖堅而不堪充材止宜作柴為炭不及櫟木時珍曰槲有二種一種叢生小者名枹(音孚)見爾雅一種高者名大葉櫟樹葉俱似栗長大粗厚冬月凋落三四月開花亦如栗八九月結實似橡子而稍短小其蒂亦有斗其實僵澀味惡荒歲人亦食之其木理粗不及橡木所謂樗櫟之材者指此

仁[氣味]苦澀平無毒[主治]蒸煮作粉澀腸止痢功同橡子 時珍

槲若[修治]時珍曰若即葉之名也入藥須微炙令焦[氣味]甘苦平無毒[主治]療痔止血及血痢止渴 恭 活血利小便除面上皶赤 時珍

挑破點之。煎時勿令雞、犬、婦人、小兒見。普濟方。

槲實 音斛〇唐本草

【校正】自木部移附此。

【釋名】槲樕音速、樸樕並爾雅、大葉櫟俗、櫟橿子。【時珍曰】槲樕猶觳觫〔一〕也。栗子綻縣，有顫慄之象，故謂之栗；槲葉搖動，有觳觫之態，故曰槲樕也。樸樕者，婆娑、蓬然之貌。其樹偃蹇，其葉芃芃故也。俗稱衣物不整者爲樸樕，本此。其實木殭，故俗謂之櫟橿子。史言武后掛赦書于槲樹，人遂呼爲金雞樹云。

【集解】【頌曰】槲〔二〕，處處山林有之。木高丈餘，與櫟相類。亦有斗，但小不中用耳。不拘時采。其皮、葉入藥。【宗奭曰】槲亦有斗，木雖堅而不堪充材，止宜作柴，爲炭不及櫟木。【時珍曰】槲有二種。一種叢生小者名枹，音孚，見爾雅。一種高者名大葉櫟。樹、葉俱似栗，長大粗厚，冬月凋落。三四月開花亦如栗，八九月結實似橡子而稍短小，其蒂亦有斗。其實僵澀味惡，荒歲人亦食之。其木理粗不及橡木，所謂樗櫟之材者指此。

仁。【氣味】苦，澀，平，無毒。【主治】蒸煮作粉，澀腸止痢，功同橡子。時珍。

槲若。【修治】【頌曰】若即葉之名也。入藥須微炙令焦。【氣味】甘、苦，平，無毒。【主治】療痔止血，及血痢，止渴。恭。活血，利小便，除面上皶赤。時珍。

〔一〕觫：原作「轂」。江西本、錢本同。今從張本改。本藥下同此誤徑改。
〔二〕槲：原作「櫟」。今據證類卷十四槲若改。

附方（舊五新三）卒然吐血（槲葉爲末，每服二錢，水一盞，煎七分，和滓服。簡要濟衆）鼻衄不止（槲葉擣汁一小盞，頓服即止。聖惠方）腸風血痔（熱多者尤佳。槲葉微炙研末一錢，槐花炒研末一錢，米飲調服。未止再服。寇氏衍義）冷淋莖痛（槲葉研末，每服三錢，水一盞，葱白七寸，煎六分，去滓，食前溫服，日二服）孩子淋疾（槲葉三片，煎湯服一雞子殼，小便即時下也。孫真人方）螻蛄漏疾（槲葉燒存性研，以米泔別浸槲葉，取汁洗瘡後，乃納灰少許于瘡中。聖惠方）鼻上皻皰（出膿血者，以泔水煮槲葉取汁洗之，拭乾，納槲葉灰少許于中良。聖惠方）腋下胡臭（槲若三升切，水煮濃汁，洗畢，即以日苦瓠殼煙熏之，後用辛夷、細辛、杜衡末，醋浸一夜，傅之。千金方）

木皮（俗名赤龍皮）氣味苦澀，無毒。主治煎服，除蟲及漏，甚效（恭）。煎湯洗惡瘡良（權）。能吐瘰癧，澀五臟（大明）。止赤白痢，腸風下血（時珍）。

附方（舊四新六）赤龍皮湯（治諸敗爛瘡、乳瘡。用槲皮切三升，水一斗，煮五升，春夏冷用，秋冬溫用，洗之。洗畢，乃傅諸膏。肘後）附骨疽瘡（槲皮燒研，米飲每服方寸匕。千金方）下部生瘡（槲皮、櫸皮煮汁，熬如飴糖，以導下部。肘後方）一切瘻疾（千金用槲樹北陰白皮三十斤，剉，以水一石，煮一斗，去滓，煎如飴。又

【附方】舊五，新三。卒然吐血。槲葉爲末，每服二錢，水一盞，煎七分，和滓服。簡要濟衆。鼻衄不止。槲葉擣汁一小盞，頓服即止。聖惠方。腸風血痔。熱多者尤佳。槲葉微炙研末二[一]錢，槐花炒研末一錢，米飲調服。未止再服。寇氏衍義。冷淋莖痛。槲葉研末，每服三錢，水一盞，葱白七寸，煎六分，去滓，食前温服。日二。孩子淋疾。槲葉三片煎湯，服一雞子殼，小便即時下也。孫真人方。蠼螋漏疾。槲葉燒存性研，以米泔別浸槲葉，取汁洗瘡後，乃納灰少許于瘡中。聖惠方。鼻上皶皰出膿血者。以泔水煮槲葉，取汁洗之，拭乾，納槲葉灰少許于中，良。聖惠。腋下胡臭。槲若三升切，水煮濃汁，洗畢，即以白[二]苦瓠殼煙熏之。後用辛夷、細辛、杜衡末，醋浸一夜，傅之。千金方。

木皮俗名赤龍皮。【氣味】苦，澀，無毒。【主治】煎服，除蟲[三]及漏，甚效。恭。煎湯洗惡瘡良。權。能吐瘰癧，澀五臟。大明。止赤白痢，腸風下血。時珍。

【附方】舊四，新六。赤龍皮湯。治諸敗爛瘡、乳瘡。用槲皮切三升，水一斗，煮五升，春夏冷用，秋冬温用，洗之。洗畢乃傅諸膏。肘後。附骨疽瘡。槲皮燒研，米飲每服方寸匕。千金方。下部生瘡。槲皮、櫸皮煮汁，熬如飴餹，以導下部。肘後方。一切瘻疾。千金用槲樹北陰白皮三十斤剉，以水一石，煮一斗，去滓煎如飴，又

[一] 二：原闕一字。今據證類卷十四槲若引衍義「炒槐花減槲葉之半」補。
[二] 白：原作「曰」。今據千金方卷二十四胡臭漏腋改。
[三] 蟲：原作「蟲」。今據證類卷十四槲若改。

敦通都厕上雄鼠屎雌鼠屎各十四枚燒汁浸研和之納溫酒一升和匀瘦人服五合當有虫出也○寇氏衍要用槲白皮切五升水八升煮令泣濾去滓再煎成膏日服棗許幷塗瘡上宜食苜蓿鹽飲以助之以瘥爲度

小兒瘰癧槲樹皮去粗皮切煎湯頻洗之聖惠方

蠱毒下血槲木北陰白皮一大握長五寸以水三升煮取一升空腹分服卽吐毒出也

赤白久痢不拘大人小兒用新槲皮一斤去黑皮切以水一斗煎取五升去滓煎膏和酒服

久痢不止槲白皮姜汁炙五度一兩乾薑炮半兩爲末每服二錢米飲調下聖濟總錄

久瘡不已槲木皮一尺闊六寸切以水一斗煮取五升入白沙糖十挺煎取一升分三服卽吐而愈附后方

取通都厠上雄鼠屎、雌鼠屎各十四枚，燒汁盡研和之，納温酒一升和匀。瘦人服五合，當有蟲出也。○崔氏纂要用槲白皮切五升，水八升，煮令泣盡，去滓，再煎成膏。日服棗許，并塗瘡上。宜食苜蓿、鹽、飦以助之。以瘥爲度。**小兒瘰癧**。槲樹皮去粗皮切，煎湯頻洗之。聖惠方。**蠱毒下血**。槲木北陰白皮一大握，長五寸，以水三升，煮取一升，空腹分服，即吐毒出也。**赤白久痢**。不拘大人、小兒，用新槲皮一斤，去黑皮切，以水一斗，煎取五升，去滓煎膏，和酒服。**久痢不止**。槲白皮薑汁炙五度一兩，乾薑炮半兩，爲末。每服二錢，米飲調下。聖濟總録。**久瘡不已**。槲木皮一尺，闊六寸，切，以水一斗，煮取五升，入白沙餹十挺，煎取一升，分三服，即吐而愈。肘後方

本草綱目果部三十一卷

果之三 夷果類三十一種

荔枝開寶 龍眼別錄 龍荔綱目 橄欖開寶

木威子拾遺 菴摩勒唐本 毗梨勒唐本 没離梨拾遺

五斂子綱目 即陽桃 五子實綱目 榧實別錄 海松子開寶

檳榔別錄 大腹子開寶 椰子開寶 無漏子拾遺 即波斯棗

桄榔子開寶 莎木麪海藥 波羅蜜綱目 無花果食物 文光果

天仙果附 阿勃勒拾遺 沙棠果綱目 㮶子拾遺

麂目拾遺 都桷子拾遺 都念子拾遺 都咸子拾遺

摩廚子拾遺 齊墩果 德慶果附 韶子拾遺 馬檳榔會編

枳椇唐本

右附方舊二十一 新四十一

本草綱目果部目録第三十一卷

果之三　夷果類三十一種

荔枝開寶　龍眼別録　龍荔綱目　橄欖開寶
木威子拾遺　菴摩勒唐本〔一〕　毗梨勒唐本　没離梨拾遺〔二〕
五斂子綱目○即陽桃　五子實綱目　榧實別録　海松子開寶
檳榔別録　大腹子開寶　椰子〔三〕開寶　無漏子拾遺○即波斯棗
桄榔子開寶　莎木麪海藥　波羅蜜綱目　無花果食物○文光果、天仙果〔四〕附
阿勒勃〔五〕拾遺　沙棠果綱目　棌子拾遺
麂目拾遺　都桷子拾遺　都念子拾遺　都咸子拾遺
摩厨子拾遺○齊墩果、德慶果附　韶子拾遺　馬檳榔會編
枳椇唐本

右附方舊二十一，新四十一。

〔一〕本：正文作「附」。
〔二〕没離梨拾遺：正文無此條。
〔三〕椰子：正文此下有青田核、樹頭酒、嚴樹酒三味後附藥。本分目録脱。
〔四〕天仙果：正文此下有「古度子」一藥。本分目録脱。
〔五〕阿勒勃：原作「阿勃勒」。今據證類卷十二阿勒勃乙正後二字。該藥正文後附「羅望子」一藥。本分目録脱。

果部

○果之三　夷果類三十一種

荔枝 宋開寶

釋名　離枝 綱目　丹荔 頌曰按朱應扶南記云此木結實時枝弱而蒂牢不可摘取必以刀斧劙取其枝故以為名劙音利與劦同時珍曰司馬相如上林賦作離支按白居易云若離本枝一日色變三日味變則離支之名又或取此義也

集解 頌曰荔枝生嶺南及巴中今閩之泉福漳州興化軍蜀之嘉蜀渝涪州及二廣州郡皆有之其品以閩中為第一蜀州次之嶺南為下其木高二三丈自徑尺至于合抱類桂木冬青之屬綠葉蓬蓬然四時榮茂不彫其木性至堅勁土人取其根作阮咸槽及彈棊局其花青白狀若冠之蕤綏其子喜雙實狀如初生松毬殼有皺紋如羅初青漸紅肉色淡白如肪玉味甘而多汁夏至將中則子翕然俱赤乃可食也大樹下子至百斛五六月盛熟時彼方皆燕會其下以賞之極量取啖雖多亦不傷人少過則飲蜜漿便解荔枝始傳於漢世初惟出嶺南後出蜀中故左思蜀都賦云旁挺龍目側生荔枝唐白居易圖序論之詳矣今閩中四郡所出特奇蔡襄譜其種類至三十餘品肌肉甚厚甘香瑩白非廣蜀之

本草綱目果部第三十一卷

果之三　夷果類三十一種

荔枝宋開寶

【釋名】離枝綱目、丹荔。【頌曰】按朱應扶南記云：此木結實時，枝弱而蒂牢，不可摘取，必以刀斧劙取其枝，故以爲名。劙，音利，與劦同。【時珍曰】司馬相如上林賦作離支。按白居易云：若離本枝，一日色變，三日味變。則離支之名，又或取此義也。

【集解】【頌曰】荔枝生嶺[一]南及巴中。今閩之泉、福、漳州、興化軍，蜀之嘉、蜀、渝、涪州，及二廣州郡皆有之。其品以閩中爲第一，蜀川[二]次之，嶺南爲下。其木高二三丈，自徑尺至于合抱，類桂木、冬青之屬。緑葉蓬蓬然，四時榮茂不彫。其木性至堅勁，土人取其根，作阮咸槽及彈棋局。其花青白，狀若冠之蕤緌。其子喜雙實，狀如初生松毬。殼有皺紋如羅，初青漸紅。肉色淡白如肪玉，味甘而多汁。夏至將中，則子翕然俱赤，乃可食也。大樹下子至百[三]斛，五六月盛熟時，彼方皆燕會其下以賞之，極量取啖。雖多亦不傷人，少過則飲蜜漿便解。荔枝始傳於漢世，初惟出嶺南，後出蜀中。故左思蜀都賦云：「旁挺龍目，側生荔枝。」唐白居易圖序論之詳矣。今閩中四郡所出特奇，蔡襄譜其種類至三十餘品，肌肉甚厚，甘香瑩白，非廣、蜀之

[一] 嶺：原作「領」。今據證類卷二十三荔枝子改。
[二] 川：原作「州」。今據改同上。
[三] 百：原作「白」。今據改同上。

北也福唐歲貢白曝荔枝蜜煎荔枝肉俱為上方珍果白曝
須嘉實乃堪其市貨者多用襍色荔枝入鹽梅曝成皮色深
紅味亦少酸殊失本真繒曝則可經歲商販流布遍及華夏
味搓不歆百果之盛皆不及此又有焦核荔枝核如雞舌香
味更甜美或云是木生背陽結實不完就者又有綠色蠟色
皆其品之奇者本土亦自難得其蜀嶺荔枝初生小酢肉薄
核大不堪白曝花及根亦入藥藏器曰顧微廣州記云荔枝
冬夏常青其實大如雞卵殼朱肉白核黃黑色似半熟蓮子
精者核如雞舌香甘美多汁極益人也時珍曰荔枝炎方之
果性最畏寒易種而根浮其木甚耐久有經數百年猶結實
者其實生時肉白乾時肉紅日晒火烘鹵浸蜜煎皆可致遠
成朶晒乾者謂之荔錦按白居易荔枝圖序云荔枝生巴峽
間樹形團團如帷蓋葉如冬青花如橘而春榮實如丹而夏
熟朶如蒲桃核如枇杷殼如紅繒膜如紫綃瓤肉潔白如氷
雪漿液甘酸如醴酪大畧如彼其實過之若離本枝一日而
色變二日而香變三日而味變四五日外色香味盡去矣又
蔡襄荔枝譜云廣蜀所出早熟而肉薄味甘酸不及閩中下
等者閩中惟四郡有之福州最多興化最奇泉漳次之福州
延亘原野一家甚至萬株興化上品大徑寸餘香氣清遠色
紫殼薄瓤厚膜紅核如丁香母剥之如水精食之如絳雪荔
枝以甘為味雖百千樹莫有同者過甘與淡皆失於中若夫
厚皮尖斜肌理黃色附核而赤食之有渣食已而澀雖無酢
味亦自下等矣最忌麝香觸之花實盡落也又洪邁堅貞志
云莆田荔枝名品皆出天成雖以其核種之亦失本體形狀

比也。福唐歲貢白曝荔枝、蜜煎荔枝肉，俱爲上方珍果。白曝須嘉實乃堪，其市貨者，多用雜色荔枝入鹽、梅曝成，皮色深紅，味亦少酸，殊失本真。經曝則可經歲，商販流布，遍及華夏，味猶不歇。百果之盛，皆不及此。又有焦核荔枝，核如雞舌香，味更甜美。或云是木生背陽，結實不完就者。又有緑色、蠟色，皆其品之奇者，本土亦自難得。其蜀、嶺荔枝，初生小酢，肉薄核大，不堪白曝。花及根亦入藥。【藏器曰】顧微廣州記云：荔枝冬夏常青，其實大如鷄卵，殼朱肉白，核黃黑色，似半熟蓮子。精者核如雞舌香，甘美多汁，極益人也。【時珍曰】荔枝炎方之果，性最畏寒，易種而根浮。其木甚耐久，有經數百年猶結實者。其實生時肉白，乾時肉紅。日晒火烘，鹵浸蜜煎，皆可致遠。成朵晒乾者，謂之荔錦。按白居易荔枝圖序云：荔枝生巴、峽間。樹形團團如帷蓋，葉如冬青。花如橘而春榮，實如丹而夏熟。朵如蒲桃，核如枇杷。殼如紅繒，膜如紫綃。瓤肉潔白如冰雪，漿液甘酸如醴酪。大略如彼，其實過之。若離本枝，一日而色變，二日而香變，三日而味變，四五日外，色香味盡去矣。又蔡襄荔枝譜云：廣、蜀所出，早熟而肉薄，味甘酸，不及閩中下等者。閩中惟四郡有之，福州最多，興化最奇，泉、漳次之。福州延亘原野，一家甚至萬株。興化上品，大徑寸餘，香氣清遠，色紫殼薄，瓤厚膜紅，核如丁香母。剥之如水精，食之如絳雪。荔枝以甘爲味，雖百千〔一〕樹莫有同者，過甘與淡，皆失於中。若夫厚皮尖刺〔二〕，肌理黃色，附核而赤，食之有渣，食已而澀，雖無酢味，亦自下等矣。最忌麝香，觸之花、實盡落也。又洪邁夷堅〔三〕志云：莆田荔枝名品，皆出天成，雖以其核種之，亦失本體，形狀

〔一〕千：原字類「十」。今據荔枝譜改。
〔二〕刺：原作「斜」。今據改同上。
〔三〕夷堅：原作「堅夷」。今據卷一引據古今經史百家書目乙正。

百出不可以理求也沈括筆談謂焦核荔子乃土人去其大根蟠焦種成者大不然也珣曰荔枝樹似青木香熟時人未采則百蟲不敢近人纔采之烏鳥蝙蝠之類無不傷殘之也故采荔枝者必日中而衆采之一日色變二日味變三日色味俱變故古詩云色香味不踰三日變也

實氣味甘平無毒珣曰甘酸熱多食令人發虛熱李廷飛曰生荔枝多食發熱煩渴口乾衄血頌曰多食不傷人如少過度飲蜜漿一盃便解也時珍曰荔枝氣味純陽其性畏熱鮮者食多即齦腫口痛或衄血也病齒䘌及火病人尤忌之開寶本草言其性平蘇氏謂多食無傷皆謬說也按物類相感志云食荔枝多則醉以殼浸水飲之即解此即食物不消還以本物消之之意

主治止渴益人顏色開寶食之止煩渴頭重心躁背膊勞悶李珣通神益智健氣孟詵治瘰癧瘤贅赤腫疔腫發小兒痘瘡時珍

發明震亨曰荔枝屬陽主散無形質之滯氣故瘤贅赤腫者用之苟不明此雖用之無應

附方新六痘瘡不發荔枝肉浸酒飲并食之忌生冷聞人規痘疹論疔瘡惡腫普濟方用荔枝五箇或三箇不用雙數以狗糞中米淘淨為末與糯米粥同研成膏攤紙上貼之留一孔出毒氣○濟生秘覽用荔

百出，不可以理求也。沈括筆談謂焦核荔子乃土人去其大根，燔焦種成者，大不然也。【珣曰】荔枝樹似青木香。熟時人未采，則百蟲不敢近。人纔采之，烏鳥、蝙蝠之類，無不傷殘之也。故采荔枝者，必日中而衆采之。一日色變，二日味變，三日色味俱變。故古詩云「色味不踰三日變」也。

實。【氣味】甘，平，無毒。【珣曰】甘、酸，熱。多食令人發虚熱。【李廷[一]飛曰】生荔枝多食發熱煩渴，口乾衄血。【頌曰】多食不傷人。如少過度，飲蜜漿一盃便解也。【時珍曰】荔枝氣味純陽，其性畏熱。鮮者食多即齦腫口痛，或衄血也。病齒䘌及火病人尤忌之。開寶本草言其性平，蘇氏謂多食無傷，皆謬説也。按物類相感志云：食荔枝多則醉，以殼浸水飲之即解。此即食物不消，還以本物消之之意。【主治】止渴，益人顔色。開寶。食之止煩渴，頭重心躁，背膊勞悶。李珣。通神，益智，健氣。孟詵。治瘰癧瘤贅，赤腫疔腫，發小兒痘瘡。時珍。

【發明】【震亨曰】荔枝屬陽，主散無形質之滯氣，故瘤贅赤腫者用之。苟不明此，雖用之無應。

【附方】新六。痘瘡不發。荔枝肉浸酒飲，并食之。忌生冷。聞人規痘疹論。疔瘡惡腫。普濟方用荔枝五箇或三箇，不用雙數，以狗糞中米淘浄爲末，與糯米粥同研成膏，攤紙上貼之。留一孔出毒氣。○濟生秘覽用荔

〔一〕廷：據元史卷一百九十七李鵬飛傳當作「鵬」。

枝肉白梅各三箇擣作餅子貼于瘡上根即出也 風牙疼痛普濟用荔枝連殼燒存性研末擦牙即止乃治諸藥不効仙方也○孫氏集効方用大荔枝一箇剔開塡鹽滿殼煨研搽之即愈 呃逆不止荔枝七箇連皮核燒存性為末白湯調下立止楊拱醫方摘要

核氣味甘溫濇無毒主治心痛小腸氣痛以一枚煨存性研末新酒調服宗奭治癲疝氣痛婦人血氣刺痛時珍

發明時珍曰荔枝核入厥陰行散滯氣其實雙結而核肖睾丸故其治癲疝卵腫有述類象形之義

附方新六

脾痛不止荔枝核為末醋服二錢數服即愈衛生易簡方

婦人血氣刺痛用荔枝核燒存性半兩香附子炒一兩為末每服二錢鹽湯米飲任下名蠲痛散婦人良方

疝氣癩腫孫氏用荔枝核炒黑色大茴香炒等分為末每服一錢溫酒下○皆効方玉環來笑丹用荔枝核四十九箇陳皮連白九錢硫黃四錢為末鹽水打麪糊丸綠豆大遇痛時空心酒服九丸良久再服不過三服甚効如神亦治諸氣痛

陰腎腫痛荔枝核燒研酒服二錢

腎腫如斗荔枝核青橘皮茴香等分各炒研酒服二錢日三

殼主治痘瘡出不爽快煎湯飲之又解荔枝熱浸水飲時珍

枝肉、白梅各三箇，擣作餅子。貼于瘡上，根即出也。風牙疼痛。普濟用荔枝連殼燒存性，研末，擦牙即止。乃治諸藥不效仙方也。○孫氏集效方用大荔枝一箇，剔開填鹽滿殼。煅研搽之，即愈。欬[一]逆不止。荔枝七箇，連皮核燒存性，爲末。白湯調下，立止。楊拱醫方摘要。

核。【氣味】甘，温，濇，無毒。【主治】心痛、小腸氣痛，以一枚煨存性，研末，新酒調服。宗奭。治癩疝氣痛，婦人血氣刺痛。時珍。

【發明】【時珍曰】荔枝核入厥陰，行散滯氣，其實雙結而核肖睾丸，故其治癩疝卵腫，有述類象形之義。

【附方】新六。脾痛不止。荔枝核爲末，醋服二錢。數服即愈。衛生易簡方。婦人血氣刺痛。用荔枝核燒存性半兩，香附子炒一兩，爲末。每服二錢，鹽湯、米飲任下。名蠲痛散。婦人良方。疝氣癩腫。孫氏用荔枝核炒黑色、大茴香炒等分，爲末。每服一錢，温酒下。○皆效方玉環來笑丹：用荔枝核四十九箇，陳皮連白九錢，硫黄四錢，爲末，鹽水打麪糊丸緑豆大。遇痛時，空心酒服九丸，良久再服。不過三服，甚效如神。亦治諸氣痛。陰腎腫痛。荔枝核燒研，酒服二錢。腎腫如斗。荔枝核、青橘皮、茴香等分，各炒研。酒服二錢，日三。

殼。【主治】痘瘡出□[二]不爽快，煎湯飲之。又解荔枝熱，浸水飲。時珍。

〔一〕欬：原作「阨」。今據醫方摘要卷五欬逆改。
〔二〕□：原闕一字，金陵本、江西本、錢本均同。張本作「發」。

附方 新一

赤白痢 荔枝殼、橡斗殼炒、石榴皮炒、甘草炙，各等分。每以半兩，水一盞半，煎七分，溫服，日二服。普濟方

花及皮根 主治 喉痺腫痛。用水煮汁，細細含嚥，取瘥止。蘇頌。○出崔元亮海上方。

龍眼 別錄中品

校正 自木部移入此。宗奭曰：龍眼專為果，未見入藥。本草編入木部，非矣。

釋名 龍目 吳普 圓眼 俗名 益智 別錄 亞荔枝 開寶 荔枝奴 驪珠 燕卵 蜜脾 鮫淚 川彈子 南方草木狀 ○時珍曰：龍眼、龍目，象形也。吳普本草謂之龍目，又曰比目。曹憲博雅謂之益智。弘景曰：廣州有龍眼，非益智，恐彼人別名耳。志曰：甘味歸脾，能益人智，故名益智，非今之益智子也。頌曰：荔枝纔過，龍眼即熟，故南人目為荔枝奴，又名木彈。晒乾寄遠，北人以為佳果，目為亞荔枝。

集解 別錄曰：龍眼生南海山谷。一名益智，其大者似檳榔。恭曰：龍眼樹似荔枝，葉若林檎，花白色。子如檳榔，有鱗甲，大如雀卵。頌曰：今閩、廣、蜀道出荔枝處皆有之。嵇含南方草木狀云：木高一二丈，似荔枝而枝葉微小，凌冬不凋。春末夏初開細白花。七月實熟，殼青黃色，文作鱗甲，形圓大如彈丸，核若木槵子而不堅，肉薄于荔枝，白而有漿，其甘如蜜。實極

【附方】新一。赤白痢。荔枝殼、橡斗殼炒、石榴皮炒、甘草炙，各等分。每以半兩，水一盞半，煎七分，温服，日二服。普濟方。

花及皮根。【主治】喉痺腫痛，用水煮汁。細細含嚥，取瘥止。蘇頌。○出崔元亮海上方。

龍眼 別録中品

【校正】自木部移入此。【宗奭曰】龍眼專爲果，未見入藥。本草編入木部，非矣。

【釋名】龍目吴普、圓眼俗名、益智別録、亞荔枝開寶、荔枝奴、驪珠、燕卵、蜜脾、鮫淚、川彈子南方草木狀。【時珍曰】龍眼、龍目，象形也。吴普本草謂之龍目，又曰比目。曹憲博雅謂之益智。【弘景曰】廣州有龍眼，非益智也，恐彼人別名耳。【志曰】甘味歸脾，能益人智，故名益智，非今之益智子也。【頌曰】荔枝纔過，龍眼即熟，故南人目爲荔枝奴。又名木彈。晒乾寄遠，北人以爲佳果，目爲亞荔枝。

【集解】【別録曰】龍眼生南海山谷。一名益智。其大者似檳榔。【恭曰】龍眼樹似荔枝，葉若林檎，花白色。子如檳榔，有鱗甲，大如雀卵。【頌曰】今閩、廣、蜀道出荔枝處皆有之。嵇含南方草木狀云：木高一二丈，似荔枝而枝葉微小，凌冬不凋。春末夏初，開細白花。七月實熟，殼青黄色，文作鱗甲，形圓，大如彈丸，核若木梡子而不堅，肉薄于荔枝，白而有漿，其甘如蜜。實極業每枝三二十顆作穗如蒲桃漢時南海常貢之大為民害臨武長唐羌上書言狀和帝感其言下詔止之（時珍曰）龍眼正圓別錄蘇恭比之檳榔殊不類也其木性畏寒白露後方可采摘晒焙令乾成朶乾者名龍眼錦按范成大桂海志有山龍眼出廣中色青肉如龍眼夏月實熟可噉此亦龍眼之野生者與

實【氣味】甘平無毒 恭曰甘酸溫 李廷飛曰生者沸湯瀹過食不動脾

【主治】五臟邪氣安志厭食除蠱毒去三蟲久服強魂聰明輕身不老通神明 別錄 開胃益脾補虛長智 時珍

【發明】（時珍曰）食品以荔枝為貴而資益則龍眼為良蓋荔枝性熱而龍眼性和平也嚴用和濟生方治思慮勞傷心脾有歸脾湯取甘味歸脾能益人智之義

【附方】新一

歸脾湯 治思慮過度勞傷心脾健忘怔忡虛煩不眠自汗驚悸用龍眼肉酸棗仁炒黃芪炙白朮焙伏神各一兩木香半兩炙甘草二錢半㕮咀每服五錢薑三片棗一枚水二鍾煎一鍾溫服 濟生方

核【主治】胡臭六枚同胡椒二七枚研遇汗出即擦之 時珍

龍荔 綱目

繁，每枝三二十顆，作穗如蒲桃。漢時南海常貢之，大爲民害。臨武長唐羌上書言狀。和帝感其言，下詔止之。【時珍曰】龍眼正圓，別録、蘇恭比之檳榔，殊不類也。其木性畏寒，白露後方可采摘，晒焙令乾，成朵乾者名龍眼錦。按范成大桂海志有山龍眼，出廣中，色青，肉如龍眼，夏月實熟可啖，此亦龍眼之野生者與？

實。【氣味】甘，平，無毒。【恭曰】甘，酸，温。【李廷[一]飛曰】生者沸湯瀹過食，不動脾。【主治】五臟邪氣，安志厭食。除蠱毒，去三蟲。久服强魂聰明，輕身不老，通神明。別録。開胃益脾，補虛長智。時珍。

【發明】【時珍曰】食品以荔枝爲貴，而資益則龍眼爲良。蓋荔枝性熱，而龍眼性和平也。嚴用和濟生方治思慮勞傷心脾有歸脾湯，取甘味歸脾、能益人智之義。

【附方】新一。歸脾湯。治思慮過度，勞傷心脾，健忘怔忡，虛煩不眠，自汗驚悸。用龍眼肉、酸棗仁炒、黄芪炙、白术焙、伏神各一兩，木香半兩，炙甘草二錢半，㕮咀。每服五錢，薑三片，棗一枚，水二鍾，煎一[二]鍾。温服。濟生方。

核。【主治】胡臭。六枚，同胡椒二七枚研，遇汗出即擦之。時珍。

龍荔 綱目

[一] 廷：據元史卷一百九十七李鵬飛傳當作「鵬」。
[二] 一：底本原字色淡難辨。今據其他金陵本補。

〔釋名〕見下

〔集解〕時珍曰按范成大桂海志云龍荔出嶺南狀如小荔枝而肉味如龍眼其木之身葉亦似二果故名曰龍荔三月開小白花與荔枝同時熟不可生啖但可蒸食

實〔主治〕甘熱有小毒生食令人發癇或見鬼物時珍○出桂海志

橄欖宋開寶

〔釋名〕青果梅聖俞集 忠果記事珠 諫果出農書○時珍曰橄欖名義未詳此果雖熟其色亦青故俗呼青果其有色黃者不堪病物也王禎云其味苦澀久之方回甘味王元之作詩比之忠言逆耳世亂乃思之故人名為諫果

〔集解〕志曰橄欖生嶺南樹似木槵子樹而高端直可愛結子形如生訶子無稜瓣八月九月采之又有一種波斯橄欖生邕州色類相似但核作兩瓣蜜漬食之詵曰其樹大數圍實長寸許先生者向下後生者漸高熟時生食味酢蜜漬極甜珣曰按南州異物志云閩廣諸郡及緣海浦嶼間皆有之樹高丈餘葉似櫸柳二月開花八月成實狀如長棗兩頭尖青色核亦兩頭尖而有稜核內有三竅竅中有仁可食須頌曰按劉恂嶺表錄異云橄欖樹枝皆高聳其子深秋方熟南

【釋名】見下

【集解】【時珍曰】按范成大桂海志云：龍荔出嶺南。狀如小荔枝，而肉味如龍眼，其木之身、葉亦似二果，故名曰龍荔。三月開小白花，與荔枝同時熟，不可生噉，但可蒸食。

實。【主治】甘，熱，有小毒。生食令人發癎，或見鬼物。時珍。○出桂海志。

橄欖 宋開寶

【釋名】青果梅聖俞集、忠果記事珠、諫果出農書。【時珍曰】橄欖名義未詳。此果雖熟，其色亦青，故俗呼青果。其有色黃者不堪，病物也。王禎云：其味苦澀，久之方回甘味。王元之作詩，比之忠言逆耳，世亂乃思之，故人名爲諫果。

【集解】【志曰】橄欖生嶺南。樹似木槵子樹而高，端直可愛。結子形如生訶子，無稜瓣，八月、九月采之。又有一種波斯橄欖，生邕州。色類相似，但核作兩瓣，蜜漬食之。【詵曰】其樹大數圍。實長寸許，先生者向下，後生者漸高。熟時生食味酢，蜜漬極甜。【珣曰】按南州異物志云：閩、廣諸郡及緣海浦嶼間皆有之。樹高丈餘，葉似櫸柳。二月開花，八月成實，狀如長棗，兩頭尖，青色。核亦兩頭尖而有稜，核內有三竅，竅中有仁，可食。【頌曰】按劉恂嶺表録異云：橄欖樹枝皆高聳。其子深秋方熟，南人重之生咀嚼之味雖苦澀而芬香勝於含雞舌香也有一野生者子繁而樹峻不可梯緣但刻根下方寸許納鹽入内一夕子皆自落木亦無損其枝節間有脂膏如桃膠南人采取和皮葉煎汁熬如黑餳謂之欖糖用泥船隙牢如膠漆着水益乾也【時珍曰】橄欖樹高將熟時以木釘釘之或納鹽少許於皮内其實一夕自落亦物理之妙也其子生食甚佳蜜漬鹽藏皆可致遠其木枝狀如黑膠者土人采取爇之清烈謂之欖香雜以牛皮膠者即不佳矣又有緑欖色緑烏欖色青黑肉爛而甘取肉搥碎乾放自有霜如白鹽謂之欖醬青欖核内仁乾小惟烏欖仁最肥大有文層疊如海螵蛸狀而味甘美謂之欖仁又有一種方欖出廣西兩江峒中似橄欖而有三角或四角即是波斯橄欖之類也

實【氣味】酸甘温無毒【宗奭曰】味澀良久乃甘【震亨曰】味澀而甘醉飽宜之然性熱多食能致上壅【時珍曰】橄欖鹽過則不苦澀同栗子食甚香按延壽書云凡食橄欖必去兩頭其性熱也過白露摘食庶不病痁【主治】生食煮飲並消酒毒解鯸鮐魚毒【開寶】嚼汁嚥之治魚鯁【宗奭】生啖煑汁能解諸毒【蘇頌】開胃下氣止瀉【大明】生津液止煩渴治咽喉痛咀嚼嚥汁能解一切魚鼈毒【時珍】

【發明】【志曰】鯸鮐魚即河豚也人誤食其肝及子必迷悶至死惟橄欖及木煑汁能解之其木作舟楫撥着魚皆浮出

人重之，生咀嚼之，味雖苦澀，而芬香勝於含鷄舌香也。有野生者，子繁而樹峻不可梯緣，但刻根下方寸許，納鹽入內。一夕子皆自落，木亦無損。其枝節間有脂膏如桃膠，南人采取和皮、葉煎汁，熬如黑餳，謂之欖糖，用泥船隙，牢如膠漆，着水益乾也。【時珍曰】橄欖樹高，將熟時以木釘釘之，或納鹽少許於皮內，其實一夕自落，亦物理之妙也。其子生食甚佳，蜜漬、鹽藏皆可致遠。其木脂〔一〕狀如黑膠者，土人采取，爇之清烈，謂之欖香。雜以牛皮膠者即不佳矣。又有緑欖，色緑。烏欖，色青黑，肉爛而甘。取肉搥碎乾放，自有霜如白鹽，謂之欖醬。青欖核內仁乾小。惟烏欖仁最肥大，有文層疊如海螵蛸狀而味甘美，謂之欖仁。又有一種方欖，出廣西兩江峒中，似橄欖而有三角或四角，即是波斯橄欖之類也。

實。【氣味】酸、甘，温，無毒。【宗奭曰】味澀，良久乃甘。【震亨曰】味澀而甘，醉飽宜之。然性熱，多食能致上壅。【時珍曰】橄欖鹽過則不苦澀，同栗子食甚香。按延壽書云：凡食橄欖必去兩頭，其性熱也。過白露摘食，庶不病痁。【主治】生食、煮飲，並消酒毒，解鯸鮐魚毒。開寶。嚼汁嚥之，治魚鯁。宗奭。生啖、煮汁，能解諸毒。蘇頌。開胃下氣，止瀉。大明。生津液，止煩渴，治咽喉痛。咀嚼嚥汁，能解一切魚、鼈毒。時珍。

【發明】【志曰】鯸鮐魚即河豚也。人誤食其肝及子，必迷悶至死，惟橄欖及木煮汁能解之。其木作舟楫，撥着魚皆浮出，

〔一〕脂：原作「枝」。今從錢本改。

故知物有相畏如此者。時珍曰：按名醫錄云：吳江一富人食鯸魚被鯁，橫在胷中，不上不下，痛聲動隣里，半月餘幾死。忽遇漁人張九，令取橄欖與食。時無此果，以核研末，急流水調服，骨遂下而愈。張九云：我父老相傳，橄欖木作取魚棹篦，魚觸着即浮出，所以知魚畏橄欖也。今人煑河豚、團魚，皆用橄欖，乃知橄欖能治一切魚鼈之毒也。

附方 新四

初生胎毒 小兒落地時，用橄欖一箇燒研，朱砂末五分，和勻，嚼生脂麻一口，吐唾和藥，絹包如棗核大，安兒口中，待咂一个時頃，方可與乳。此藥取下腸胃穢毒，令兒少疾，及出痘稀少也。孫氏集効方

唇裂生瘡 橄欖炒研，豬脂和塗之。

牙齒風疳 膿血有虫。用橄欖燒研，入麝香少許，貼之。聖惠方

下部疳瘡 橄欖燒存性，研末，油調敷之。或加孩兒茶等分。乾坤生意

欖仁 氣味 甘平無毒。主治 唇吻燥痛，研爛傅之。開寶

核 氣味 甘濇溫無毒。主治 磨汁服，治諸魚骨鯁，及食鱠成積。又治小兒痘瘡倒靨，燒研服之。治下血。時珍

附方 新三

腸風下血 橄欖核燈上燒存性，研末，每服二錢，陳米飲調下。仁齋直指方

陰腎癩腫 橄欖核、荔枝核、山楂核等分，燒存性，研末，每服二錢，空心茴香湯調下。

耳足凍瘡 橄欖核燒研，油調塗。

故知物有相畏如此者。【時珍曰】按名醫録云：吴江一富人，食鱖魚被鯁，横在胸中，不上不下，痛聲動鄰里，半月餘幾死。忽遇漁人張九，令取橄欖與食。時無此果，以核研末，急流水調服，骨遂下而愈。張九云：我父老相傳，橄欖木作取魚棹篦，魚觸着即浮出，所以知魚畏橄欖也。今人煮河豚、團魚，皆用橄欖，乃知橄欖能治一切魚、鼈之毒也。

【附方】新四。初生胎毒。小兒落地時，用橄欖一箇燒研，朱砂末五分和匀，嚼生脂麻一口，吐唾和藥，絹包如棗核大，安兒口中，待咂一個時頃，方可與乳。此藥取下腸胃穢毒，令兒少疾及出痘稀少也。孫氏集效方。唇裂生瘡。橄欖炒研，豬脂和塗之。牙齒風疳。膿血有蟲。用橄欖燒研，入麝香少許，貼之。聖惠方。下部疳瘡。橄欖燒存性，研末，油調敷之。或加孩兒茶等分。乾坤生意。

欖仁。【氣味】甘，平，無毒。【主治】脣吻燥痛，研爛傅之。開寶。

核。【氣味】甘，濇，温，無毒。【主治】磨汁服，治諸魚骨鯁，及食鱠成積，又治小兒痘瘡倒靨。燒研服之，治下血。時珍。

【附方】新三。腸風下血。橄欖核燈上燒存性，研末。每服二錢，陳米飲調下。仁齋直指方。陰腎癩腫。橄欖核、荔枝核、山楂核等分，燒存性，研末。每服二錢，空心茴香湯調下。耳足凍瘡。橄欖核燒研，油調塗

末呂宇以久不毛乃

末志呂阿末乃久不乃

之執

埤生意

木威子（拾遺）

【釋名】未詳【集解】藏器曰木威生嶺南山谷樹高丈餘葉似楝葉子如橄欖而堅亦似棗削去皮可為粽食時珍曰木威子橄欖之類也陳氏說出顧微廣州記中而梁元帝金樓子云橄欖樹之南向者為橄欖東向者為木威此亦傳聞誤說也

【實】氣味酸辛無毒（時珍曰按廣州記云苦澀）【主治】心中惡水水氣（藏器）

菴摩勒（唐本附）

【校正】自木部移入此

【釋名】餘甘子（唐本）菴摩落迦果（藏器曰梵書名菴摩勒又名摩勒落迦果其味初食苦澀良久更甘故曰餘甘）

【集解】恭曰菴摩勒生嶺南交廣愛等州樹葉細似合昏其花黃實似李柰青黃色核圓有稜或六或七其中仁亦入藥用珣曰生西國者大小如枳橘子狀頌曰餘甘子今二廣諸郡及西川戎瀘蠻界山谷皆有之木高一二丈枝條甚軟葉青細密朝開暮斂如夜合而葉微小春生冬彫三月有花著條而生如粟粒微黃隨即結實作莢每條三兩子至冬而

之。乾坤生意。

木威子拾遺

【釋名】未詳。【集解】【藏器曰】木威生嶺南山谷。樹高丈餘，葉似楝葉。子如橄欖而堅，亦似棗，削去皮可爲粽食。【時珍曰】木威子，橄欖之類也。陳氏說出顧微廣州記中。而梁元帝金樓子云：橄欖樹之南向者爲橄欖，東向者爲木威。此亦傳聞謬說也。

實。【氣味】酸、辛，無毒。【時珍曰】按廣州記云：苦，澀。【主治】心中惡水，水氣。藏器。

菴摩勒唐附

【校正】自木部移入此。

【釋名】餘甘子唐本、菴摩落迦果。【藏器曰】梵書名菴摩勒，又名摩勒落迦果。其味初食苦澀，良久更甘，故曰餘甘。

【集解】【恭曰】菴摩勒生嶺南交、廣、愛等州。樹葉細似合昏。其花黃。實似李、柰，青黃色，核圓有稜，或六，或七，其中仁亦入藥用。【珣曰】生西國者，大小如枳橘子狀。【頌曰】餘甘子，今二廣諸郡及西川、戎、瀘蠻界山谷皆有之。木高一二丈，枝條甚軟。葉青細密，朝開暮斂，如夜合而葉微小，春生冬彫。三月有花，着條而生如粟粒，微黃。隨即結實作莛，每條三兩子，至冬而熟如李子狀青白色連核作五六瓣乾即並核皆裂俗作罌子敲之（時珍曰）餘甘泉州山中亦有之狀如川楝子味類橄欖亦可蜜漬鹽藏其木可製器物按陳祈暢異物志云餘甘樹葉如夜合及槐葉其枝如柘其花黃其子圓大如彈丸色微黃有文理如定陶瓜核有五六稜初入口苦澀良久飲水更甘鹽而蒸之尤美其說與兩蘇所言相合而臨海異物志云餘甘子如梭形大如梅子其核兩頭銳與橄欖一物異名也然橄欖形長尖餘甘形圓稍有不同葉形亦異盖二物也又蘇恭言其仁可入藥而未見主治何病豈亦與果同功耶

實〔氣味〕甘寒無毒（珣曰）苦酸甘微寒澀〔主治〕風虛熱氣（唐本）補益強氣合鐵粉一斤用變白不老取子壓汁和油塗頭生髮去風癢令髮生如漆黑也（藏器）主丹石傷肺上氣欬嗽久服輕身延年長生服乳石人宜常食之（李珣）為末點湯服解金石毒（宗奭）解硫黃毒（時珍○出益部方物圖）

〔發明〕（宗奭曰）黃金得餘甘則体柔亦物類相感相伏也故能解金石之毒云

仁

熟，如李子狀，青白色，連核作五六瓣，乾即並核皆裂，俗作果子啗〔一〕之。【時珍曰】餘甘，泉州山中亦有之。狀如川楝子，味類橄欖，亦可蜜漬、鹽藏。其木可製器物。按陳祈暢異物志云：餘甘樹葉如夜合及槐葉，其枝如柘，其花黄。其子圓，大如彈丸，色微黄，有文理如定陶瓜，核有五六稜。初入口苦澀，良久飲水更甘，鹽而蒸之尤美。其説與兩蘇所言相合。而臨海異物志云：餘甘子如梭形，大如梅子，其核兩頭鋭，與橄欖一物異名也。然橄欖形長尖，餘甘形圓，稍有不同，葉形亦異，蓋二物也。又蘇恭言其仁可入藥，而未見主治何病，豈亦與果同功耶？

實。【氣味】甘，寒，無毒。【珣曰】苦、酸、甘，微寒，濇。【主治】風虚熱氣。唐本。補益强氣。合鐵粉一斤用，變白不老。取子壓汁，和油塗頭，生髮去風癢，令髮生如漆黑也。藏器。主丹石傷肺，上氣欬嗽。久服輕身延年長生。服乳石人，宜常食之。李珣。爲末點湯服，解金石毒。宗奭。解硫黄毒。時珍。○出益部方物圖。

【發明】【宗奭曰】黄金得餘甘則體柔，亦物類相感相伏也，故能解金石之毒云。

仁〔二〕。

〔一〕啗：原作「敢」。今據證類卷十三菴摩勒改。

〔二〕仁：底本此下爲一行墨丁。

毗梨勒（唐本草）【校正】自木部移入此

【釋名】三果 珣曰：木似訶梨勒而子亦相似，但圓而毗，故以名之。毗即臍也。

【集解】恭曰：毗梨勒出西域及南海諸國，嶺南交愛等州。戎人謂之三果。樹似胡桃，子形亦似胡桃，核似訶梨勒而圓短無稜，用亦同法。番人以此作漿甚熱。

實【氣味】苦寒無毒。珣曰：味苦帶澀，微温無毒。作漿性熱。【主治】風虛熱氣，功同菴摩勒。唐本 暖腸腹，去一切冷氣，作漿染鬚髮變黑色。珣 下氣止瀉痢。大明 燒灰，乾血有效。李珣

【發明】時珍曰：毗梨勒古方罕用，惟千金方補腎鹿角丸用三果漿吞之，云無則以酒代之。則此果亦餘甘之類，而苦稍温濇也。

【附方】新一 大風髮脫：毗梨勒燒灰，頻擦有效。聖惠方

五歛子（綱目）

【釋名】五稜子（桂海志） 陽桃 時珍曰：按嵇含草木狀云：南人呼稜為歛，故以為名。

毗梨勒[一]唐本草

【校正】自木部移入此。

【釋名】三果。【珣曰】木似訶梨勒，而子亦相似，但圓而毗，故以名之。毗即臍也。

【集解】【恭曰】毗梨勒出西域及南海諸國，嶺南交、愛等州，戎人謂之三果。樹似胡桃，子形亦似胡桃。核似訶梨勒，而圓[二]短無稜，用亦同法。番人以此作漿甚熱。

實。【氣味】苦，寒，無毒。【珣曰】味苦帶澀，微温無毒。作漿性熱。【主治】風虛熱氣，功同菴摩勒。唐本。暖腸腹，去一切冷氣。作漿染鬚髮，變黑色。甄權。下氣，止瀉痢。大明。燒灰，乾血有效[三]。李珣。

【發明】【時珍曰】毗梨勒古方罕用，惟千金方補腎鹿角丸用三果漿吞之，云無則以酒代之。則此果亦餘甘之類，而性稍温濇也。

【附方】新一。大風髮脱。毗梨勒燒灰，頻擦有效。聖惠方。

五斂子綱目

【釋名】五稜子桂海志、陽桃。【時珍曰】按嵇含草木狀云：南人呼稜爲斂，故以爲名。

[一] 毗梨勒：本卷分目録此藥下尚有「没離梨」，正文脱。「没離梨」一藥原出證類卷十四。

[二] 圓：原作「园」。今據證類卷十三毗梨勒改。

[三] 燒灰乾血有效：同上引海藥作「主烏髭髮燒灰乾立效」。

集解（時珍曰：五歛子出嶺南及閩中，閩人呼為陽桃。其大如拳，其色青黄潤緑，形甚詭異，狀如田家碌碡，上有五稜如刻起，作劍脊形。皮肉脆軟，其味初酸久甘，其核如柰。五月熟，一樹可得數石。十月再熟。以蜜漬之，甘酢而美，俗亦晒乾以充果食。又有三廉子，蓋亦此類也。陳祈暢異物志云：三廉出熙安諸郡。南人呼稜為廉，雖名三廉，或有五六稜者。食之多汁，味甘且酸，尤宜與衆果參食。）

實

氣味 酸甘濇平無毒。

主治 風熱，生津止渴。（時珍）

五子實（綱目）

集解（時珍曰：五子樹，今潮州有之。按裴淵廣州記云：五子實大如梨，而内有五核，故名。）

實

氣味 甘温無毒。

主治 霍亂金瘡，宜食之。（時珍。潮州志）

榧實（别録下品）

校正（時珍曰：别録木部有榧實，又有排華，神農本草魚蟲部有彼子，宋開寶本草退彼子入有名未用，今據蘇恭之説，合併于一。）

釋名 彼子（音彼。神農）、赤果（日用）、玉榧（日用）、玉山果。（時珍曰：榧亦作棑，其木名文木，斐然章采，故謂之榧。信州玉山縣者為佳，故蘇東坡詩云：彼美玉山果，粲為金盤實。彼子見下。瑞曰：土人呼為赤果，亦曰玉榧。）

【集解】【時珍曰】五斂子出嶺南及閩中，閩人呼爲陽桃。其大如拳，其色青黄潤緑，形甚詭異，狀如田家碌碡，上有五稜如刻起，作劍脊形。皮肉脆軟，其味初酸久甘，其核如柰。五月熟，一樹可得數石，十月再熟。以蜜漬之，甘酢而美，俗亦晒乾以充果食。又有三廉子，蓋亦此類也。陳祈暢異物志云：三廉出熙安諸郡。南人呼稜爲廉，雖名三廉，或有五六稜者。食之多汁，味甘且酸，尤宜與衆果參食。

實。【氣味】酸、甘，濇，平，無毒。【主治】風熱，生津止渴。時珍。

五子實綱目

【集解】【時珍曰】五子樹今潮州有之。按裴淵廣州記云：五子實，大如梨而内有五核，故名。

實。【氣味】甘，温，無毒。【主治】霍亂金瘡，宜食之。時珍。○潮州志。

榧實別録下品

【校正】【時珍曰】別録木[一]部有「榧實」，又有「棑華」。神農本草魚蟲部有「彼子」，宋開寶本草退「彼子」入有名未用。今據蘇恭之説，合併于下[二]。

【釋名】柀子音彼神農、赤果日用、玉榧日用、玉山果。【時珍曰】榧亦作棑，其木名文木，斐然章采，故謂之榧。信州玉山縣者爲佳。故蘇東坡詩云：彼美玉山果，粲爲金盤實。「柀子」見下。【瑞曰】土人呼爲赤果，亦曰玉榧。

〔一〕木：原作「未」。今據證類卷十四榧實所在「木部」改。
〔二〕下：原作「二」。今從江西本改。

集解別錄曰榧實生永昌彼子生永昌山谷弘景曰彼子亦名羆子從來無用者古今諸醫不復識之榧實出東陽諸郡恭曰彼子當從木作柀子誤入蟲部也爾雅柀亦名煔其葉似杉木如栢而微軟子名榧子宜入果部又註榧實云即蟲部彼子也其木大連抱高數仞其葉似杉其木如柏其理似松肌細軟堪為器用宗奭曰榧實大如橄欖殼色紫褐而脆其中子有一重黑粗衣其仁黃白色嚼久漸甘美也藏器曰排華即榧子之華也排與榧同榧樹似杉子如長檳榔食之肥美本經蟲部有彼子陶氏復于木部出榧實排華皆一物也頌曰榧有一種粗榧其木與榧相似但理粗色赤耳其子稍肥大僅圓不尖神農本草彼子即粗榧也時珍曰榧生深山中人呼為野杉按羅願爾雅翼云柀似杉而異于杉彼有美實而木有文采其木似桐而葉似杉絕難長木有牝牡上者華而牝者實冬月開黃圓花結實大小如棗其核長如橄欖核有尖者不尖者無稜而殼薄黃白色其仁可生啖亦可焙收以小而心實者為佳一樹不下數十斛陶氏不識披子惟蘇恭能辨為一物也

榧實別錄

氣味甘平濇無毒瑞曰性熱同鵝肉食生斷節風又上壅人忌火氣時珍曰按物類相感志云榧煮素羹味更甜美豬脂炒榧黑皮自脫榧子同甘蔗食其渣自軟又云榧子皮反綠豆能殺人也

主治常食治五痔去三蟲蠱毒鬼疰惡毒別錄食之療寸白蟲弘景消

【集解】【别録曰】榧實生永昌。彼子生永昌山谷。【弘景曰】彼子亦名羆子，從來無用者，古今諸醫不復識之。榧實出東陽諸郡。【恭曰】彼子當從木作柀子。誤入蟲部也。爾雅：柀〔一〕，亦名煔。其葉似杉，木如柏而微軟。子名榧子，宜入果部。又註榧實云：即蟲部「彼子」也。其木大連抱，高數仞，其葉似杉，其木如柏，其理似松，肌細軟，堪爲器用。【宗奭曰】榧實大如橄欖，殼色紫褐而脆，其中子有一重黑粗衣，其仁黄白色，嚼久漸甘美也。【藏器曰】棑華即榧子之華也。棑與榧同。榧樹似杉，子如長檳榔，食之肥美。本經蟲部有「彼子」，陶氏復于木部出「榧實」、「棑華」，皆一物也。【頌曰】榧有一種粗榧。其木與榧相似，但理粗色赤耳。其子稍肥大，僅圓不尖。神農本草「彼子」即粗榧也。【時珍曰】榧生深山中，人呼爲野杉。按羅願爾雅翼云：柀似杉而異于杉。柀〔二〕有美實而木有文采，其木似桐而葉似杉，絶難長。木有牝牡，牡者華而牝者實。冬月開黄圓花，結實大小如棗。其核長如橄欖核，有尖者、不尖者，無稜而殼薄，黄白色。其仁可生啖，亦可焙收。以小而心實者爲佳，一樹不下數十斛。陶氏不識柀子，惟蘇恭能辨爲一物也。

榧實别録。【氣味】甘，平，濇，無毒。【瑞曰】性熱，同鵝肉食，生斷節風，又上壅人，忌火氣。【時珍曰】按物類相感志云：榧煮素羹，味更甜美。豬脂炒榧，黑皮自脱。榧子同甘蔗食，其渣自軟。又云：榧子皮反菉豆，能殺人也。【主治】常食，治五痔，去三蟲蠱毒，鬼疰惡毒。别録。食之療寸白蟲。弘景。消

〔一〕柀：原作「彼」。今據爾雅註疏卷八釋木改。
〔二〕柀：原作「彼」。今據爾雅翼卷十釋木改。

穀助筋骨行營衛明目輕身令人能食多食一二升亦不發病孟詵多食滑腸五痔人宜之宗奭治欬嗽白濁助陽道生生編

柈本經。舊作彼【氣味】甘温有毒【主治】腹中邪氣去三蟲蛇螫蠱毒鬼疰伏尸本經

【發明】【震亨曰】榧子肺家果也火炒食之香酥甘美但多食則引火入肺大腸受傷爾【原曰】榧子殺腹間大小蟲小兒黄瘦有蟲積者宜食之蘇東坡詩云驅除三彭蟲已我心腹疾是矣【時珍曰】榧實被子治療相同當為一物無疑但本經被子有毒似有不同亦因其能殺蟲蠱爾汪頴以粗榧為被子終是一類不甚相遠也

【附方】舊一新五

寸白蟲【詵曰】日食榧子七顆滿七日蟲皆化為水也。外臺秘要用榧子一百枚去皮火燃啖之經宿蟲消下也胃弱者啖五十枚

好食茶葉面黄者每日食榧子七枚令以愈為度傷寒簡便方

髮不落榧子三个胡桃二个側栢葉一兩擣浸雪水梳頭髮永不落且潤也聖惠方

卒吐血出先食蒸餅兩三个以榧子為末白湯服三錢日三服聖濟總録

尸咽痛痒語言不出榧實半兩蕪荑一兩杏仁桂各半兩為末蜜丸彈子大含嚥聖濟總録

穀，助筋骨，行營衛，明目輕身，令人能食。多食一二升，亦不發病。孟詵。多食滑腸，五痔人宜之。宗奭。治欬嗽白濁，助陽道。生生編。

榧子

榧子本經○舊作彼。【氣味】甘，温，有毒。【主治】腹中邪氣，去三蟲，蛇螫蠱毒，鬼疰伏尸。本經。

【發明】【震亨曰】榧子肺家果也。火炒食之，香酥甘美。但多食則引火入肺，大腸受傷爾。【原曰】榧子殺腹間大小蟲，小兒黄瘦有蟲積者宜食之。蘇東坡詩云「驅除三彭蟲，已我心腹疾」，是矣。【時珍曰】榧實、柀子，治療相同，當爲一物無疑。但本經柀子有毒，似有不同，亦因其能殺蟲蠱爾。汪穎以粗榧爲柀子，終是一類，不甚相遠也。

【附方】舊一，新五。寸白蟲。詵曰：日食榧子七顆，滿七日，蟲皆化爲水也。○外臺秘要用榧子一百枚，去皮火燃，啖之，經宿蟲消下也。胃弱者啖五十枚。好食茶葉面黄者。每日食榧子七枚，以愈爲度。楊起簡便方。令髮不落。榧子三個，胡桃二個，側柏葉一兩，擣浸雪水梳頭，髮永不落且潤也。聖惠方。卒吐血出。先食蒸餅兩三個，以榧子爲末，白湯服三錢，日三服。聖濟總録。尸咽痛痒，語言不出。榧實半兩，蕪荑一兩，杏仁、桂各半兩，爲末，蜜丸彈子大，含嚥。聖濟總録。

排華別錄○春月生采之藏器曰即擲了摧也【氣味】苦【主治】水氣去赤蟲令人好色不可久服別錄

海松子宋開寶

【釋名】新羅松子

【集解】【志曰】海松子狀如小栗三角其中仁香美東夷當果食之亦代麻腐食之與中國松子不同【禹曰】五粒松一叢五葉如釵道家服食絕粒子如巴豆新羅往往進之【頌曰】五粒字當作五鬣音傳訛也五鬣為一叢或有兩鬣七鬣者松歲久則實繁中原雖有小而不及塞上者佳好也【瑞曰】松子有南松北松華陰松形小殼薄有斑極香新羅者肉甚香美【時珍曰】海松子出遼東及雲南其樹與中國松同惟五葉一叢者毬內結子大如巴豆而有三稜一頭尖爾久收亦油馬志謂似小栗殊失本体中國松子大如柏子亦可入藥不堪果食詳見木部松下按段成式酉陽雜俎云予種五鬣松二株根大如碗結實與新羅南詔者無別其三鬣者俗呼孔雀松亦有七鬣者或云三鬣者為栝子松五鬣者為松子松

仁【氣味】甘小溫無毒【珣曰】新羅松子甘美大溫去皮食之甚香與雲南松子不同雲南松子似巴豆其味不及與卑占國偏桃仁相似多食發熱毒【時珍曰】按醫說云食胡羊肉不可食松子而物類相感志云凡雜色羊肉

別録。

榧華別録〇春月生采之。【藏器曰】即榧子華也。【氣味】苦。【主治】水氣，去赤蟲，令人好色，不可久服。別録。

海松子宋開寶

【釋名】新羅松子。

【集解】【志曰】海松子，狀如小栗，三角。其中仁香美，東夷當果食之，亦代麻腐食之，與中國松子不同。【炳曰】五粒松一叢五葉如釵，道家服食絶粒，子如巴豆，新羅往往進之。【頌曰】五粒字當作五鬣，音傳訛也。五鬣爲一叢，或有兩鬣、七鬣者。松歲久則實繁。中原雖有，小而不及塞上者佳好也。【瑞曰】松子有南松、北松。華陰松形小殼薄，有斑極香。新羅者肉甚香美。【時珍曰】海松子出遼東及雲南，其樹與中國松樹同，惟五葉一叢者，毬内結子，大如巴豆而有三稜，一頭尖爾，久收亦油。馬志謂似小栗，殊失本體。中國松子大如柏子，亦可入藥，不堪果實，詳見木部「松」下。按段成式酉陽雜俎云：予種五鬣松二株，根大如碗，結實與新羅、南詔者無別。其三鬣者，俗呼孔雀松。亦有七鬣者。或云：三鍼者爲栝子松，五鍼者爲松子松。

仁。【氣味】甘，小温，無毒。【珣曰】新羅松子甘美大温，去皮食之甚香，與雲南松子不同。雲南松子似巴豆，其味不及。與卑占國偏桃仁相似。多食發熱毒。【時珍曰】按醫説云：食胡羊肉不可食松子。而物類相感志云：凡雜色羊肉

入松子則無毒其說不同何哉

【主治】骨節風頭眩去死肌變白散水氣潤五臟不飢（開寶）逐風痺寒氣虛羸少氣補不足潤皮膚肥五臟（別錄）主諸風溫腸胃久服輕身延年不老（李珣）潤肺治燥結欬嗽（時珍）同栢子仁治虛秘（宗奭）

【發明】【時珍曰】服食家用松子皆海松子曰中國松子肌細力薄只可入藥耳按列仙傳云偓佺好食松實體毛數寸走及奔馬又犢子少在黑山食松子茯苓壽數百歲又赤松子好食松實天門冬石脂齒落更生髮落更出莫知所終皆指此松子也

【附方】舊一新三

服松子法　七月取松實過時即落難收也去木皮搗如膏收之每服雞子大酒調下日三服百日身輕三百日行五百里絕穀久服神仙渴即飲水亦可以鍊過松脂同服之聖惠方

肺燥欬嗽（蘇遊）鳳髓湯用松子仁一兩胡桃仁二兩研膏和熟蜜半兩收之每服二錢食後沸湯點服外臺秘要

小兒寒嗽　或作壅喘用松子仁五个百部炒麻黃各三分杏仁四十个去皮尖以少水略煮三五沸化白砂糖丸芡子大每食後含化十丸大妙錢乙小兒方

大便虛秘　松子仁柏子仁麻子仁等分研泥溶白蠟和丸梧子大每服五十丸

入松子則無毒。其説不同，何哉？【主治】骨節風，頭眩，去死肌，變白，散水氣，潤五臟，不飢。開寶。逐風痹寒氣，虚羸少氣，補不足，潤皮膚，肥五臟。別録[一]。主諸風，温腸胃。久服輕身延年不老。李珣。潤肺，治燥結欬嗽。宗奭。同柏子仁治虚秘。時珍。

【發明】【時珍曰】服食家用松子皆海松子，曰中國松子肌細力薄，只可入藥耳。按列仙傳云：偓佺好食松實，體毛數寸，走及奔馬。又犢子少在黑山食松子、茯苓，壽數百歲。又赤松子好食松實、天門冬、石脂，齒落更生，髮落更出，莫知所終。皆指此松子也。

【附方】舊一，新三。服松子法。七月取松實，過時即落難收也。去木皮，擣如膏收之。每服雞子大，酒調下，日三服。百日身輕，三百日行五百里，絶穀，久服神仙。渴即飲水。亦可以鍊過松脂同服之。聖惠方。肺燥欬嗽。蘇遊鳳髓湯：用松子仁一兩，胡桃仁二兩，研膏，和熟蜜半兩收之。每服二錢，食後沸湯點服。外臺秘要。小兒寒嗽。或作壅喘。用松子仁五個，百部炒、麻黄各三分，杏仁四十個，去皮尖，以少水略煮三五沸，化白砂糖丸芡子大。每食後含化十丸，大妙。錢乙小兒方。大便虚秘。松子仁、柏子仁、麻子仁等分，研泥，溶白蠟和丸梧子大。每服五十丸，

〔一〕別録：上文據證類卷二十三海松子當出日華子。時珍誤作別録。

黃芪湯下　寇宗奭

檳榔 別錄中品

【校正】自木部移入此

【釋名】賓門 李當之藥對 仁頻 音賓 洗瘴丹

【時珍曰】賓與郎皆貴客之稱。嵇含南方草木狀言交廣人凡貴勝族客，必先呈此果。若邂逅不設，用相嫌恨。則檳榔名義，蓋取于此。雷斅炮炙論謂尖者為檳，圓者為榔，亦似強說。又顏師古註上林賦云：仁頻即檳榔也。【詵曰】閩中呼為橄欖子。

【集解】【別錄曰】檳榔生南海。【弘景曰】此有三四種：出交州者形小味甘；廣州以南者形大味澀；又有大者名豬檳榔，皆可作藥。小者名蒳子，俗呼為檳榔孫，亦可食。【恭曰】生交州、愛州及崑崙。【頌曰】今嶺外州郡皆有之。木大如桄榔而高五七丈，正直無枝，皮似青桐，節似桂枝。葉生木顛，大如楯頭，又似芭蕉葉。其實作房，從葉中出，旁有刺若棘針，重疊其下。一房數百實，如雞子狀，皆有皮殼。其實春生，至夏乃熟。肉滿殼中，色正白。蘇恭言其肉極易爛，不經數日。今入北者，皆先以灰煮熟，焙熏令乾，始可留久也。小而味甘者名山檳榔，大而味澀核亦大者名豬檳榔，最小者名蒳子。雷氏言尖長而有紫文者名檳，圓大而矮者名榔，榔力大而檳力小。今醫家亦不細分，但以作雞心狀、正穩心不虛、破之作錦文者為佳爾。嶺南人啖之以當果食，言南方地濕，不食此無以祛瘴癘也。生食其味苦澀，得扶留藤與瓦屋子灰同咀嚼之，則柔滑甘美。

黄芪湯下。寇宗奭。

檳榔 別録中品

【校正】自木部移入此。

【釋名】賓門李當之藥録[一]、仁頻音賓、洗瘴丹。【時珍曰】賓與郎皆貴客之稱。嵇含南方草木狀言：交廣人凡貴勝族客，必先呈此果。若邂逅不設，用相嫌恨。則檳榔名義，蓋取于此。雷斆炮炙論謂：尖者爲檳，圓者爲榔，亦似强説。又顔師古註上林賦云：仁頻即檳榔也。【詵曰】閩中呼爲橄欖子。

【集解】【别録曰】檳榔生南海。【弘景曰】此有三四種。出交州者，形小味甘。廣州以南者，形大味澀。又有大者名豬檳榔，皆可作藥。小者名蒳子，俗呼爲檳榔孫，亦可食。【恭曰】生交州、愛州及崑崙。【頌曰】今嶺外州郡皆有之。木大如桄榔而高五七丈，正直無枝，皮似青桐，節似桂竹[二]。葉生木顛，大如楯頭，又似芭蕉葉。其實作房，從葉中出，旁有刺若棘針，重疊其下。一房數百實，如雞子狀，皆有皮殼。其實春生，至夏乃熟，肉滿殼中，色正白。蘇恭言其肉極易爛，不經數日。今入北者，皆先以灰煮熟，焙熏令乾，始可留久也。小而味甘者，名山檳榔。大而味澀核亦大者，名豬檳榔。最小者名蒳子。雷氏言尖長而有紫文者名檳，圓大而矮者名榔，榔力大而檳力小。今醫家亦不細分，但以作雞心狀、正穩心不虚、破之作錦文者爲佳爾。嶺南人啖之以當果食，言南方地濕，不食此無以祛瘴癘也。生食其味苦澀，得扶留藤與瓦屋子灰同咀嚼之，則柔滑甘美

〔一〕録：原作「對」。今據卷一歷代諸家本草改。

〔二〕竹：原作「枝」。今據證類卷十三檳榔引圖經改。

也劉恂嶺表錄云真檳榔來自舶上今交廣生者皆大腹子也彼中悉呼為檳榔或云檳榔難得真者今賈人所貨者皆是大腹檳榔也與檳榔相似但莖葉幹小異爾連皮收之【時珍曰】檳榔樹初生若筍竿積硬引莖直上莖幹頗似桄榔椰子而有節旁無枝柯條從心生端頂有葉如甘蕉條派開破風至則如羽扇掃天之狀三月葉中腫起一房因自拆裂出穗凡數百顆大如桃李又生刺重累于下以護衛其實五月成熟剝去其皮煮其肉而乾之皮皆筋絲與大腹皮同也按漢俞益期與韓康伯牋云檳榔子既非常木亦特異大者三圍高者九丈葉叢樹端房結葉下華秀房中子結房外其擢穗似黍其綴實似穀其皮似桐而厚其節似竹而概其內空其外勁其屈如伏虹其申如縋繩本不大末不小上不傾下不斜調直亭亭千百如一步其林則寥朗庇其蔭則蕭踈信可長吟遠想但性不奈霜不得北植必當遐樹海南遼然萬里弗遇長者之目令人恨深也又竺法真羅山疏云山檳榔一名蒳子生日南樹似栟櫚而小與檳榔同狀一叢十餘幹一幹十餘房一房數百子子長寸餘五月采之味近苦甘觀此則山檳榔即蒳子豬檳榔即大腹子也蘇頌以味甘者為山檳榔澀者為豬檳榔似欠分明

檳榔子【修治】【斅曰】頭圓矮毗者為榔形尖紫文者為檳上方小榔力大凡使用白檳及存坐穩正心堅有錦文者為妙半白半黑并心虛者不入藥用以刀刮去底細切之勿令經火恐無力若熟使不如不用【時珍曰】近時方藥亦

也。劉恂嶺表録云：真檳榔來自舶〔一〕上，今交廣生者皆大腹子也，彼中悉呼爲檳榔。或云檳榔難得真者，今賈人所貨者，皆是大腹檳榔也，與檳榔相似，但莖、葉、幹小異爾，連皮收之。【時珍曰】檳榔樹初生若筍竿積硬，引莖直上。莖幹頗似桄榔、椰子而有節，旁無枝柯，條從心生。端頂有葉如甘蕉，條派開破，風至則如羽扇掃天之狀。三月葉中腫起一房，因自拆裂，出穗凡數百顆，大如桃、李。又生刺重累于下，以護衛其實。五月成熟，剥去其皮，煮其肉而乾之。皮皆筋絲，與大腹皮同也。按漢俞〔二〕益期與韓康伯牋〔三〕云：檳榔，子既非常，木亦特異。大者三圍，高者九丈。葉叢樹端，房結葉下。華秀房中，子結房外。其擢穗似黍，其綴實似穀。其皮似桐而厚，其節似竹而概〔四〕。其内空，其外勁。其屈如伏虹，其申如縋繩。本不大，末不小。上不傾，下不斜。調直亭亭，千百如一。步其林則寥朗，庇〔五〕其陰則蕭條，信可長吟遠想。但性不奈霜，不得北植。必當遐樹海南，遼然萬里。弗遇長者之目，令人恨深也。又竺法真羅山疏云：山檳榔一名蒳子，生日南，樹似栟櫚而小，與檳榔同狀。一叢十餘幹，一幹十餘房，一房數百子。子長寸餘，五月采之，味近苦甘。觀此，則山檳榔即蒳子，豬檳榔即大腹子也。蘇頌以味甘者爲山檳榔，澀者爲豬檳榔，似欠分明。

檳榔子。【修治】【斅曰】頭圓矮毗者爲榔，形尖紫文者爲檳。檳力〔六〕小，榔力大。凡使用白檳及存坐穩正、心堅有錦文者爲妙。半白半黑并心虛者不入藥用。以刀刮去底，細切之。勿令經火，恐無力。若熟使，不如不用。【時珍曰】近時方藥亦

〔一〕舶：原作「船」。御覽卷九百七十一檳榔引嶺表録異云：「交廣生者非舶檳榔，皆大腹子也」。故此字當爲「舶」之誤。今據改。

〔二〕俞：原作「喻」。今據齊民要術卷十所引俞益期與韓康伯牋改。

〔三〕牋：原作「戕」。今據改同上。

〔四〕概：原作「槪」。今據改同上。

〔五〕庇：原作「芘」。今據改同上。

〔六〕力：原作「方」。今據證類卷十三檳榔改。

有以火煨焙用者然初生白檳榔須本境可得若他處者必經煮熏安得生者耶又檳榔生食必以扶留藤古賁灰爲使相合嚼之吐去紅水一口乃滑美不澀下氣消食此三物相去甚遠爲物各異而相成相合如此亦爲異矣俗謂檳榔爲命賴扶留以此古賁灰卽蛎蚌灰也賁乃蚌字之訛瓦屋子灰亦可用

【氣味】苦辛温澀無毒 甄權曰味甘大寒大明曰味澀弘景曰交州者味甘廣州者味澀珣曰白者味甘赤者味苦元素曰味辛而苦純陽也無毒詵曰多食亦發熱

【主治】消穀逐水除痰澼殺三蟲伏尸寸白 別錄 治腹脹生擣末服利水穀道傅瘡生肌肉止痛燒灰傅口吻白瘡 蘇恭 宣利五臟六腑壅滯破胸中氣下水腫治心痛積聚 甄權 除一切風下一切氣通關節利九竅補五勞七傷健脾調中除煩破癥結 大明 主賁豚膀胱諸氣五膈氣風冷氣脚氣宿食不消 李珣 治衝脈爲病氣逆裏急 好古 治瀉痢後重心腹諸痛大小便氣秘痰氣喘急療諸瘧禦瘴癘 時珍

【發明】元素曰檳榔味厚氣輕沉而降陰中陽也苦以破滯辛以散邪泄胸中至高之氣使之下行性如鐵石之沉重

有以火煨焙用者。然初生白檳榔，須本境可得。若他處者，必經煮熏，安得生者耶？又檳榔生食，必以扶留藤、古賁灰爲使，相合嚼之。吐去紅水一口，乃滑美不澀，下氣消食。此三物相去甚遠，爲物各異，而相成相合如此，亦爲異矣。俗謂「檳榔爲命賴扶留」以此。古賁灰即蠣蚌灰也。賁乃蚌字之訛。瓦屋子灰亦可用。

【氣味】苦、辛，温，澀，無毒。【甄權曰】味甘，大寒。【大明曰】味澀。【弘景曰】交州者味甘，廣州者味澀。【珣曰】白者味甘，赤者味苦。【元素曰】味辛而苦，純陽也。無毒。【詵曰】多食亦發熱。【主治】消穀逐水，除痰澼，殺三蟲、伏尸、寸白。別録。治腹脹，生擣末服，利水穀道。傅瘡，生肌肉止痛。燒灰傅口吻白瘡。蘇恭。宣利五臟六腑壅滯，破胸中氣，下水腫，治心痛積聚。甄權。除一切風，下一切氣，通關節，利九竅，補五勞七傷，建脾調中，除煩，破癥結。大明。主賁豚膀胱諸氣，五膈氣，風冷氣，脚氣，宿食不消。李珣。治衝脉爲病，氣逆裏急。好古。治瀉痢後重，心腹諸痛，大小便氣秘，痰氣喘急，療諸瘧，禦瘴癘。時珍。

【發明】【元素曰】檳榔味厚氣輕，沉而降，陰中陽也。苦以破滯，辛以散邪，泄胸中至高之氣，使之下行，性如鐵石之沉重，能墜諸藥至於下極故治諸氣後重如神也時珍曰按羅大經鶴林玉露云嶺南人以檳榔代茶禦瘴其功有四一曰醒能使之醉蓋食之久則熏然頰赤若飲酒然蘇東坡所謂紅潮登頰醉檳榔也二曰醉能使之醒蓋酒後嚼之則寬氣下痰餘酲頓解朱晦菴所謂檳榔收得爲祛痰也三曰飢能使之飽四曰飽能使之飢蓋空腹食之則充然氣盛如飽飽後食之則飲食快然易消又且賦性疏通而不泄氣稟米嚴正而更有餘甘有是德故有是功也又按吳興章傑瘴說云嶺表之俗多食檳榔日至十數夫瘴癘之作率因飲食過度氣痞積結而檳榔最能下氣消食去痰故人狃於近利而闇於遠患也夫嶺南地熱四時出汗人多黃瘠食之則臟器疏洩一旦病瘴不敢發散攻下豈盡氣候所致檳榔蓋亦爲患殆未思爾又東陽盧和云閩廣人常服檳榔云能祛瘴有瘴服之可也無瘴而服之寧不損正氣而有開門延寇之禍乎南人喜食此果故備考諸說以見其功過焉又朱晦菴檳榔詩云憶昔南遊日初嘗面發紅藥囊知有用茗盌詎能同蠲疾收殊效修真錄異功三彭如不避麋爛七非中亦與其治痰殺蟲之功而不滿其代茶之俗也

【附方】舊十三新十四

痰涎爲害　檳榔爲末白湯每服一錢　御藥院方

嘔吐痰水　白檳榔一顆烘熱橘皮二錢半炙爲末水一盞煎半盞溫服　千金方

醋心吐水　檳榔四兩橘皮一兩爲末每服方寸匕空心生蜜湯調下　梅師方

傷寒痞滿　陰病下早成痞按之虛軟而不痛檳榔枳實等分爲末每服二錢黃連煎

能墜諸藥至於下極，故治諸氣、後重如神也。【時珍曰】按羅大經鶴林玉露云：嶺南人以檳榔代茶禦瘴，其功有四。一曰醒能使之醉，蓋食之久則熏然頰赤，若飲酒然，蘇東坡所謂「紅潮登頰醉檳榔」也。二曰醉能使之醒，蓋酒後嚼之則寬氣下痰，餘酲頓解，朱晦菴所謂「檳榔收得爲祛痰」也。三曰飢能使之飽。四曰飽能使之飢。蓋空腹食之則充然氣盛如飽，飽後食之則飲食快然易消。又且賦性疏通而不泄氣，禀味嚴正而更有餘甘，有是德故有是功也。又按吴興章傑瘴説云：嶺表之俗，多食檳榔，日至十數。夫瘴癘之作，率因飲食過度，氣痞積結，而檳榔最能下氣消食去痰，故人狃〔一〕于近利而闇於遠患也。夫嶠南地熱，四時出汗，人多黄瘠，食之則臟器疏洩，一旦病瘴，不敢發散攻下，豈盡氣候所致，檳榔蓋亦爲患，殆未思爾。又東陽盧和云：閩、廣人常服檳榔，云能祛瘴。有瘴服之可也，無瘴而服之，寧不損正氣而有開門延寇之禍乎？南人喜食此果，故備考諸説以見其功過焉。又朱晦庵檳榔詩云：「憶昔南遊日，初嘗面發紅。藥囊知有用，茗盌詎能同？蠲疾收殊效，修真録異功。三彭如不避，糜爛七非中。」亦與其治疾殺蟲之功，而不滿其代茶之俗也。

【附方】舊十三，新十四。痰涎爲害。檳榔爲末，白湯每服一錢。御藥院方。嘔吐痰水。白檳榔一顆，烘熱，橘皮二錢半炙，爲末。水一盞，煎半盞，温服。千金。醋心吐水。檳榔四兩，橘皮一兩，爲末。每服方寸匕，空心生蜜湯調下。梅師方。傷寒痞滿。陰病下早成痞，按之虚軟而不痛。檳榔、枳實等分，爲末。每服二錢，黄連煎

〔一〕狃：原作「紐」。今據嶺南衛生方卷中嶺表十説改。

湯下宣明方傷寒結胸已經汗下後者檳榔二兩酒二錢煎一錢分二服龐安時傷寒論蚘厥腹
痛上方同心脾作痛雞心檳榔高良姜各一錢半陳米百粒同以水煎服之直指膀胱諸氣
檳榔十二枚一生一熟為末酒煎服之良此太醫秦鳴鶴方也海藥本草本臟氣痛雞心檳榔以小便磨
半个服或用熱酒調末一錢服之斗門方腰重作痛檳榔為末酒服一錢斗門方腳氣壅痛
以沙牛尿一盞磨檳榔一枚空心暖服梅師脚氣論腳氣衝心悶亂不識人用白檳榔十二分為末分二
服空心暖小便五合調下日二服或入薑汁溫酒同服廣利腳氣脹滿非冷非熱或老人弱人病此用檳榔
仁為末以檳榔殼煎汁或茶飲蘇湯或豉汁調服二錢甚利外臺秘要乾霍亂病心腹脹痛不吐不利煩悶
欲死用檳榔末五錢童子小便半盞水一盞煎服聖濟總錄大腸濕閟腸胃有濕大便秘塞大檳榔一枚麥
門冬煎湯磨汁溫服或以蜜湯調末二錢服亦可普濟大小便閟檳榔為末蜜湯調服二錢或以童子小便
蔥白同煎服之亦良普濟方小便淋痛麪煨檳榔赤芍藥各半兩為末每服二錢入燈心水煎空心服日一
服十便良方血淋作痛檳榔一枚以麥門冬煎湯細磨濃汁一盞頓熱空心服日服蟲痔裏急
檳榔為末每日空心以白湯調服二錢寸白蟲病檳榔二七枚為末先以水二升半煮檳榔皮取一升空心

湯下。宣明方。**傷寒結胸**。已經汗、下後者。檳榔二〔一〕兩，酒二琖，煎一琖，分二服。龐安時傷寒論。**蚘厥腹痛**。方同上。**心脾作痛**。雞心檳榔、高良姜各一錢半，陳米百粒，同以水煎服之。直指。**膀胱諸氣**。檳榔二〔二〕枚，一生一熟，爲末。酒煎服之，良。此太醫秦鳴鶴方也。海藥本草。**本臟氣痛**。雞心檳榔，以小便磨半個服。或用熱酒調末一錢服之。斗門方。**腰重作痛**。檳榔爲末，酒服一錢。斗門方。**脚氣壅痛**。以沙牛尿一盞，磨檳榔一枚，空心暖服。梅師脚氣論〔三〕。**脚氣衝心**，悶亂不識人。用白檳榔十二分，爲末，分二服，空心暖小便五合調下，日二服。或入薑汁、温酒同服。廣利。**脚氣脹滿**，非冷非熱，或老人、弱人病此。用檳榔仁爲末，以檳榔殼煎汁，或茶飲、蘇湯，或豉汁調服二錢，甚利。外臺秘要。**乾霍亂病**，心腹脹痛，不吐不利，煩悶欲死。用檳榔末五錢，童子小便半盞，水一盞，煎服。聖濟總録。**大腸濕閟**。腸胃有濕，大便秘塞。大檳榔一枚，麥門冬煎湯，磨汁温服。或以蜜湯調末二錢服亦可。普濟。**大小便閟**。檳榔爲末，蜜湯調服二錢。或以童子小便、葱白同煎，服之亦良。普濟方。**小便淋痛**。麪煨檳榔、赤芍藥各半兩，爲末。每服一錢，入燈心水煎，空心服，日二〔四〕服。十便良方。**血淋作痛**。檳榔一枚，以麥門冬煎湯，細磨濃汁一盞，頓熱，空心服，日二服。**蟲痔裏急**。檳榔爲末，每日空心以白湯調服二錢。**寸白蟲病**。檳榔二七枚，爲末。先以水二升半，煮檳榔皮，取一升，空心

〔一〕二：原字缺損首筆。今從江西本補正。
〔二〕二：此前原衍「十」字。今據證類卷十三檳榔删。
〔三〕梅師脚氣論：此前藥方轉引自同上引海藥，原作「脚氣論」，無「梅師」二字。
〔四〕二：原字缺損。今從江西本補正。下一「二」字同，不另注。

調末方寸匕服之經日蟲盡出未盡再服以盡為度千金方**諸蟲在臟**久不瘥者檳榔半兩炮為末每服二錢以葱蜜煎湯調服一錢聖惠方**金瘡惡心**白檳榔四兩橘皮一兩為末每空心生蜜湯服二錢聖惠方**丹從臍起**檳榔末醋調傅之本事方**小兒頭瘡**水磨檳榔晒取粉和生油塗之聖惠方**口吻生瘡**檳榔燒研入輕粉末傅之良**聤耳出膿**檳榔末吹之鮑氏方

大腹子 宋開寶

校正 自木部移入此

釋名 大腹檳榔圖經 豬檳榔 時珍曰大腹以形名所以別鷄心檳榔也

集解 志曰大腹生南海諸國所出與檳榔相似莖葉根幹小異耳 弘景曰向陽者為檳榔向陰者為大腹 時珍曰大腹子出嶺表滇南即檳榔中一種腹大形扁而味澀者不似檳榔尖長味良耳所謂豬檳榔者是矣蓋亦土產之異今人不甚分別陶氏分陰陽之說亦是臆見按劉恂嶺表錄異云交廣生者非舶上檳榔皆大腹子也彼中悉呼為檳榔自嫩及老采實啖之以扶留藤瓦屋灰同食之以祛瘴癘收其皮入藥皮外黑色皮內皆筋絲如椰子皮又雲南記云大腹檳榔每枝有三二百顆青時剖之以一片蔞葉及蛤粉卷和食之即減澀味觀此二說則大腹子與檳榔皆可通用但力比檳榔稍劣耳

調末方寸匕服之，經日蟲盡出。未盡再服，以盡爲度。千金方。諸蟲在臟，久不瘥者。檳榔半兩炮，爲末，每服二錢，以葱、蜜煎湯調服一錢[一]。聖惠方。金瘡惡心。白檳榔四兩，橘皮一兩，爲末。每空心生蜜湯服二錢。聖惠方。丹從臍起。檳榔末，醋調傅之。本事方。小兒頭瘡。水磨檳榔，晒取粉，和生油塗之。聖惠方。口吻生瘡。檳榔燒研，入輕粉末，傅之良。聤耳出膿。檳榔末吹之。鮑氏方。

大腹子 宋開寶

【校正】自木部移入此。

【釋名】大腹檳榔圖經、豬檳榔。【時珍曰】大腹以形名，所以别鷄心檳榔也。

【集解】【志曰】大腹生南海諸國，所出與檳榔相似，莖、葉、根、幹小異耳。【弘景曰】向陽者爲檳榔，向陰者爲大腹。【時珍曰】大腹子出嶺表、滇南，即檳榔中一種腹大形扁而味澀者，不似檳榔尖長味良耳，所謂豬檳榔者是矣。蓋亦土産之異，今人不甚分别。陶氏分陰陽之説，亦是臆見。按劉恂[二]嶺表録云：交、廣生者，非舶上檳榔，皆大腹子也，彼中悉呼爲檳榔。自嫩及老，采實啖之。以扶留藤、瓦屋灰同食之，以祛瘴癘。收其皮入藥，皮外黑色，皮内皆筋絲如椰子皮。又雲南記云：大腹檳榔每枝有三二百顆，青時剖之，以一片蔞葉及蛤粉卷和食之，即減澀味。觀此二説，則大腹子與檳榔皆可通用，但力比檳榔稍劣耳。

〔一〕每服二錢以葱蜜煎湯調服一錢：證類卷十三檳榔引自簡要濟衆作：「每服一錢至二錢葱蜜煎湯調下」。
〔二〕恂：原作「珣」。今據卷一引據古今經史百家書目改。

大腹子〔氣味〕辛澀溫無毒〔主治〕與檳榔同功時珍

大腹皮〔修治〕斆曰鴆鳥多集檳榔樹上凡用檳榔皮宜先以酒洗後以大豆汁再洗過晒乾入灰火燒煨切用〔氣味〕辛微溫無毒〔主治〕冷熱氣攻心腹大腸蠱毒痰膈醋心並以薑鹽同煎入疏氣藥用之良開寶下一切氣止霍亂通大小腸建脾開胃調下大明降逆氣消肌膚中水氣浮腫脚氣壅逆瘴瘧痞滿胎氣惡阻脹悶時珍

〔附方〕新二 漏瘡惡穢大腹皮煎湯洗之直指 烏癩風瘡大腹子生者或乾者連全皮勿傷動以酒一升浸之慢火熬乾為末臘豬脂和傅聖濟總録

椰子宋開寶

〔校正〕自木部移入此

〔釋名〕越王頭綱目胥餘時珍曰按嵇含南方草木狀云相傳林邑王與越王有怨使刺客乘其醉取其首懸于樹化為椰子其核猶有兩眼故俗謂之越王頭而其漿猶如酒也此說雖謬而俗傳以為口實南人稱其君長為爺則椰名蓋取于爺義也相如上林賦作胥餘或作胥耶

大腹子。【氣味】辛，澀，温，無毒。【主治】與檳榔同功。時珍。

大腹皮。【修治】【思邈曰】鴆鳥多集檳榔樹上。凡用檳榔皮，宜先以酒洗，後以大豆汁再洗過，晒乾入灰火燒煨，切用。【氣味】辛，微温，無毒。【主治】冷熱氣攻心腹，大腸壅〔一〕毒，痰膈醋心，並以薑、鹽同煎，入疏氣藥用之良。開寶。下一切氣，止霍亂，通大小腸，建脾開胃調中〔二〕。大明。降逆氣，消肌膚中水氣浮腫，脚氣壅逆，瘴瘧痞滿，胎氣惡阻脹悶。時珍。

【附方】新二。漏瘡惡穢。大腹皮煎湯洗之。直指。烏癩風瘡。大腹子生者或乾者，連全皮勿傷動，以酒一升浸之，慢火熬乾爲末，臘豬脂和傅。聖濟總録。

椰子宋開寶

【校正】自木部移入此。

【釋名】越王頭綱目、胥餘。【時珍曰】按嵇含南方草木狀云：相傳林邑王與越王有怨，使刺客乘其醉，取其首，懸于樹，化爲椰子，其核猶有兩眼，故俗謂之越王頭，而其漿猶如酒也。此説雖謬，而俗傳以爲口實。南人稱其君長爲爺，則椰名蓋取于爺義也。相如上林賦作胥餘，或作胥耶。

〔一〕壅：原作「蠱」。今據證類卷十三大腹改。
〔二〕中：原作「下」。今據改同上。

集解志曰椰子生安南樹如棕櫚子中有漿飲之得醉頌曰椰子嶺南州郡皆有之郭義恭廣志云木似桄榔無枝條高餘丈葉在木末如束蒲其實大如瓠垂於枝間如挂物然實外有粗皮如椶包皮內有堅殼圓而微長殼內有膚白如豬膚厚半寸許味如胡桃膚內裹漿四五合如乳飲之冷而動氣醺人殼可為器肉可糖煎寄遠作果甚佳珣曰按劉欣期交州記云椰樹狀若海椶實大如椀外有粗皮如大腹子荳蔻之類內有漿似酒飲之不醉生雲南者亦好宗奭曰椰子開之有汁白色如乳如酒極香別是一種氣味強名為酒中有白瓤形圓如括樓上起細皺亦白色而微虛其紋若婦人裙褶味亦如汁與着殼一重白肉皆可糖煎為果其殼可為酒器如酒中有毒則酒沸起或裂破今人漆其裏即失用椰子之意時珍曰椰子乃果中之大者其樹初栽時用鹽置根下則易發木至斗大方結實大者三四圍高五六丈木似桄榔檳榔之屬通身無枝其葉在木頂長四五尺直聳指天狀如椶櫚勢如鳳尾二月着花成穗出於葉間長二尺大如五斗器仍連着實一穗數枚小者如括樓大者如寒瓜長七八寸徑四五寸懸着樹端六七月熟有粗皮包之皮內有核圓而黑潤甚堅硬厚二三分殼內有白肉瓤如凝雪味甘美如牛乳膩肉空處有漿數合鑽蒂傾出清美如酒若久者則渾濁不佳矣其殼磨光有斑纈點紋橫破之可作壺爵縱破之可作瓢杓也又唐史言番人以其花造酒飲之亦醉也類書有青田核樹頭酒嚴樹酒皆椰酒椰花之類並附于左

【集解】【志曰】椰子生安南，樹如棕櫚，子中有漿，飲之得醉。【頌曰】椰子嶺南州郡皆有之。郭義恭廣志云：木似桄榔無枝條，高數〔一〕丈。葉在木末如束蒲。其實大如瓠，垂於枝間，如掛物然。實外有粗皮，如椶包。皮內有堅殼，圓〔二〕而微長。殼內有膚，白如豬肪〔三〕，厚半寸許，味如胡桃。膚內裹漿四五合如乳，飲之冷而動氣醺人。殼可爲器。肉可糖煎寄遠，作果甚佳。【珣曰】按劉欣期交州記云：椰樹狀若海椶。實大如椀，外有粗皮，如大腹子、荳蔻之類。內有漿似酒，飲之不醉。生雲南者亦好。【宗奭曰】椰子開之，有汁白色如乳，如酒極香，別是一種氣味，强名爲酒。中有白瓤〔四〕，形圓如栝樓，上起細壠，亦白色而微虛，其紋若婦人裙褶，味亦如汁。與着殼一重白肉，皆可糖煎爲果。其殼可爲酒器，如酒中有毒，則酒沸起，或裂破。今人漆其裏，即失用椰子之意。【時珍曰】椰子乃果中之大者。其樹初栽時，用鹽置根下則易發。木至斗大方結實，大者三四圍，高五六丈，木似桄榔、檳榔之屬，通身無枝。其葉在木頂，長四五尺，直聳指天，狀如椶櫚，勢如鳳尾。二月着花成穗，出於葉間，長二三尺，大如五斗器。仍連着實，一穗數枚，小者如栝樓，大者如寒瓜，長七八寸，徑四五寸，懸着樹端。六七月熟，有粗皮包之。皮內有核，圓而黑潤，甚堅硬，厚二三分。殼內有白肉瓤如凝雪，味甘美如牛乳。瓤肉空處有漿數合，鑽蒂傾出，清美如酒。若久者則混濁不佳矣。其殼磨光，有斑纈點紋，橫破之可作壺爵，縱破之可作瓢杓也。又唐史言番人以其花造酒，飲之亦醉也。類書有青田核、樹頭酒、嚴樹酒，皆椰酒、椰花之類，並附于左。

〔一〕數：原作「餘」。今據證類卷十四椰子改。
〔二〕圓：原作「园」。今據改同上。
〔三〕肪：原作「膚」。今據改同上。
〔四〕瓤：原作「瓠」。今據改同上。

【附錄】青田核（崔豹古今注云：烏孫国有青田核，狀如桃核，不知其樹。核大如数斗，剖之盛水，則变酒，味甚醇美，飲盡隨即注水，隨盡隨成，但不可久，久則苦澀爾，謂之青田酒。漢末蜀王劉璋曾得之）樹頭酒（寰宇志云：絅甸在真南，有樹頭櫻，高五六丈，結実如椰子。土人以罐盛麴，懸于實下，劃其實，汁流下罐中，以成酒，名樹頭酒。或不用麴，惟取汁熬為白糖。其樹即貝多也，緬人取其葉寫書）嚴樹酒（一統志云：瓊州有嚴樹，擣其皮葉浸以清水，和以粳釀，或入石榴花葉，数日成酒，能醉人。又梁書云：頓遜国有酒樹，似安石榴，取花汁貯盃中，数日成酒。盖此類也。又有文章草可以成酒）

椰子瓤【氣味】甘平無毒。【主治】益氣（開寶）。治風（汪穎）。食之不飢，令人面澤（時珍。〇出異物志）。

椰子漿【氣味】甘溫無毒（珣曰：多食冷而動氣。時珍曰：其性熱，故飲之者多昏如醉狀。異物志云：食其肉則不飢，飲其漿則增渴）。【主治】止消渴，塗頭益髮令黑（開寶）。治吐血水腫，去風熱（李珣）。

【發明】（震亨曰：椰子生海南極熱之地，土人賴此解夏月毒渴，天之生物各因其材也）

【附録】青田核。崔豹古今注云：烏孫國有青田核，狀如桃核，不知其樹。核大如數斗，剖之盛水，則變酒味，甚醇美。飲盡隨即注水，隨盡隨成。但不可久，久則苦澀爾。謂之青田酒，漢末蜀王劉璋曾得之。樹頭酒。寰宇志云：緬甸在滇南，有樹類〔一〕椶，高五六丈，結實如椰子。土人以罐盛麴，懸于實下，劃其實汁流于罐中以成酒，名樹頭酒。或不用麴，惟取汁熬爲白糖。其樹即貝樹也，緬人取其葉寫書。嚴樹酒。一統志云：瓊州有嚴樹，搗其皮葉，浸以清水，和以粳釀，或入石榴花葉，數日成酒，能醉人。又梁書云：頓遜國有酒樹，似安石榴，取花汁貯盃中，數日成酒。蓋此類也。又有文章草，可以成酒。

椰子瓤。【氣味】甘，平，無毒。【主治】益氣。開寶。治風。汪頴。食之不飢，令人面澤。時珍。○出異物志。

椰子漿。【氣味】甘，温，無毒。【珣曰】多食冷而動氣。【時珍曰】其性熱，故飲之者多昏如醉狀。異物志云：食其肉則不飢，飲其漿則增渴。【主治】止消渴。塗頭，益髮令黑。開寶。治吐血水腫，去風熱。李珣。

【發明】【震亨曰】椰子生海南極熱之地，土人賴此解夏月毒渴，天之生物，各因其材也。

〔一〕類：原作「頭」。今據大明一統志卷八十七緬甸軍民宣慰使司改。

柳子皮【修治】頌曰不拘時月采其根皮入藥炙用一云其實皮亦可用【氣味】苦平無毒【主治】止血療鼻衄吐逆霍亂煮汁飲之開寶治卒心痛燒存性研以新汲水服一錢極驗時珍○出龔氏方

殼【主治】楊梅瘡筋骨痛燒存性臨時炒熱以滾酒泡服二三錢暖覆取汗其痛即止神驗時珍

無漏子拾遺

【釋名】千年棗開寶萬歲棗一統志海棗草木狀波斯棗拾遺番棗嶺表錄異金果輟耕錄木名海椶嶺表錄鳳尾蕉時珍曰無漏名義未詳千年萬歲言其樹性耐久也曰海曰波斯曰番言其種自外國來也金果貴之也曰椶曰蕉象其幹葉之形也番人名其木曰窟莽名其實曰苦魯麻棗苦麻窟莽皆番音相近也

【集解】藏器曰無漏子即波斯棗生波斯國狀如棗珣曰樹若栗木其實若橡子有三角頌曰按劉恂嶺表錄云廣州有一種波斯棗木無旁枝直聳三四丈至巔四向共生十餘枝葉如椶櫚彼土人呼為海椶木三五年一著子每朶約三

椰子皮。【修治】【頌曰】不拘時月采其根皮，入藥炙用。一云：其實皮亦可用。【氣味】苦，平，無毒。【主治】止血，療鼻衄，吐逆霍亂，煮汁飲之。開寶。治卒心痛，燒存性，研，以新汲水服一錢，極驗。時珍。○出龔氏方。

殼。【主治】楊梅瘡筋骨痛，燒存性，臨時炒熱，以滚酒泡服二三錢，暖覆取汗，其痛即止，神驗。時珍。

無漏子 拾遺

【釋名】千年棗開寶、萬歲棗一統志、海棗草木狀、波斯棗拾遺、番棗嶺表録異、金果輟耕録。木名海椶嶺表録、鳳尾蕉。【時珍曰】無漏名義未詳。千年、萬歲，言其樹性耐久也。曰海，曰波斯，曰番，言其種自外國來也。金果，貴之也。曰椶，曰蕉，象其榦、葉之形也。番人名其木曰窟莽，名其實曰苦魯麻棗。苦麻、窟莽，皆番音相近也。

【集解】【藏器曰】無漏子即波斯棗，生波斯國，狀如棗。【珣曰】樹若栗木。其實若橡子，有三角。【頌曰】按劉恂嶺表録云：廣州有一種波斯棗，木無旁枝，直聳三四丈，至巔四向，共生十餘枝，葉如椶櫚，彼土人呼爲海椶木。三五年一着子，每朵約三二十顆都類北方青棗但小爾舶商亦有攜本國者至中國色類沙糖皮肉軟爛味極甘似北地天蒸棗而其核全別兩頭不尖雙卷而圓如小塊紫礦種之不生蓋蒸熟者也時珍曰千年棗雖有棗名別是一物南番諸國皆有之即杜甫所賦海櫻也按段成式酉陽雜俎云波斯棗生波斯国彼人呼為窟莽樹長三四丈圍五六尺葉似土藤不凋二月生花狀如蕉花有兩脚漸漸開罅中有十餘房子長二寸黃白色狀如楝子有核六七月熟則子黑狀類乾棗食之味甘如飴也又陶九成輟耕錄云四川成都有金果樹六株相傳漢時物也高五六十丈圍三四尋挺直如矢木無枝柯頂上有葉如㯶櫚皮如龍鱗葉如鳳尾實如棗而大每歲仲冬有司具祭收采令醫工以刀剜去青皮石灰湯瀹過入冷熱蜜浸換四次瓶封進獻不如此法則生澀不可食番人名為苦魯麻棗蓋鳳尾蕉也一名萬歲棗泉州有萬年棗即此物也又嵇含草木狀云海棗大如杯椀以比安期海上如瓜之棗似未得其詳也巴旦杏亦名忽鹿麻另是一物也

實【氣味】甘溫無毒【主治】補中益氣除痰嗽補虛損好顏色令人肥健藏器　消食止欬治虛羸悅人久服無損李珣

桄榔子宋開寶

【校正】自木部移入此

【釋名】木名姑榔木臨海異物志　麪木伽藍記　董棕楊慎卮言　鐵木【時珍曰】其木似

二十顆，都類北方青棗，但小爾。舶商亦有携本國者至中國，色類沙糖，皮肉軟爛，味極甘，似北地天蒸棗，而其核全別，兩頭不尖，雙卷而圓，如小塊紫礦，種之不生，蓋蒸熟者也。【時珍曰】千年棗雖有棗名，別是一物。南番諸國皆有之，即杜甫所賦海椶也。按段成式酉陽雜俎云：波斯棗生波斯國，彼人呼爲窟莽。樹長三四丈，圍五六尺。葉似土藤，不凋。二月生花，狀如蕉花。有兩脚[一]，漸漸開罅，中有十餘房。子長二寸，黄白色，狀如楝子，有核。六七月熟則子黑，狀類乾棗，食之味甘如飴也。又陶九成輟耕録云：四川成都有金果樹六株，相傳漢時物也。高五六十丈，圍三四尋，挺直如矢，木無枝柯。頂上有葉如椶櫚，皮如龍鱗，葉如鳳尾，實如棗而大。每歲仲冬，有司具祭收采，令醫工以刀剥去青皮，石灰湯瀹過，入冷熟蜜浸換四次，瓶封進獻。不如此法，則生澀不可食。番人名爲苦魯麻棗，蓋鳳尾蕉[二]也。一名萬歲棗，泉州有萬年棗，即此物也。又嵇含草木狀云：海棗大如杯椀，以比安期海上如瓜之棗，似未得其詳也。巴旦杏亦名忽鹿麻，另是一物也。

實。【氣味】甘，温，無毒。【主治】補中益氣，除痰嗽，補虚損，好顔色，令人肥健。藏器。消食止欬，治虚羸，悦人。久服無損。李珣。

桄榔子 宋開寶

【校正】自木部移入此。

【釋名】木名姑榔木臨海異物志、麫木伽藍記、董椶楊慎巵言、鐵木。【時珍曰】其木似

[一] 脚：酉陽雜俎卷十八廣動植之三作「甲」。
[二] 蕉：原作「焦」。今據本條「釋名」改。

檳榔而光利，故名桄榔。姑榔，其音譌也。麪言其粉也，鐵言其堅也。

【集解】頌曰：桄榔木，嶺南二廣州郡皆有之，人家亦植之庭院間。其木似檳榔而堅硬，斫其内取麪，大者至數石，食之不饑。其皮至柔，堅韌可以作綆。其子作穗，生木端，不拘時月采之。○珣曰：按劉恂嶺表録云：桄榔木，枝葉並蕃茂，與棕櫚小異，然葉下有鬚如粗馬尾，廣人采之以織巾子，得鹹水浸即粗脹而韌，彼人以縛海舶，不用釘線。木性如竹，紫黑色，有文理而堅，工人解之以製博奕爲器。藏器曰：按臨海異物志云：姑榔木生牂牁山谷，外皮有毛如棕櫚而散生。其木削利如鐵，可作釤鋤，中濕更利，惟中焦則易敗爾。物之相伏如此。皮中有白粉，似稻米粉及麥麪，可作餅餌食，名桄榔麪。彼土少穀，常以牛酪食之。時珍曰：桄榔，二廣、交、蜀皆有之。按郭義恭廣志云：木大者四五圍，高五六丈，拱直無旁枝，巔頂生葉數十，破似棕葉。其木肌堅，斫入數寸，得粉赤黄色，可食。又顧玠海槎録云：桄榔木身直如杉，又如棕櫚、桄榔子、檳榔、波斯褁古散諸樹而稍異，有節似大竹，樹杪挺出數枝，開花成穗，綠色。結子如青珠，每條不下百顆，一樹近百餘條，團々懸掛若傘，極可愛。其木最重，色類花梨而多紋，番舶用代鐵鎗，鋒鋩甚利。○古散亦木名，可為杖，又名虎散。

子【氣味】苦，平，無毒。【主治】破宿血。開寶

麪【氣味】甘，平，無毒。【主治】作餅炙食腴美，令人不饑，補益虛羸

檳榔而光利，故名桄榔。姑榔，其音訛也。麪言其粉也，鐵言其堅也。

【集解】【頌曰】桄榔木，嶺南、二廣州郡皆有之，人家亦植之庭院間。其木似栟櫚而堅硬，斫其内取麪，大者至數石，食之不飢。其皮至柔，堅韌可以作綆。其子作穗生木端，不拘時月采之。按劉恂嶺表録云：桄榔木枝葉並蕃〔一〕茂，與檳榔小異。然葉下有鬚如粗馬尾，廣人采之以織巾子。得鹹水浸，即粗脹而韌，彼人以縛海舶，不用釘線。木性如竹，紫黑色，有文理而堅，工人解之以製博奕局。其樹皮中有屑如麪，可作餅食。【藏器曰】按臨海異物志云：姑榔木生牂牁山谷。外皮有毛如棕櫚而散生。其木剛利如鐵，可作釤鋤，中石〔二〕更利，惟中蕉〔三〕則易敗爾，物之相伏如此。皮中有白粉，似稻米粉〔四〕及麥麪，可作餅餌食，名桄榔麪。彼土少穀，常以牛酪食之。【時珍曰】桄榔，二廣、交、蜀皆有之。按郭義恭廣志云：木大者四五圍，高五六丈，拱直無旁枝。巔頂生葉數十，破似棕葉，其木肌堅，斫入數寸，得粉赤黄色，可食。又顧玠海槎録云：桄榔木身直如杉，又如棕櫚、椰子、檳榔、波斯棗、古散諸樹而稍異，有節似大竹。樹杪挺〔五〕出數枝，開花成穗，緑色。結子如青珠，每條不下百顆，一樹近百餘條，團團懸掛若傘，極可愛。其木最重，色類花梨而多紋，番舶用代鐵鎗，鋒鋩甚利。○古散，亦木名，可爲杖，又名虎散。

子。【氣味】甘，平，無毒。【主治】破宿血。開寶。

麪。【氣味】甘，平，無毒。【主治】作餅炙食腴美，令人不飢，補益虚羸

〔一〕蕃：原作「著」。今據御覽卷九百六十木部引嶺表録異改。
〔二〕石：原作「濕」。今據證類卷十四桄榔子改。
〔三〕蕉：原作「焦」。今據改同上。
〔四〕粉：原作「粘」。今據改同上。
〔五〕挺：原作「梃」。今從江西本改。

損乏腰脚無力久服輕身辟穀李珣

莎木麪莎音梭○海藥 校正自木部移入此

釋名 欀木音襄 時珍曰莎字韻書不載惟孫愐唐韻莎字註云樹似桄榔則莎字當作莎衣之莎其葉離披如莎衣之狀故謂之莎也張勃吳録地理志言交趾欀木皮中有白粉如米屑乾之搗末以水淋過似麪可作餅食者即此木也後人訛欀為莎音相近爾楊慎巵言乃謂欀木即桄榔誤矣按左思吳都賦云麪有桄榔又曰文欀楨橿既是一物不應兩用矣

集解 珣曰按蜀記云莎木生南中八郡樹高十許丈闊四五圍峯頭生葉兩邊行列如飛鳥翼皮中有白麪石許搗篩作餅或磨屑作飯食之彼人呼為藥麪輕滑美好勝于桄榔麪也藏器曰莎木生嶺南山谷大者木皮內出麪數斛色黃白時珍曰按劉欣期交州記云都勾樹似栟櫚木中出屑如桄榔麪可作餅餌恐此即欀木也

莎麪 氣味 甘平溫無毒 主治 補益虛冷消食李珣溫補久食不飢長生藏器

波羅蜜綱目

損乏，腰脚無力。久服輕身辟穀。李珣。

莎木麪莎音梭○海藥

【校正】自木部移入此。

【釋名】欀木音襄。【時珍曰】莎字韻書不載，惟孫愐唐韻「莎」字註云：樹似桄榔。則莎字當作莎衣之莎，其葉離披如莎衣之狀，故謂之莎也。張勃吴録地理志言，交趾欀木，皮中有白粉如米屑，乾之搗末，以水淋過，似麪，可作餅食者，即此木也。後人訛欀爲莎，音相近爾。楊慎巵言乃謂欀木即桄榔，誤矣。按左思吴都賦云：麪有桄榔。又曰：文、欀、楨、橿。既是一物，不應兩用矣。

【集解】【珣曰】按蜀記云：莎木生南中八郡。樹高十許丈，闊四五圍。峰頭生葉，兩邊行列如飛鳥翼。皮中有白麪石許，搗篩作餅，或磨屑作飯食之，彼人呼爲莎麪，輕滑美好，勝于桄榔麪也。【藏器曰】莎木生嶺南山谷。大者木皮内出麪數斛，色黄白。【時珍曰】按劉欣期交州記云：都勾樹似椶櫚，木中出屑如桄榔麪，可作餅餌。恐此即欀木也。

莎麪。【氣味】甘，平、温，無毒。【主治】補益虚冷，消食。李珣。温補。久食不飢，長生。藏器。

波羅蜜綱目

釋名 曩伽結 時珍曰：波羅蜜，梵語也。因此果味甘，故借名之。安南人名曩伽結，波斯人名婆那娑，拂林人名阿薩嚲，皆一物也。

集解 時珍曰：波羅蜜生交趾、南番諸國，今嶺南、滇南亦有之。樹高五六丈，樹類冬青而黑潤倍之，葉極光淨，冬夏不凋。樹至斗大方結實，不花而實，出於枝間，多者十數枚，少者五六枚，大如冬瓜，外有厚皮裹之，若栗毬，上有軟刺礧砢。五六月熟時，顆重五六斤，剝去外皮殼，內肉層疊如橘囊，食之味至甜美如蜜，香氣滿室。一實凡數百核，核大如棗。其中仁如栗黃，煮炒食之甚佳。果中之大者，惟此與椰子而已。

瓤 氣味 甘香微酸，平，無毒。主治 止渴解煩，醒酒益氣，令人悅澤。時珍

核中仁 氣味 同瓤。主治 補中益氣，令人不飢輕健。時珍

無花果 食物

釋名 映日果 便民圖纂 優曇鉢 廣州志 阿駔 音楔。○時珍曰：無花果凡數種，此乃映日果也。即廣中所謂優曇鉢，及波斯所謂阿駔也。

【釋名】曩伽結。【時珍曰】波羅蜜，梵語也。因此果味甘，故借名之。安南人名曩伽結，波斯人名婆那娑，佛林人名阿薩嚲，皆一物也。

【集解】【時珍曰】波羅蜜生交趾、南番諸國，今嶺南、滇南亦有之。樹高五六丈，樹類冬青而黑潤倍之。葉極光淨，冬夏不凋。樹至斗大方結實，不花而實出於枝間，多者十數枚，少者五六枚，大如冬瓜，外有厚皮裹之，若栗毬，上有軟刺礧砢。五六月熟時，顆重五六斤，剥去外皮殼，內肉層疊如橘囊，食之味至甜美如蜜，香氣滿室。一實凡數百核，核大如棗。其中仁如栗黄，煮炒食之甚佳。果中之大者，惟此與椰子而已。

瓤。【氣味】甘、香、微酸，平，無毒。【主治】止渴解煩，醒酒益氣，令人悦澤。時珍。

核中仁。【氣味】同瓤。【主治】補中益氣，令人不飢輕健。時珍。

無花果食物

【釋名】映日果便民圖纂、優曇鉢廣州志、阿駔音楚。○【時珍曰】無花果凡數種，此乃映日果也。即廣中所謂優曇鉢，及波斯所謂阿駔也。

【集解】時珍曰：無花果出揚州及雲南，今吳、楚、閩、越人家亦或折枝插成。枝柯如枇杷樹，三月發葉如花構葉，五月內不花而實，實出枝間，狀如木饅頭，其內虛軟。采以鹽漬，壓實令扁，日乾充果食。熟則紫色，軟爛甘味如柹而無核也。按方輿志云：廣西優曇鉢不花而實，狀如枇杷。又段成式酉陽雜俎云：阿馹出波斯，拂林人呼為底珍樹。長丈餘，枝葉繁茂，有丫如蓖麻，無花而實，色赤類椑柹，一月而熟，味亦如柹。二書所說，皆即此果也。又有文光果、天仙果、古度子，皆無花之果，並附于左。

【附錄】文光果 出景州。形如無花果，肉味如栗，五月成熟。

天仙果 出四川。樹高八九尺，葉似荔枝而小，無花而實，子如櫻桃，纍纍綴枝間，六七月熟，其味至甘。宋祁方物贊云：有子孫枝，不花而實，薄言采之，味埒蜂蜜。

古度子 出交、廣諸州。樹葉如栗，不花而實，枝柯間生子，大如石榴及樝子而色赤，味醋，煮以為粽食之。若數日不煮，則化作飛蟻，穿皮飛去也。

實

【氣味】甘，平，無毒。

【主治】開胃，止洩痢。汪穎。治五痔，咽喉痛。時珍。

葉

【氣味】甘、微辛，平，有小毒。

【主治】五痔腫痛，煎湯頻熏洗之，取效。震亨。

【集解】【時珍曰】無花果出揚州及雲南，今吳、楚、閩、越人家，亦或折枝插成。枝柯如枇杷樹，三月發葉如花構葉。五月內不花而實，實出枝間，狀如木饅頭，其內虛軟。采以鹽漬，壓實令扁，日乾充果食。熟則紫色，軟爛甘味如柹而無核也。按方輿志云：廣西優曇鉢不花而實，狀如枇杷。又段成式酉陽雜俎云：阿駔出波斯，拂林人呼爲底珍樹。長丈餘，枝葉繁茂，有丫如蓖麻，無花而實，色赤類椑柹，一月而熟，味亦如柹。二書所說，皆即此果也。又有文光果、天仙果、古度子，皆無花之果，並附于左。

【附録】文光果。出景州。形如無花果，肉味如栗，五月成熟。天仙果。出四川。樹高八九尺，葉似荔枝而小，無花而實，子如櫻桃，纍纍綴枝間，六七月熟，其味至甘。宋祁方物贊云：有子孫枝，不花而實。薄言采之，味埒蜂蜜。古度子。出交、廣諸州。樹葉如栗，不花而實，枝柯間生子，大如石榴及樝子而色赤，味醋，煮以爲粽食之。若數日不煮，則化作飛蟻，穿皮飛去也。

實。【氣味】甘，平，無毒。【主治】開胃，止洩利。汪頴。治五痔，咽喉痛。時珍。

葉。【氣味】甘、微辛，平，有小毒。【主治】五痔腫痛，煎湯頻熏洗之，取效。震亨。

阿勃勒（拾遺）　校正（自木部移入此）

【釋名】婆羅門皂莢（拾遺）波斯皂莢（時珍曰婆羅門西域國名波斯西南夷國名也）

【集解】（藏器曰阿勃勒生拂林國狀似皂莢而圓長味甘好喫時珍曰此即波斯皂莢也按段成式酉陽雜俎云波斯皂莢彼人呼為忽野簷拂林人呼為阿梨樹長三四丈圍五六尺葉似枸櫞而短小經寒不凋不花而實莢長二尺中有隔七內各有一子大如指頭赤色至堅硬中黑如墨味甘如飴可食亦入藥也）

【附錄】羅望子（時珍曰按桂海志云出廣西殼長數寸如肥皂及刀豆色正丹內有二三子煨食甘美）

子【氣味】苦大寒無毒【主治】心膈間熱風心黃骨蒸寒熱殺三蟲（藏器）炙黃入藥治熱病下痰通經絡療小兒疳氣（李珣）

沙棠果（綱目）

【集解】（時珍曰按呂氏春秋云果之美者沙棠之實今嶺外寧鄉瀧水羅浮山中皆有之木狀如棠黃花赤實其味如李而無核）

實【氣味】甘平無毒【主治】食之卻水病（時珍○山海經）

阿勒勃〔一〕拾遺

【校正】自木部移入此。

【釋名】婆羅門皂莢拾遺、波斯皂莢。【時珍曰】婆羅門，西域國名；波斯，西南國名也。

【集解】【藏器曰】阿勒勃生拂林〔二〕國，狀似皂莢而圓長，味甘好喫。【時珍曰】此即波斯皂莢也。按段成式酉陽雜俎云：波斯皂莢，彼人呼爲忽野簷〔三〕，拂林人呼爲阿梨〔四〕。樹長三四丈，圍四五尺。葉似枸櫞而短小，經寒不凋。不花而實，莢長二尺，中有隔。隔内各有一子，大如指頭，赤色至堅硬，中黑如墨，味甘如飴，可食，亦入藥也。

【附録】羅望子。【時珍曰】按桂海志云：出廣西。殻長數寸，如肥〔五〕皂及刀豆，色正丹，内有二三子，煨食甘美。

子。【氣味】苦，大寒，無毒。【主治】心膈間熱風，心黄，骨蒸寒熱，殺三蟲。藏器。炙黄入藥，治熱病，下痰，通經絡，療小兒疳氣。李珣。

沙棠果綱目

【集解】【時珍曰】按吕氏春秋云：果之美者，沙棠之實。今嶺外寧鄉、瀧水、羅浮山中皆有之。木狀如棠，黄花赤實，其味如李而無核。

實。【氣味】甘，平，無毒。【主治】食之却水病。時珍。○山海經。

〔一〕勒勃：原作「勃勒」。今據證類卷十二阿勒勃乙正。本藥下同此誤徑改。
〔二〕拂林：證類卷十二阿勒勃作「佛逝」。
〔三〕簷：此下酉陽雜俎卷十八波斯皂莢尚有「默」字。
〔四〕梨：此下同上尚有「去伐」二字。
〔五〕肥：原作「把」。今據桂海虞衡志果志羅望子改。

棎子 音蟾○拾遺

（集解）藏器曰棎子似梨生江南左思吴都賦棎留禦霜是也時珍曰棎留二果名按薛瑩荆陽異物志云棎子樹生荆南越丹陽諸郡山中皆有之其實如梨冬熟味酢劉子樹生交廣武平興古諸郡山中三月着花結實如梨七八月熟色黃味甘酢而核甚堅

實（氣味）甘澀平無毒（主治）生食之止水痢熟和蜜食之去嗽 藏器

鹿目 拾遺

（校正）自木部移入此

（釋名）鬼目 藏器曰此出嶺南狀如鹿目故名陶氏註菟葵引鹿目小冷即此也後人訛為鬼目

（集解）時珍曰鬼目有草木三種此乃木生者其草鬼目別見草部白英下又羊蹄菜亦名鬼目並物異名同也按劉欣期交州記云鬼目出交趾九真武平興古諸處樹高大似棠梨葉似楮而皮白二月生花仍連着子大者如木瓜小者如梅李而小斜不周正七八月熟色黃味酸以蜜浸食之佳

（氣味）酸甘小冷無毒多食發冷痰 藏器

梌子 音蟾○拾遺

【集解】【藏器曰】梌子似梨，生江南。左思吴都賦：梌、留[一]禦霜，是也。【時珍曰】梌、留，二果名。按薛瑩荆揚[二]異物志云：梌子樹，南越、丹陽諸郡山中皆有之。其實如梨，冬熟味酢。劉子樹生交、廣、武平、興古諸郡山中。三月着花，結實如梨，七八月熟，色黄，味甘、酢，而核甚堅。

實。【氣味】甘，澀，平，無毒。【主治】生食之，止水痢。熟和蜜食之，去嗽。藏器。

鹿目 拾遺

【校正】自草[三]部移入此。

【釋名】鬼目。【藏器曰】此出嶺南，狀如鹿目，故名。陶氏註豆蔻引「鹿目小冷」，即此也。後人訛爲鬼目。

【集解】【時珍曰】鬼目有草木三種，此乃木生者。其草鬼目別見草部「白英」下，又羊蹄菜亦名鬼目，並物異名同也。按劉欣期交州記云：鬼目出交阯、九真、武平、興古諸處。樹高大似棠梨，葉似楮而皮白，二月生花，仍連着子，大者如木瓜，小者如梅、李，而小斜不周正。七八月熟，色黄味酸，以蜜浸食之佳。

【氣味】酸、甘，小冷，無毒。多食，發冷痰。藏器。

〔一〕留：證類諸本、吴都賦諸本此字有「留」、「榴」、「劉」三種寫法，莫衷一是。

〔二〕揚：原作「陽」。今據卷一引據古今經史百家書目改。

〔三〕草：原作「木」。今據「鹿目」所在證類卷十一草部改。

都桷子（拾遺）

釋名 構子（時珍曰：桷音角。太平御覽作𣗥子，音同上聲。蓋傳寫之訛也。亦與楮構之構名同實異。陳祈暢異物志贊云：構子之樹，枝葉四布。名同種異，實味甜酢。果而無核，裏面如素。析酒止酲，更為遺賂。）

集解 珣曰：按徐表南州記云：都桷子生廣南山谷。樹高丈餘，二月開花，連着實，大如雞卵，七月熟。時珍曰：按魏王花木志云：都桷樹出九真交趾，野生。二三月開花，赤色，子似木瓜，八九月熟。里民取食之，味酢。以鹽酸漚食，或蜜藏，皆可。一云狀如青海。

實 氣味 酸澀，平，無毒。主治 久食益氣止洩（藏器）。安神溫腸，治痔，久服無損（李珣）。解酒止煩渴（時珍）。

都念子（拾遺）

釋名 倒捻子（詳下文）

集解 藏器曰：杜寶拾遺錄云：都念子生嶺南。隋煬帝時進百株，植于西苑。樹高丈餘，葉如白楊，枝柯長細，花心金色，花赤如蜀葵而大，子如小棗，蜜漬食之，甘美益人。時珍曰：按劉恂嶺表錄云：倒捻子窠叢不大，葉如苦李，花似蜀葵，小而

都桷子拾遺

【釋名】構子。【時珍曰】桷，音角。太平御覽作桶子，音同上聲。蓋傳寫之訛也。亦與楮構之構名同實異。陳祈暢異物志贊云：構子之樹，枝葉四布。名同種異，實味甜酢。果而無核，裏面如素。析〔一〕酒止醒，更爲遺賂。

【集解】【珣曰】按徐表南州記云：都桷子生廣南山谷。樹高丈餘，二月開花，連着實，大如鷄卵，七月熟。【時珍曰】按魏王花木志云：都桷樹出九真、交趾，野生。二三月開花，赤色。子似木瓜，八九月熟，里民取食之，味酢，以鹽、酸漚食，或蜜藏皆可。一云狀如青梅。

實。【氣味】酸，澀，平，無毒。【主治】久食益氣止洩。藏器。安神溫腸，治痔。久服無損。李珣。解酒，止煩渴。時珍。

都念子〔二〕拾遺

【釋名】倒捻子詳下文。

【集解】【藏器曰】杜寶拾遺録云：都念子生嶺南。隋煬帝時進百株，植于西苑。樹高丈餘，葉如白楊，枝柯長細。花心金色，花赤如蜀葵而大。子如小棗，蜜漬食之，甘美益人。【時珍曰】按劉恂嶺表録云：倒捻子窠叢不大，葉如苦李。花似蜀葵，小而

〔一〕析：原作「拆」。今據御覽卷九百七十二果木引異物志改。
〔二〕都念子：證類卷二十三一十三種陳藏器餘作「石都念子」。

深紫南中婦女多用染色子如軟柿外紫内赤無核頭上有四葉如柿蒂食之必捻其蒂故謂之倒捻子訛而為都念子也味甚甘軟

實（氣味）甘酸小溫無毒（主治）痰嗽噦氣藏器 暖腹臟益肌肉時珍

○嶺表錄

都咸子拾遺（校正）自木部移入此

（集解）藏器曰都咸子生廣南山谷按徐表南州記云其樹如李子大如指取子及皮葉曝乾作飲極香美也時珍曰按嵇含南方草木狀云都咸樹出日南三月生花仍連着實大如指長三寸七八月熟其色正黑

子及皮葉（氣味）甘平無毒（主治）火乾作飲止渴潤肺去煩除痰藏器 去傷寒清涕欬逆上氣宜煎服之李珣

摩廚子拾遺

（集解）藏器曰摩廚子生西域及南海并斯調國子如瓜可為茹其汁香美如中國用油陳祈暢異物志贊云木有摩廚生自斯調厥汁肥潤其澤如膏馨香馥郁可以煎熬彼州之人以為嘉饌（珣曰）摩廚二月開花四五月結實如瓜狀（時

深紫，南中婦女多用染色。子如軟柹，外紫内赤，無核，頭上有四葉如柹蒂。食之必捻其蒂，故謂之倒捻子，訛而爲都念子也。味甚甘軟。

實。【氣味】甘、酸，小温，無毒。【主治】痰嗽噦氣。藏器。暖腹臟，益肌肉。時珍。○嶺表録。

都咸子拾遺

【校正】自木部移入此。

【集解】【藏器曰】都咸子生廣南山谷。按徐表南州記云：其樹如李，子大如指。取子及皮、葉曝乾，作飲極香美也。【時珍曰】按嵇含南方草木狀云：都咸樹出日南。三月生花，仍連着實，大如指，長三寸，七八月熟，其色正黑。

子及皮、葉。【氣味】甘，平，無毒。【主治】火乾作飲，止渴潤肺，去煩除痰。藏器。去傷寒清涕，欬逆上氣，宜煎服之。李珣。

摩厨子拾遺

【集解】【藏器曰】摩厨子生西域及南海并斯調國。子如瓜，可爲茹。其汁香美，如中國用油。陳祈暢異物志贊云：木有摩厨，生自斯調。厥汁肥潤，其澤如膏。馨香馥郁，可以煎熬。彼州之人，以爲嘉殽。【珣曰】摩厨二月開花，四五月結實，如瓜狀。【時

珍曰又有齊墩果德慶果亦其類也今附于左

【附錄】齊墩果 酉陽雜俎云齊墩樹生波斯及拂林國高二三丈皮青白花似柚極香子似楊桃五月熟西域人壓為油以煎餅果如中國之用巨勝也

德慶果 一統志云廣之德慶州出之其樹冬榮子大如盃炙而食之味如豬肉也

【實】【氣味】甘香平無毒【主治】益氣潤五臟久服令人肥健藏器 安神養血生肌久服輕健李珣

韶子 拾遺

【集解】藏器曰韶子生嶺南按裴淵廣州志云韶葉如栗赤色子大如栗有棘刺破其皮內有肉如豬肪着核不離味甘酢核如荔枝 時珍曰按范成大虞衡志云廣南有山韶子夏熟色紅肉如荔枝又有藤韶子秋熟大如鳧卵柳也

【實】【氣味】甘溫無毒【主治】暴痢心腹冷氣藏器

馬檳榔 會編

【釋名】馬金囊雲南志 馬金南記事珠 紫檳榔綱目

珍曰】又有齊墩果、德慶果，亦其類也，今附于左。

【附録】齊墩果。酉陽雜俎云：齊墩樹生波斯及拂林國。高二三丈，皮青白，花似柚極香。子似楊桃，五月熟，西域人壓爲油以煎餅果，如中國之用巨勝也。德慶果。一統志云：廣之德慶州出之。其樹冬榮，子大如盃，炙而食之，味如豬肉也。

實。【氣味】甘，香，平，無毒。【主治】益氣，潤五臟。久服令人肥健。藏器。安神，養血，生肌，久服輕健。李珣。

韶子拾遺

【集解】【藏器曰】韶子生嶺南。按裴淵廣州記〔一〕云：韶葉如栗，赤色。子大如栗，有棘刺。破其皮，内有肉如豬肪，着核不離，味甘酢，核如荔枝。【時珍曰】按范成大虞衡志云：廣南有山韶子，夏熟，色紅，肉如荔枝。又有藤韶子，秋熟，大如鳧卵柹也。

實。【氣味】甘，温，無毒。【主治】暴痢，心腹冷氣。藏器。

馬檳榔會編

【釋名】馬金囊雲南志、馬金南記事珠、紫檳榔綱目。

〔一〕記：原作「志」。今據卷一引據古今經史百家書目改。

〔集解〕〔時珍曰〕馬檳榔生滇南金齒沅江諸夷地蔓生結實大如葡萄紫色味甘內有核頗似大楓子而殼稍薄團長斜扁不等核內有仁亦甜

實〔氣味〕甘寒無毒

核仁〔氣味〕苦甘寒無毒〔機曰〕凡嚼之者以冷水一口送下其甜如蜜亦不傷人也〔主治〕產難臨時細嚼數枚井華水送下須臾立產再以四枚去殼兩手各握二枚惡水自下也欲斷產者常嚼二枚水下久則子宮冷自不孕矣汪機傷寒熱病食數枚冷水下又治惡瘡腫毒內食一枚冷水下外嚼塗之即無所傷時珍

枳椇音止矩 唐本草

〔校正〕自木部移入此併入拾遺木蜜

〔釋名〕蜜㮣櫖音止矩蜜屈律廣記木蜜拾遺木餳同上木珊瑚廣志雞距子蘇文雞爪子俗名木名白石木唐註金鉤木地志枅栱音雞拱交加枝

〔時珍曰〕枳椇徐鍇註說文作㮣櫖又作枳枸皆屈曲不伸之意此樹多枝而曲其子亦卷曲故以名之曰蜜曰餳因其味

【集解】【時珍曰】馬檳榔生滇南金齒、沅江諸夷地。蔓生，結實大如葡萄，紫色味甘。內有核，頗似大楓子而殼稍薄，團長斜扁不等。核內有仁亦甜。

實。【氣味】甘，寒，無毒。

核仁。【氣味】苦、甘，寒，無毒。【機曰】凡嚼之者，以冷水一口送下，其甜如蜜，亦不傷人也。【主治】産難，臨時細嚼數枚，井華水送下，須臾立産。再以四枚去殼，兩手各握二枚，惡水自下也。欲斷産者，常嚼二枚，水下。久則子宮冷，自不孕矣。汪機。傷寒熱病，食數枚，冷水下。又治惡瘡腫毒，內食一枚，冷水下。外嚼塗之，即無所傷。時珍。

枳椇音止矩○唐本草

【校正】自木部移入此，併入拾遺木蜜。

【釋名】蜜欓椒音止距、蜜屈律廣記、木蜜拾遺、木餳同上、木珊瑚廣志、鷄距子蘇文、鷄爪子俗名。木名白石木唐註、金鈎木地志、枅栱音雞拱、交加枝。【時珍曰】枳椇，徐鍇註說文作欓椒，又作枳枸，皆屈曲不伸之意。此樹多枝而曲，其子亦卷曲，故以名之。曰蜜、曰餳[一]，因其味

〔一〕餳：原作「錫」。今據上文別名「木餳」改。

也曰珊瑚曰雞距曰雞爪象其形也曰交加曰枅栱言其實之紐屈也枅栱枋梁之名按雷公炮炙序云弊箪淡鹵如酒霑交註云交加枝即蜜梜儆也又詩話云子生枝端橫折歧出狀若枅栱故上人謂之枅栱也珍謂枅栱及俗稱雞距蜀人之稱桔枸棘枸滇人之稱雞橘子巴人之稱金鉤廣人之稱子散見書記者皆枳椇雞距之字方音轉異爾俗又訛雞為曹公爪或謂之梨棗樹或謂之癩漢指頭崔豹古今注一名樹蜜一名木石皆一物也

【集解】恭曰枳椇子其樹徑尺木名白石葉如桑柘其子作房似珊瑚核在其端人皆食之頌曰此詩小雅所謂南山有枸也陸機疏義云椇枸樹高大如白楊所在皆有枝柯不直子着枝端啖之甘美如飴八九月熟江南特美之謂之木蜜能敗酒味若以其木為柱則屋中之酒皆薄也詵曰昔有南人脩舍用此木誤落一片入酒甕中酒化為水也藏器曰木蜜樹生南方人呼白石木枝葉俱甜嫩葉可生啖味如蜜老枝細破煎汁成蜜倍甜止渴解煩也時珍曰枳椇木高三四丈葉圓大如桑柘夏月開花枝頭結實如雞爪形長寸許紐曲開作二三岐儼若雞之足距嫩時青色經霜乃黃嚼之味甘如蜜每開岐盡處結一二小子狀如蔓荊子內有扁核赤色如酸棗仁形飛鳥喜巢其上故宋玉賦云枳枸來巢曲禮云婦人之贄椇榛脯脩即此也監藏荷累可以備冬儲

【實】【氣味】甘平無毒詵曰多食發蛔蟲【主治】頭風小腹拘急唐本止渴除

也。曰珊瑚、曰雞距、曰雞爪，象其形也。曰交加、曰枅栱，言其實之紐屈也。枅栱，枋梁之名。按雷公炮炙序云：「弊箄淡鹵，如酒霑交。」註云：交加枝，即蜜檳榔也。又詩話[一]云：子生枝端，橫折歧出，狀若枅栱，故土人謂之枅栱也。珍謂：枅栱及俗稱雞距，蜀人之稱桔枸、棘枸，滇人之稱雞橘子，巴人之稱金鈎，廣人之稱結留[二]子，散見書記者，皆枳椇、雞距之字，方音轉異爾。俗又訛雞爪[三]爲曹公爪，或謂之梨棗樹，或謂之癩漢指頭。崔豹古今注一名樹蜜，一名木石，皆一物也。

【集解】【恭曰】枳椇子其樹徑尺，木名白石，葉如桑柘。其子作房似珊瑚，核在其端，人皆食之。【頌曰】此詩小雅所謂「南山有枸」也。陸機疏義云：檳枸樹高大如白楊，所在皆有，枝柯不直。子着枝端，噉之甘美如飴，八九月熟，江南特美之，謂之木蜜。能敗酒味，若以其木爲柱，則屋中之酒皆薄也。【詵曰】昔有南人修舍用此木，誤落一片入酒甕中，酒化爲水也。【藏器曰】木蜜樹生南方，人呼白石木，枝葉俱甜。嫩葉可生噉，味如蜜。老枝細破，煎汁成蜜，倍甜，止渴解煩也。【時珍曰】枳椇木高三四丈，葉圓大如桑、柘，夏月開花。枝頭結實如雞爪形，長寸許，紐曲，開作二三岐，儼若雞之足距。嫩時青色，經霜乃黃。嚼之味甘如蜜。每開歧盡處，結一二小子，狀如蔓荆子，内有扁核赤色，如酸棗仁形。飛鳥喜巢其上，故宋玉賦云：枳枸來巢。曲禮云：婦人之贄，椇、榛、脯脩。即此也。鹽藏荷裹，可以備冬儲。

實。【氣味】甘，平，無毒。【詵曰】多食發蚘蟲。【主治】頭風，小腹拘急。唐本。止渴除

〔一〕詩話：此专指古今詩話。
〔二〕稱結留：底本缺損。今據其他金陵本補正。
〔三〕訛雞爪：底本缺損。今補同上。

煩去膈上熱潤五臟利大小便功用同蜂蜜枝葉煎膏亦同藏器

止嘔逆解酒毒辟蟲毒時珍

【發明】震亨曰一男子年三十餘因飲酒發熱又兼房勞虛乏乃服補氣血之藥加葛根以解酒毒微汗出人反懈怠熱如故此乃氣血虛不禁葛根之散也必須雞距子解其毒遂煎藥中加而服之乃愈時珍曰枳椇本草止言木能收酒而丹溪朱氏治酒病往往用其實其功當亦同也按蘇東坡集云眉山揭穎臣病消渴日飲水數斗飯亦倍常小便頻數服消渴藥逾年疾日甚自度必死予令延蜀醫張肱診之笑曰君幾誤死乃取麝香當門子以酒濡濕作十許丸用棘枸子煎湯吞之遂愈問其故肱曰消渴消中皆脾弱腎敗土不制水而成疾今穎臣脾脈極熱而腎氣不衰當由果實酒物過度積熱在脾所以食多而飲水水既多溺不得不多非消渴也麝香能制酒果花木棘枸亦勝酒屋外有此木屋內釀酒多不佳故以此二物為藥以去其酒果之毒也棘枸實如雞距故俗謂之雞距亦曰癩漢指頭食之如牛乳本草名枳椇小兒喜食之吁古人重格物若肱蓋得此理矣醫云乎哉

木汁【氣味】同枳椇

【附方】新一 腋下狐氣用桔枸樹鑿孔取汁一二碗用青木香東桃西桃南桃七枝婦人乳一盞煎一二沸就熱

煩，去膈上熱，潤五臟，利大小便，功用同蜂蜜。枝、葉煎膏亦同。藏器。止嘔逆，解酒毒，辟蟲毒。時珍。

【發明】【震亨曰】一男子年三十餘，因飲酒發熱，又兼房勞虚乏。乃服補氣血之藥，加葛根以解酒毒。微汗出，人反懈怠，熱如故。此乃氣血虚，不禁葛根之散也。必須雞距子解其毒，遂煎藥中加而服之，乃愈。【時珍曰】枳椇，本草止言木能敗酒，而丹溪朱氏治酒病往往用其實，其功當亦同也。按蘇東坡集云：眉山揭潁臣病消渴，日飲水數斗，飯亦倍常，小便頻數。服消渴藥逾〔一〕年，疾日甚。自度必死。予令延蜀醫張肱診之。笑曰：君幾誤死。乃取麝香當門子以酒濡濕，作十許丸，用棘〔二〕枸子煎湯吞之，遂愈。問其故，肱曰：消渴消中皆脾弱腎敗，土不制水而成疾。今潁臣脾脉極熱而腎氣不衰，當由果實、酒物過度，積熱在脾，所以食多而飲水。水飲既多，溺不得不多，非消非渴也。麝香能制酒果花木。棘枸亦勝酒，屋外有此木，屋内釀酒多不佳。故以此二物爲藥，以去其酒果之毒也。棘枸實如雞距，故俗謂之雞距，亦曰癩漢指頭。食之如牛乳，本草名枳椇，小兒喜食之。吁！古人重格物，若肱蓋得此理矣，醫云乎哉。

木汁。【氣味】同枳椇。

【附方】新一。腋下狐氣。用桔枸樹鑿孔，取汁一二碗，用青木香、東桃、西柳、七姓〔三〕婦人乳一處煎一二沸。就熱

〔一〕逾：原作「途」。今據蘇沈良方卷五治消渴方改。
〔二〕棘：同上作「枳」。
〔三〕姓：底本漫漶。據美國國會本補。

於五月五日雞叫時洗了將水放在十字路口速回勿顧卽愈只是他人先遇者必帶去也枯枸樹卽梨棗樹也　胡濙衛生易簡方

木皮【氣味】甘溫無毒【主治】五痔和五臟唐本

本草綱目果部三十一卷終

於五月五日雞叫時洗了，將水放在十字路口，速回勿顧，即愈。只是他人先遇者，必帶去也。桔枸樹即梨棗樹也。胡濙衛生易簡方。

木皮。【氣味】甘，温，無毒。【主治】五痔，和五臟。唐本。

本草綱目果部三十二卷

○果之四味類一十三種

秦椒本經　蜀椒本經　崖椒圖經　蔓椒本經

地椒嘉祐　胡椒唐本　畢澄茄開寶○山胡椒附

吳茱萸本經　食茱萸唐本即欓子　鹽麩子開寶

醋林子圖經　茗唐本即茶　皐蘆拾遺

右附方舊五十四新九十六

本草綱目果部目録第三十二卷

○果之四　味類一十三種

秦椒本經　蜀椒本經　崖椒圖經　蔓椒本經

地椒嘉祐　胡椒唐本　畢澄茄開寶○山胡椒附

吴茱萸本經　食茱萸唐本○即辣子　鹽麸子開寶○咸平〔一〕、酸角、鹹草附

醋林子圖經　茗唐本○即茶　皋蘆拾遺

右附方舊五十四，新九十六。

〔一〕咸平：正文此名下有「樹」字。

果部

○果之四　味類一十三種

秦椒（本經中品）

【校正】自木部移入此

【釋名】大椒（爾雅）檓（毀）花椒

【集解】別録曰秦椒生泰山山谷及秦嶺上或瑯琊八月九月采實弘景曰今從西來形似椒而大色黃黑味亦頗有椒氣或云即今樛樹子樛乃豬椒恐謬恭曰秦椒樹葉及莖子都似蜀椒但味短實細爾藍田秦嶺間大有之頌曰今秦鳳明越金商州皆有之初秋生花秋末結實九月十月采之爾雅云檓大椒郭璞注云椒叢生實大者為檓也詩唐風云椒聊之實繁衍盈升陸璣疏義云椒樹似茱萸有針刺葉堅而滑澤味亦辛香蜀人作茶吳人作茗皆以其葉合煑為香今成皐諸山有竹葉椒其木亦如蜀椒小毒熱不中合藥也可入飲食中及蒸雞豚用東海諸島上亦有椒枝葉皆相似子長而不圓甚香其味似橘皮島上麞鹿食其葉其肉自然作椒橘香今南北所生一種椒其實大於蜀椒與陶氏及郭璞之說正相合當以實大者為秦椒也宗奭曰此秦地所產者故言秦椒大率椒株皆相似但秦椒葉差大粒亦大而紋低不若蜀椒皺紋為高異也然秦地亦有蜀椒種【時珍曰】秦椒花椒也始產于秦今處處可種最易蕃衍其葉對生尖而有刺四月生細花五月結實生青熟紅大於蜀椒其目亦不及蜀椒目光黑也范子計然云蜀椒出武都赤色者善秦椒

本草綱目果部第三十二卷

○果之四　味類一十三種

秦椒本經中品

【校正】自木部移入此。

【釋名】大椒爾雅、檓毀、花椒。

【集解】【別録曰】秦椒生泰山川〔一〕谷及秦嶺上，或琅琊。八月、九月采實。【弘景曰】今從西來。形似椒而大，色黄黑，味亦頗有椒氣。或云即今樛樹子。樛乃豬椒，恐謬。【恭曰】秦椒樹，葉及莖、子都似蜀椒，但味短、實細爾。藍田、秦嶺間大有之。【頌曰】今秦、鳳、明、越、金、商州皆有之。初秋生花，秋末結實，九月、十月采之。爾雅云：檓〔二〕，大椒。郭璞注云：椒叢生，實大者爲檓也。詩唐風云：椒聊之實，繁衍盈升。陸機疏義云：椒樹似茱萸，有針刺。葉堅而滑澤，味亦辛香。蜀人作茶，吴人作茗，皆以其葉合煮爲香。今成皋諸山有竹葉椒，其木亦如蜀椒，小毒熱，不中合藥也，可入飲食中及蒸雞、豚用。東海諸島上亦有椒，枝、葉皆相似。子長而不圓，甚香，其味似橘皮。島上麞、鹿食其葉，其肉自然作椒、橘香。今南北所生一種椒，其實大於蜀椒，與陶氏及郭、陸之説正相合，當以實大者爲秦椒也。【宗奭曰】此秦地所産者，故言秦椒。大率椒株皆相似，但秦椒葉差大，粒亦大而紋低，不若蜀椒皺紋高爲〔三〕異也。然秦地亦有蜀椒種。【時珍曰】秦椒，花椒也。始産于秦，今處處可種，最易蕃衍。其葉對生，尖而有刺。四月生細花。五月結實，生青熟紅，大於蜀椒，其目亦不及蜀椒目光黑也。范子計然云：蜀椒出武都，赤色者善；秦椒

〔一〕川：原作「山」。今據證類卷十三秦椒改。
〔二〕檓：原字缺損。今據下文「實大者爲檓」補正。
〔三〕高爲：原作「爲高」。今據衍義卷十四秦椒乙正。

出隴西天水粒細者善蘇頌謂其秋初生花盖不然也

【修治】同蜀椒

椒紅【氣味】辛溫有毒别錄曰生溫熟寒有毒權曰苦辛〇之才曰惡栝樓防葵畏雌黃【主治】

除風邪氣溫中去寒痺堅齒髮明目久服輕身好顏色耐老

增年通神本經療喉痺吐逆疝瘕去老血產後餘疾腹痛出汗

利五臟别錄上氣欬嗽久風濕痺孟詵治惡風遍身四肢𤸷痺口

齒浮腫搖動女人月閉不通產後惡血痢多年痢療腹中冷

痛生毛髮滅瘢甄權能下腫濕氣震亨

【附方】舊六新膏痺尿多其人飲少用秦椒二分出汗瓜蒂二分為末水服方寸匕日三服傷寒類要

手足心腫乃風也椒塩末等分醋和傅之良肘后方損瘡中風以麫作餛飩包秦椒于灰中燒

之令熱斷開口封于瘡上冷即易之孟詵食療久患口瘡大椒去閉口者水淘拌麫煑作粥空腹吞之以

飯壓下重者可再服以瘥為度食療本草牙齒風痛秦椒煎醋含漱孟詵食療百蟲入耳

出隴西天水，粒細者善。蘇頌謂其秋初生花，蓋不然也。

【修治】同蜀椒。

椒紅。【氣味】辛，温，有毒。【別録曰】生温、熟寒，有毒。【權曰】苦、辛。【之才曰】惡栝樓、防葵，畏雌黄。【主治】除風邪氣，温中，去寒痺，堅齒髮，明目。久服輕身，好顔色，耐老，增年，通神。本經。療喉痺，吐逆，疝瘕，去老血，産後餘疾腹痛，出汗，利五臟。別録。上氣欬嗽，久風濕痺。孟詵。治惡風遍身，四肢𤸷痺，口齒浮腫摇動，女人月閉不通，産後惡血痢，多年痢，療腹中冷痛，生毛髮，滅瘢。甄權。能下腫濕氣。震亨。

【附方】舊六〔一〕。膏癉〔二〕尿多。其人飲少。用秦椒二分出汗，瓜蒂二分，爲末〔三〕。水服方寸匕，日三服。傷寒類要。手足心腫。乃風也，椒、鹽末等分，醋和傅之良。肘後方。損瘡中風。以麪作餛飩，包秦椒，于灰中燒之令熱〔四〕，斷使〔五〕開口，封于瘡上，冷即易之。孟詵食療。久患口瘡。大椒去閉口者，水洗麪拌，煮作粥，空腹吞之，以飯壓下。重者可再服，以瘥爲度。食療本草。牙齒風痛。秦椒煎醋含漱。孟詵食療。百蟲入耳。

〔一〕六：此下原有「新」字。然所列皆舊方，故「新」下無數字，當衍，今删。
〔二〕癉：原作「痺」。今據證類卷十三秦椒改。
〔三〕末：原作「漠」。今據改同上。
〔四〕熱：原作「熟」。今據改同上。
〔五〕使：原脱。今據補同上。

散卜一錢醋半盞浸良久少
少頃入白出　賁卜金方

蜀椒（本經下品）

校正（自木部移入此）

釋名　巴椒（別錄）　漢椒（日華）　川椒（綱目）　南椒（炮炙論）　蓎藙（唐）　點椒（時珍曰：蜀古國名，漢水名，今川西成都、廣漢、潼川諸處是矣。巴亦國名，又水名，今川東重慶、夔州、順慶、閬中諸處是矣。川則巴蜀之總稱，因岷、沱、黑、白四大水，分東西南北為四川也。）

集解　別錄曰：蜀椒生武都山谷及巴郡。八月采實，陰乾。弘景曰：蜀郡北部人家種之，皮肉厚，腹裏白，氣味濃。江陽、晉康及建平間亦有而細赤，辛而不香，力勢不如巴郡者。恭曰：今出金州西域者最佳。頌曰：今歸峽及蜀川、陝洛間人家多作園圃種之。木高四五尺，似茱萸而小，有鍼刺。葉堅而滑，可煮飲食。四月結子，無花，但生于枝葉間，顆如小豆而圓，皮紫赤色。八月采實，焙乾。江淮、北上亦有之，莖葉都相類，但不及蜀中者良，而皮厚裏白，味烈也。時珍曰：蜀椒肉厚皮皺，其子光黑，如人之瞳人，故謂之椒目。他椒子雖光黑，亦不似之。若土椒則子無光彩矣。

修治　斅曰：凡使南椒，須去目及閉口者，以酒拌濕蒸，從巳至午，放冷密蓋，無氣後取出，便入瓷器中，勿令傷風也。宗奭曰：凡用秦椒、蜀椒，並微炒使出汗，乘熱入竹筒中，以梗擣去裏面黃殼，取紅用，未盡再擣。或只炒熱，隔紙鋪地上，以碗椒末一錢，醋半琖浸良久，少少滴入，自出。續十全〔一〕方。

蜀椒本經下品

【校正】自木部移入此。

【釋名】巴椒別録、漢椒日華、川椒綱目、南椒炮炙論、蓎藙唐毅、點椒。【時珍曰】蜀，古國名。漢，水名。今川西成都、廣漢、潼川諸處是矣。巴，亦國名，又水名。今川東、重慶、夔州、順慶、閬中諸處是矣。川則巴蜀之總稱，因岷、沱、黑、白四大水，分東、西、南、北，爲四川也。

【集解】【別録曰】蜀椒生武都山谷及巴郡。八月采實，陰乾。【弘景曰】蜀郡〔二〕北部〔三〕人家種之。皮肉厚，腹裏白，氣味濃。江陽、晉康及建平間亦有而細赤，辛而不香，力勢不如巴郡者。【恭曰】今出金州西城〔四〕最佳。【頌曰】今歸、峽及蜀川、陝、洛間人家多作園圃種之。木高四五尺，似茱萸而小，有針刺。葉堅而滑，可煮飲食。四月結子無花，但生于枝葉間，顆如小豆而圓，皮紫赤色，八月采實，焙乾。江淮、北土亦有之，莖實〔五〕都相類，但不及蜀中者良而皮厚、裏白、味烈也。【時珍曰】蜀椒肉厚皮皺，其子光黑，如人之瞳人，故謂之椒目。他椒子雖光黑，亦不似之。若土椒，則子無光彩矣。

【修治】【斅曰】凡使南椒須去目及閉口者，以酒拌濕蒸，從巳至午，放冷密蓋，無氣後取出，便入瓷器中，勿令傷風也。【宗奭曰】凡用秦椒、蜀椒，並微炒使出汗，乘熱入竹筒中，以梗搗去裏面黃殼，取紅用，未盡再搗。或只炒熱，隔紙鋪地上，以椀

〔一〕全：原作「金」。今據證類卷十三秦椒改。
〔二〕郡：證類卷十四蜀椒作「都」。
〔三〕部：原作「郡」。今據改同上。
〔四〕城：原作「域」。今據改同上。
〔五〕實：原作「葉」。今據改同上。

覆待冷碾取紅用

椒紅【氣味】辛溫有毒別錄曰大熱多食令人乏氣喘促口閉者殺人詵曰五月食椒損氣傷心令人

多忘李廷飛曰久食令人失明傷血脉之才曰杏仁為之使得鹽味佳畏款冬花防風附子雄黃可收水銀中其毒者涼

水麻仁漿解之【主治】邪氣欬逆溫中逐骨節皮膚死肌寒熱痺痛下

氣久服頭不白輕身增年本經除六腑寒冷傷寒溫瘧大風汗

不出心腹留飲宿食腸澼下痢洩精女子字乳餘疾散風邪

瘕結水腫黃疸鬼疰蠱毒殺蟲魚毒久服開腠理通血脉堅

齒髮明目調關節耐寒暑可作膏藥別錄治頭風下淚腰腳不

遂虛損留結破血下諸石水治欬嗽腹內冷痛除齒痛甄權破

癥結開胸治天行時氣產後宿血壯陽療陰汗暖腰膝縮小

便止嘔逆大明通神去老益血利五臟下乳汁滅瘢生毛髮孟詵

散寒除濕解鬱結消宿食通三焦溫脾胃補右腎命門殺蚘

覆，待冷碾取紅用。

椒紅。【氣味】辛，温，有毒。【别録曰】大熱。多食，令人乏氣喘促。口閉者殺人。【詵曰】五月食椒，損氣傷心，令人多忘。【李廷[一]飛曰】久食令人失明，傷血脉。【之才曰】杏仁爲之使，得鹽味佳，畏款冬花、防風、附子、雄黄。可收水銀。中其毒者，凉[二]水、麻仁漿解之。【主治】邪氣欬逆，温中，逐骨節皮膚死肌寒濕[三]痹痛，下氣。久服頭不白，輕身增年。本經。除六腑寒冷，傷寒温瘧，大風汗不出，心腹留飲宿食，腸澼下痢，洩精，女子字乳餘疾，散風邪瘕結，水腫黄疸，鬼疰蠱毒，殺蟲魚毒。久服開腠理，通血脉，堅齒髮，明目，調關節，耐寒暑，可作膏藥。别録。治頭風下淚，腰脚不遂，虚損留結，破血，下諸石水，治欬嗽，腹内冷痛，除齒痛。甄權。破癥結，開胸，治天行時氣，産後宿血，壯陽，療陰汗，暖腰膝，縮小便，止嘔逆。大明。通神去老，益血，利五臟，下乳汁，滅瘢，生毛髮。孟詵。散寒除濕，解鬱結，消宿食，通三焦，温脾胃，補右腎命門，殺蚘

〔一〕廷：據元史卷一百九十七李鵬飛傳當作「鵬」。
〔二〕凉：原作「京」。今從張本改。
〔三〕濕：原作「熱」。今據證類卷十四蜀椒改。

蟲，止泄瀉。時珍

【發明】頌曰：服食方單服椒紅補下，宜用蜀椒乃佳。段成式言：椒氣下達，餌之益下，不上衝也。時珍曰：椒，純陽之物，乃手足太陰、右腎命門氣分之藥。其味辛而麻，其氣溫以熱。稟南方之陽，受西方之陰，故能入肺散寒，治欬嗽；入脾除濕，治風寒濕痺，水腫瀉痢；入右腎補火，治陽衰溲數，足弱，久痢諸證。一婦年七十餘，病瀉五年，百藥不效。予以感應丸五十丸投之，大便二日不行。再以平胃散加椒紅、茴香，棗肉為丸與服，遂瘳。每因怒食舉發，服之即止。此除濕消食，溫脾補腎之驗也。按歲時記言：歲旦飲椒柏酒以辟疫癘。椒乃玉衡星精，服之令人體健耐老；柏乃百木之精，為仙藥，能伏邪鬼故也。吳猛真人服椒訣云：椒禀五行之氣而生，葉青、皮紅、花黃、膜白、子黑。其氣馨香，其性下行，能使火熱下達，不致上熏，芳草之中，功皆不及。其方見下。時珍竊謂椒紅丸雖云補腎，不分水火，未免誤人。大抵此方惟脾胃及命門虛寒有濕鬱者相宜。若肺胃素熱者，大宜遠之。故丹溪朱氏云：椒屬火，有下達之能。服之既久，則火自水中生。故世人服椒者，無不被其毒也。又上清訣云：凡人喫飯傷飽，覺氣上衝，心胸痞悶者，以水吞生椒一二十顆即散。取其能通三焦，引正氣，下惡氣，消宿食也。又戴原禮云：凡人嘔吐，服藥不納者，必有蚘在膈間。蚘聞藥則動，動則藥出而蚘不出。但於嘔吐藥中加炒川椒十粒良，蓋蚘見椒則頭伏也。觀此，則張仲景治蚘厥烏梅丸中用蜀椒，亦此義也。許叔微云：大凡腎氣上逆，須以川椒引之蟲，止泄瀉。時珍。

【發明】【頌曰】服食方，單服椒紅補下，宜用蜀椒乃佳。段成式言：椒氣下達，餌之益下，不上衝也。【時珍曰】椒純陽之物，乃手足太陰、右腎命門氣分之藥。其味辛而麻，其氣温以熱。稟南方之陽，受西方之陰。故能入肺散寒，治欬嗽；入脾除濕，治風寒濕痺，水腫瀉痢；入右腎補火，治陽衰溲數，足弱久痢諸證。一婦年七十餘，病瀉五年，百藥不效。予以感應丸五十丸投之，大便二日不行。再以平胃摻加椒紅、茴香，棗肉爲丸與服，遂瘳。每因怒食舉發，服之即止。此除濕消食，温脾補腎之驗也。按歲時記言：歲旦飲椒柏酒以辟疫癘。椒乃玉衡星精，服之令人體健耐老。柏乃百木之精，爲仙藥，能伏邪鬼故也。吴猛真人服椒訣云：椒稟五行之氣而生，葉青、皮紅、花黄、膜白、子黑。其氣馨香，其性下行，能使火熱下達，不致上薰，芳艸之中，功皆不及。其方見下。時珍竊謂椒紅丸雖云補腎，不分水火，未免誤人。大抵此方惟脾胃及命門虚寒有濕鬱者相宜，若肺胃素熱者，大宜遠之。故丹溪朱氏云：椒屬火，有下達之能。服之既久，則火自水中生。故世人服椒者，無不被其毒也。又上清訣云：凡人喫飯傷飽，覺氣上衝，心胸痞悶者，以水吞生椒一二十顆即散。取其能通三焦，引正氣，下惡氣，消宿食也。又戴原禮云：凡人嘔吐，服藥不納者，必有蚘在膈間。蚘聞藥則動，動則藥出而蚘不出。但於嘔吐藥中，加炒川椒十粒良，蓋蚘見椒則頭伏也。觀此，則張仲景治蚘厥烏梅丸中用蜀椒，亦此義也。許叔微云：大凡腎氣上逆，須以川椒引之

婦經則妄

附方舊十二，新二十三。

椒紅丸 治元臟傷憊，目暗耳聾。服此百日覺身輕少睡，足有力，是其效也。服及二年，心智爽悟，目明倍常，面色紅悅，髭髮光黑。用蜀椒去目及合口者，炒出汗，曝乾，擣取紅一斤，以生地黃擣自然汁，入銅器中煎至一升，候稀稠得所，和椒末丸梧子大。每空心暖酒下三十丸。合藥時勿令婦人雞犬見。詩云：其椒應五行，其仁通六義，欲知先有功，夜見無夢寐，四時去煩勞，五臟調元氣，明目腰不痛，身輕心健記，別更有異能，三年精自秘，回老返嬰童，康強不思睡，九蟲頓消忘，三尸自逃避，若能久餌之，神仙應可冀。

補益心腎 仙方椒苓丸：補益心腎，明目駐顏，順氣祛風延年。真川椒一斤，炒去汗，白茯苓十兩，去皮，為末，煉蜜丸梧子大。每服五十丸，空心鹽湯下。忌鐵器。邵真人經驗方。

虛冷短氣 川椒三兩，去目并合口者，以生絹袋盛，浸無灰酒五升中三日，隨性飲之。

腹內虛冷 用生椒擇去不拆者，用四十粒，以漿水浸一宿，令合口，空心新汲水吞下。久服暖臟腑，駐顏黑髮明目，令人思飲食。斗門方。

心腹冷痛 以布裹椒安痛處，用熨斗熨，令椒出汗，即止。孫真人方。

冷蟲心痛 川椒四兩，炒出汗，酒二碗淋之，服酒。壽域神方。

陰冷入腹 有人陰冷，漸漸冷氣入陰囊纏滿，日夜疼悶欲死。以布裹椒包囊下，熱氣大通，日再易之，以消為度。千金。

呃噫不止 川椒四兩，炒研，麪攪丸梧子大。每服十丸歸經則安。

【附方】舊十二，新二十三。**椒紅丸**。治元臟傷憊，目暗耳聾。服此百日，覺身輕少睡，足有力，是其效也。服及三年，心智爽悟，目明倍常，面色紅悅，髭髮光黑。用蜀椒去目及合口者，炒出汗，曝乾，擣取紅一斤。以生地黄擣自然汁，入銅器中煎至一升，候稀稠得所，和椒末丸梧子大。每空心暖酒下三十丸。合藥時勿令婦人、雞、犬見。詩云：「其椒應五行，其仁通六義。欲知先有功，夜見無夢寐。四時去煩勞，五臟調元氣。明目腰不痛，身輕心健記。別更有異能，三年精自秘。回老返嬰童，康强不思睡。九蟲頓消忘[一]，三尸自逃避。若能久餌之，神仙應可冀。」**補益心腎**。仙方椒苓丸：補益心腎，明日駐顏，順氣祛風延年。真川椒一斤炒去汗，白茯苓十兩去皮，爲末，煉蜜丸梧子大。每服五十丸，空心鹽湯下。忌鐵器。邵真人經驗方。**虚冷短氣**。川椒三兩，去目并合口者，以生絹袋盛，浸無灰酒五升中三日，隨性飲之。**腹内虚冷**。用生椒擇去不拆者，用四十粒，以漿水浸一宿，令合口，空心新汲水吞下。久服暖臟腑，駐顔黑髮明目，令人思飲食。斗門方。**心腹冷痛**。以布裹椒安痛處，用熨斗熨[二]令椒出汗，即止。孫真人方。**冷蟲心痛**。川椒四兩，炒出汗，酒一椀淋之，服酒。壽域神方。**陰冷入腹**。有人陰冷，漸漸冷氣入陰囊，腫滿，日夜疼悶欲死。以布裹椒包囊下，熱氣大通，日再易之，以消爲度。千金。**呃噫不止**。川椒四兩炒研，麪糊丸梧子大。每服十丸，

[一] 忘：張本作「亡」，義長。博濟方卷五吴真君服椒法引「歌曰」載「更有九般蟲，各各自迴避」一句，文不同而義近。

[二] 熨斗熨：原作「慰斗慰」。今據附廣肘後方卷一治心腹俱痛方原引「薄注上火熨」改。

醋湯下神效邵以正經驗方

傳尸勞疰最殺勞蟲用真川椒紅色者去子及合口以黃草紙二重隔之炒出汗取放地上以砂盆蓋定以火灰密遮四旁約一時許為細末去殼以老酒浸白糕和丸梧子大每服四十丸食前鹽湯下服至一斤其疾自愈此藥兼治諸痹用肉桂煎湯下腰痛用茴香湯下腎冷用鹽湯下昔有一人病此遇異人授是方服至二斤吐出一蟲如蛇而安遂名神授丸陳言三因方

歷節風痛白虎歷節風痛甚肉理枯虛生蟲遊走痒痛兼治痺疾半身不遂即上治勞瘵神授丸方

寒濕脚氣川椒二三升疎布囊盛之日以踏脚貴人所用大全良方

諸瘡中風生蜀椒一升以少麪和搜裹椒勿令漏氣分作兩裹于煻灰火中燒熟刺頭作孔當瘡上罨之使椒氣射入瘡中冷即易之須臾瘡中出水及遍躰出冷汗即瘥也章宙獨行方

瘡腫作痛生椒末釜下土蕎麥粉等分研醋和傅之外臺秘要

囊瘡痛痒紅椒七粒葱頭七个煑水洗之一人途中苦此柘山寺僧授此方數日愈名驅風散經驗方

手足皴裂椒四合以水煑之去渣漬之半食頃出令燥須臾再浸候乾塗猪羊腦髓極妙勝金方

漆瘡作癢譚氏方用漢椒煎湯洗之○相感志云凡至漆所嚼川椒塗鼻上不生漆瘡

夏月濕瀉川椒炒取紅肉荳蔻煨各一兩為末粳米飯丸梧子大每量人米飲服百丸

飧瀉不化及久痢小椒一兩炒蒼术二兩土炒碾末醋糊丸梧子大每米飲服五十丸普濟方

久冷下痢

醋湯下，神效。邵以正經驗方。**傳尸勞疰**。最殺勞蟲。用真川椒紅色者，去子〔一〕及合口，以黄草紙二重隔之，炒出汗，取放地上，以砂盆蓋定，以火灰密遮四旁，約一時許，爲細末〔二〕，去殼，以老酒浸白糕和丸梧子大。每服四十丸，食前鹽湯下。服至一斤，其疾自愈。此藥兼治諸痺，用肉桂煎湯下；腰痛，用茴香湯下；腎冷，用鹽湯下。昔有一人病此，遇異人授是方，服至二斤，吐出一蟲如蛇而安，遂名神授丸。陳言三因方。**歷節風痛**。白虎歷節風痛甚，肉理枯虚，生蟲遊走痒痛，兼治痺疾，半身不遂。即上治勞疰神授丸方。**寒濕脚氣**。川椒二三升，疏布囊盛之，日以踏脚。貴人所用。大全良方。**諸瘡中風**。生蜀椒一升，以少麪和搜裹椒，勿令漏氣，分作兩裹，于煻灰火中燒熟，刺頭作孔，當瘡上罨之，使椒氣射入瘡中，冷即易之。須臾瘡中出水，及遍體出冷汗即瘥也。韋宙獨行方。**瘡腫作痛**。生椒末、釜下土、蕎麥粉等分研，醋和傅之。外臺秘要。**囊瘡痛痒**。紅椒七粒，葱頭七個，煮水洗之。一人途中苦此，湘〔三〕山寺僧授此方，數日愈，名驅風散。經驗方。**手足皴裂**。椒四合，以水煮之，去渣漬之，半食頃，出令燥，須臾再浸，候乾，塗猪羊腦髓，極妙。勝金〔四〕方。**漆瘡作癢**。譚氏方用漢椒煎湯洗之。○相感志云：凡至漆所，嚼川椒塗鼻上，不生漆瘡。**夏月濕瀉**。川椒炒取紅，肉豆蔻煨各一兩，爲末，粳米飯丸梧子大。每量人米飲服百丸。**飧〔五〕瀉不化**及久痢。小椒一兩炒，蒼术二兩土炒，碾末，醋糊丸梧子大。每米飲服五十丸。普濟。**久冷下痢**，

〔一〕去子：原字缺損。今據三因方卷十勞瘵治法補正。

〔二〕末：原作「漠」。今從江西本改。本藥下同此誤，徑改不注。

〔三〕湘：原字左側缺損似「相」。今從改同上。

〔四〕勝金：證類卷十四蜀椒引作「深師」。

〔五〕飧：原作「餐」。今據普濟方卷二百八泄痢門飧泄改。

或不刺腰腹苦冷用蜀椒三升酢漬一宿麴三升同秫一升拌作粥食不過三升瘥千金方

老小洩瀉小兒水瀉及人年五十以上患瀉用椒二兩醋二升煮醋盡慢火焙乾碾末瓷器貯之每服二錢匕酒及米飲下譚氏

水瀉奶疳椒一分去目碾末酥調少少塗腦上日三度姚和仲延齡方

食茶面黃川椒紅炒碾末糊丸梧子大每服十丸茶湯下簡便方

傷寒齒衄傷寒嘔血繼而齒縫出血不止用開口川椒四十九粒入醋一盞同煎熟入白礬少許服之直指方

風蟲牙痛總錄用川椒紅末水和白麪丸皂子大燒熱咬之數度愈〇一方花椒四錢牙皂七七个醋一盞煎漱之

頭上白禿花椒末豬脂調傅三五度便愈普濟方

婦人禿鬢漢椒四兩酒浸密室內日日搽之自然長也聖惠方

蟣螫作痛川椒嚼細塗之微麻即止杏林摘要

百蟲入耳川椒碾細浸醋灌之自出危氏方

毒蛇咬螫以閉口椒及葉擣封之良肘后方

蛇入人口因熱取涼臥地下有蛇入口不得出者用刀破蛇尾納生椒二三粒裹定須臾即自退出也聖惠方

小兒暴驚啼哭絕死蜀椒左顧牡蠣各六銖以酢漿水一升煮五合每灌一合千金方

舌蹇語吃川椒以生麪包丸每服十粒醋湯送下救急方

痔漏脫肛每日空心嚼川椒一錢涼水送下三五次即收同上

腎風囊痒川椒杏仁研膏塗掌心合陰囊而臥甚效直指方

或不痢，腰腹苦冷。用蜀椒三升，酢漬一宿，麴三升，同椒一升，拌作粥食，不過三升瘥。千金方。**老小洩瀉**。小兒水瀉及人年五十以上患瀉，用椒二兩，醋二升，煮醋盡，慢火焙乾碾末，瓷器貯之。每服二錢匕，酒或〔一〕米飲下。譚氏。**水瀉奶疳**。椒一分，去目碾末，酥調，少少塗腦上，日三度。姚和衆〔二〕延齡方。**食茶面黄**。川椒紅炒碾末，糊丸梧子大。每服十丸，茶湯下。簡便方。

傷寒齒衄。傷寒嘔血，繼而齒縫出血不止，用開口川椒四十九粒，入醋一盞，同煎熟，入白礬少許，服之。直指方。**風蟲牙痛**。總録用川椒紅末，水和白麪丸皂子大，燒熱咬之，數度愈。○一方：花椒四錢，牙皂七七個，醋一椀煎，漱之。**頭上白禿**。花椒末，豬脂調傅，三五度便愈。普濟方。**婦人禿鬢**。漢椒四兩，酒浸，密室内日日搽之，自然長也。聖惠方。**蠍螫作痛**。川椒嚼細塗之，微麻即止。杏林摘要。**百蟲入耳**。川椒碾細，浸醋灌之，自出。危氏方。**毒蛇咬螫**。以閉口椒及葉擣，封之良。肘後方。

蛇入人口。因熱取凉，卧地下，有蛇入口，不得出者。用刀破蛇尾，納生椒二三粒，裹定，須臾即自退出也。聖惠方。**小兒暴驚**，啼哭絶死。蜀椒、左顧牡蠣各六銖，以酢漿水一升，煮五合。每灌一合。千金方。**舌蹇語吃**。川椒以生麪包丸。每服十粒，醋湯送下。救急方。**痔漏脱肛**。每日空心嚼川椒一錢，凉水送下，三五次即收。同上。**腎風囊痒**。川椒、杏仁研膏，塗掌心，合陰囊而卧，甚效。直指方。

〔一〕或：原作「及」。今據證類卷十三蜀椒改。
〔二〕衆：原作「仲」。今據卷一引據古今醫家書目改。

椒目氣味苦寒無毒權曰苦辛有小毒主治水腹脹滿利小便蘇恭治十二種水氣及腎虛耳卒鳴聾膀胱急甄權止氣喘震亨

發明權曰椒氣下達故椒目能治腎虛耳鳴用巴豆菖蒲同碾細以松脂黃蠟溶和為挺納耳中抽之治腎氣虛耳中如風水鳴或如打鐘磬之聲卒暴聾者一日一易神驗宗奭曰椒目治盜汗有功將目微炒碾細用半錢以生猪上唇煎湯一合睡時調服無不效蓋椒目能行水又治水蠱也震亨曰諸喘不止用椒目炒碾二錢白湯調服二三服以上劫之後乃隨痰火用藥時珍曰椒目下達能行滲道不行穀道所以能下水燥濕定喘消蠱也

附方舊新五水氣腫滿椒目炒搗如膏每酒服方寸匕千金方留飲腹痛椒目二兩巴豆一兩去皮心熬搗以棗膏和丸麻子大每服二丸吞下其痛即止○又方椒目十四枚巴豆一枚豉十六枚合搗為二丸服之取吐利肘后方痔漏腫痛椒目一撮碾細空心水服三錢如神海上方崩中帶下椒目炒碾細每溫酒服一勺金匱鉤玄眼生黑花年久不可治者椒目炒一兩蒼术炒一兩為末醋糊丸梧子大每服二十丸醋湯下本事方

葉氣味辛熱無毒主治奔豚伏梁氣及內外腎釣并霍亂轉

椒目。【氣味】苦，寒，無毒。【權曰】苦、辛，有小毒。【主治】水腹脹滿，利小便。蘇恭。治十二種水氣，及腎虛耳卒鳴聾，膀胱急。甄權。止氣喘。震亨。

【發明】【權曰】椒氣下達，故椒目能治腎虛耳鳴。用巴豆、菖蒲同碾細，以松脂、黄蠟溶和爲挺，納耳中抽之。治腎氣虛，耳中如風水鳴，或如打鐘磬之聲，卒暴聾者。一日一易，神驗。【宗奭曰】椒目治盜汗有功。將目微炒碾細，用半錢，以生豬上唇煎湯一合，睡時調服，無不效。蓋椒目能行水，又治水蠱也。【震亨曰】諸喘不止，用椒目炒碾二錢，白湯調服二三服以上劫之，後乃隨痰、火用藥。【時珍曰】椒目下達，能行滲道，不行穀道，所以能下水燥濕、定喘消蠱也。

【附方】新五。水氣腫滿。椒目炒，搗如膏，每酒服方寸匕。千金方。留飲腹痛。椒目二兩，巴豆一兩去皮心，熬搗，以棗膏和丸麻子大。每服二丸，吞下，其痛即止。○又方：椒目十四枚，巴豆一枚，豉十六枚，合搗爲二丸。服之，取吐利。肘後方。痔漏腫痛。椒目一撮，碾細。空心水服三錢，如神。海上方。崩中帶下。椒目炒，碾細，每温酒服一勺〔一〕。金匱鈎玄。眼生黑花，年久不可治者。椒目炒一兩，蒼术炒一兩，爲末，醋糊丸梧子大。每服二十丸，醋湯下。本事方。

葉。【氣味】辛，熱，無毒。【主治】奔豚、伏梁氣，及内外腎釣，并霍亂轉

〔一〕一勺：金匱鈎玄卷三婦人科原文無此二字。

筋和艾及葱碾以醋拌罨之（大明）殺蟲洗脚氣及漆瘡（時珍）

根氣味辛熱微毒主治腎與膀胱虛冷血淋色瘀者煎湯細飲色鮮者勿服（時珍○出證治要訣）

崖椒（宋圖經）

【釋名】野椒

【集解】（頌曰）施州一種崖椒葉大於蜀椒彼土人四季采皮入藥（時珍曰）此即俗名野椒也不甚香而子灰色不黑無光野人用炒雞鴨食

椒紅氣味辛熱無毒（忌鹽時珍曰有毒）【主治】肺氣上喘兼欬嗽并野薑為末酒服一錢七（蘇頌）

蔓椒（本經下品）

校正（自木部移入此）

【釋名】豬椒（別錄）豕椒（別錄）彘椒（別錄）豨椒（弘景）狗椒（別錄）金椒（圖經）（時珍）曰此椒蔓生氣臭如狗彘故得諸名

筋，和艾及葱碾，以醋拌罨之。大明。殺蟲，洗脚氣及漆瘡。時珍。

根。【氣味】辛，熱，微毒。【主治】腎與膀胱虚冷，血淋色瘀者，煎湯細飲。色鮮者勿服。時珍。

○出證治要訣。

崖椒宋圖經

【釋名】野椒。【集解】【頌曰】施州一種崖椒，葉大於蜀椒，彼土人四季采皮入藥。【時珍曰】此即俗名野椒也。不甚香，而子灰色不黑，無光。野人用炒雞、鴨食。

椒紅。【氣味】辛，熱，無毒。忌鹽。【時珍曰】有毒。【主治】肺氣上喘，兼欬嗽。并野薑爲末，酒服一錢匕。蘇頌。

蔓椒本經下品

【校正】自木部移入此。

【釋名】豬椒別録、豕椒別録〔一〕、彘椒別録、豨椒弘景、狗椒別録、金椒圖經。【時珍曰】此椒蔓生，氣臭如狗、彘，故得諸名。

〔一〕録：原作「椒」。今從江西本改。然證類卷十四蔓椒「豕椒」爲白大字，當出本經。

【集解】別錄曰蔓椒生雲中山谷及丘冢間采莖根煑釀酒弘
景曰山野處處有之俗呼為樛子似椒欓而小不香
名豬椒可以蒸病出汗時珍曰蔓椒野生林箐間枝軟如蔓
子葉皆似椒山人亦食之爾雅云椒樧醜梂謂其子叢生也
陶氏所謂樛子當作梂子
諸椒之通稱非獨蔓椒也

實根莖【氣味】苦温無毒【主治】風寒濕痺歷節疼除四肢厥氣
膝痛煎湯蒸浴取汗本經根主痔燒末服并煑汁浸之蘇恭賊風
攣急孟詵通身水腫用枝葉煎如汁熬如餳狀每空心服一匙
日三服時珍出千金○

地椒宋嘉祐【校正】自草部移入此

【集解】禹錫曰地椒出上黨郡其苗覆地蔓生莖葉甚細花作
小朵色紫白因舊莖而生時珍曰地椒出北地即蔓椒
之小者貼地生葉形小味微
辛土人以煑羊肉食香美

實【氣味】辛温有小毒【主治】淋渫腫痛可作殺蛀蠱藥嘉祐

【附方】新一牙痛地花椒川芎藭尖等分
為末擦之海上名方

【集解】【別録曰】蔓椒生雲中山谷及丘冢間。采莖根煮釀酒。【弘景曰】山野處處有之，俗呼爲樛子。似椒、欓而小，不香，一名豨椒，可以蒸病出汗。【時珍曰】蔓椒野生林箐間，枝軟如蔓，子、葉皆似椒，山人亦食之。爾雅云：椒、榝醜梂。謂其子叢生也。陶氏所謂樛子，當作梂子，諸椒之通稱，非獨蔓椒也。

實、根、莖。【氣味】苦、温、無毒。【主治】風寒濕痺，歷節疼，除四肢厥氣，膝痛，煎湯蒸浴，取汗。本經。根主痔，燒末服，并煮汁浸之。藏器。賊風攣急。孟詵。通身水腫，用枝葉煎如汁，熬如餳狀，每空心服一匙，日三服。時珍。○出千金。

地椒 宋嘉祐

【校正】自草部移入此。

【集解】【禹錫曰】地椒出上黨郡。其苗覆地蔓生，莖、葉甚細，花作小朵，色紫白，因舊莖而生。【時珍曰】地椒出北地，即蔓椒之小者。貼地生葉，形小，味微辛。土人以煮羊肉食，香美。

實【氣味】辛，温，有小毒。【主治】淋渫腫痛。可作殺蛀蠱藥。嘉祐。

【附方】新一。牙痛。地花椒、川芎藭尖等分，爲末[一]，擦之。海上名方。

[一] 末：原作「漠」。今據普濟方卷六十五牙齒疼痛引海上方改。

胡椒（唐本草）【校正】（自木部移入此）

【釋名】昧履支（時珍曰：胡椒因其辛辣似椒，故得椒名，實非椒也。）

【集解】恭曰：胡椒生西戎，形如鼠李子，調食用之，味甚辛辣。慎微曰：按段成式酉陽雜俎云：胡椒出摩伽陁國，呼為昧履支。其苗蔓生，莖極柔弱，葉長寸半，有細條與葉齊，條條結子，兩兩相對，其葉晨開暮合，合則裹其子于葉中，形似漢椒，至辛辣。六月采，今食料用之。時珍曰：胡椒，今南番諸國及交趾、滇南、海南諸地皆有之。蔓生附樹及作棚引之。葉如扁豆、山藥輩。正月開黃白花，結椒纍纍，纏藤而生，狀如梧桐子，亦無核。生青熟紅，青者更辣。四月熟，五月采收，曝乾乃皺。今遍中國食品，為日用之物也。

實【氣味】辛，大溫，無毒。（時珍曰：辛熱純陽，走氣助火，昏目發瘡。珣曰：多食損肺，令人吐血。）【主治】下氣溫中去痰，除臟腑中風冷。（唐本）去胃口虛冷氣，宿食不消，霍亂氣逆，心腹卒痛，冷氣上衝。（李珣）調五臟，壯腎氣，治冷痢，殺一切魚、肉、鱉、蕈毒。（大明）去胃寒吐水，大腸寒滑。（宗奭）暖腸胃，除寒濕，反胃虛脹，冷積陰毒，牙齒浮熱作痛。（時珍）

胡椒 唐本草

【校正】自木部移入此。

【釋名】昧履支。【時珍曰】胡椒，因其辛辣似椒，故得椒名，實非椒也。

【集解】【恭曰】胡椒生西戎。形如鼠李子，調食用之，味甚辛辣。【慎微曰】按段成式酉陽雜俎云：胡椒出摩伽陁國，呼爲昧履支。其苗蔓生，莖極柔弱，葉長寸半。有細條與葉齊，條條結子，兩兩相對。其葉晨開暮合，合則裹其子于葉中。形似漢椒，至辛辣，六月采。今食料用之。【時珍曰】胡椒，今南番諸國及交阯、滇南、海南諸地皆有之。蔓生附樹及作棚引之。葉如扁豆、山藥輩。正月開黄白花，結椒纍纍，纏藤而生，狀如梧桐子，亦無核，生青熟紅，青者更辣。四月熟，五月采收，曝乾乃皺。今遍中國食品，爲日用之物也。

實。【氣味】辛，大温，無毒。【時珍曰】辛熱純陽，走氣助火，昏目發瘡。【珣曰】多食損肺，令人吐血。【主治】下氣温中去痰，除臟腑中風冷。唐本。去胃口虚冷氣，宿食不消，霍亂氣逆，心腹卒痛，冷氣上衝。李珣。調五臟，壯腎氣，治冷痢，殺一切魚、肉、鼈、蕈毒。大明。去胃寒吐水，大腸寒滑。宗奭。暖腸胃，除寒濕，反胃虚脹，冷積陰毒，牙齒浮熱作痛。時珍。

【發明】宗奭曰：胡椒去胃中寒痰，食已則吐水，甚驗。大腸寒滑亦可用，須以他藥佐之，過劑則走氣也。震亨曰：胡椒屬火而性燥，食之快膈，喜之者衆，積久則脾胃肺氣大傷。凡病氣疾人，益大其禍也。牙齒痛必用胡椒、蓽茇者，散其中浮熱也。時珍曰：胡椒大辛熱，純陽之物，腸胃寒濕者宜之。熱病食之，動火傷氣，陰受其害。時珍自少嗜之，歲々病目，而不疑及也。後漸知其弊，遂痛絕之，目病亦止。纔食一二粒，即便昏澀。此乃昔人所未試者。蓋辛走氣，熱助火，此物氣味俱厚故也。病咽喉口齒者，亦宜忌之。近醫每以綠豆同用，治病有效。蓋豆寒椒熱，陰陽配合得宜，且以豆制椒毒也。按張從正門事親云：噎膈之病，或因酒得，或因氣得，或因胃火。醫氏不察，火裏燒薑，湯中煮桂；丁香未已，豆蔻繼之；蓽茇未已，胡椒繼之。雖曰和胃，胃々本不寒；雖曰補胃，胃々本不虛。況三陽既結，食必上潮，止宜湯丸小々潤之可也。時珍竊謂此說雖是，然亦有食入反出、無火之證，又有痰氣鬱結、得辛熱暫開之證，不可執一也。

【附方】舊二，新二十一。

心腹冷痛：胡椒三七枚，清酒吞之。或云一歲一粒。孟詵食療。

心下大痛：壽域方用椒四十九粒，乳香一錢，研勻。男用生薑、女用當歸酒下。○又方：用椒五分，沒藥三錢，研細，分二服，溫酒下。○又方：胡椒、綠豆各四十九粒研爛，酒下，神效。

霍亂吐利：孫真人用胡椒三十粒，以飲吞之。○直指方用胡椒四十九粒，綠豆一百四十九粒，研勻，木瓜湯服一錢。

反胃吐食：戴原禮方用胡椒醋浸，日乾，如此七次，為末，酒糊丸

【發明】【宗奭曰】胡椒去胃中寒痰，食已則吐水甚驗。大腸寒滑亦可用，須以他藥佐之，過劑則走氣也。【震亨曰】胡椒屬火而性燥，食之快膈，喜之者衆，積久則脾胃肺氣大傷。凡病氣疾人，益大其禍也。牙齒痛必用胡椒、蓽茇者，散其中浮熱也。【時珍曰】胡椒大辛熱，純陽之物，腸胃寒濕者宜之。熱病人食之，動火傷氣，陰受其害。時珍自少嗜之，歲歲病目而不疑及也。後漸知其弊，遂痛絶之，目病亦止。纔食一二粒，即便昏澀。此乃昔人所未試者。蓋辛走氣，熱助火，此物氣味俱厚故也。病咽喉口齒者，亦宜忌之。近醫每以緑豆同用，治病有效。蓋豆寒椒熱，陰陽配合得宜，且以豆制椒毒也。按張從正儒門事親云：噎膈之病，或因酒得，或因氣得，或因胃火。醫氏不察，火裏燒薑，湯中煮桂。丁香未已，豆蔻繼之。蓽茇未已，胡椒繼之。雖曰和胃，胃本不寒。雖曰補胃，胃本不虚。況三陽既結，食必上潮，止宜湯丸小小潤之可也。時珍竊謂此説雖是，然亦有食入反出、無火之證，又有痰氣鬱結、得辛熱暫開之證，不可執一也。

【附方】舊二，新二十一。**心腹冷痛。**胡椒三七枚，清酒吞之。或云一歲一粒。孟詵食療。**心下大痛。**壽域方用椒四十九粒，乳香一錢，研勻。男用生薑、女用當歸酒下。○又方：用椒五分，没藥三錢，研細。分二服，温酒下。○又方：胡椒、緑豆各四十九粒研爛，酒下神效。**霍亂吐利。**孫真人用胡椒三十粒，以飲吞之。○直指方用胡椒四十九粒，緑豆一百四十九粒，研勻。木瓜湯服一錢。**反胃吐食。**戴原禮方用胡椒醋浸，日乾，如此七次，爲末〔一〕，酒糊丸

〔一〕末：原作「漠」。今據證治要訣卷六翻胃改。本藥下同此誤，徑改不注。

梧子大每服三四十丸醋湯下○聖惠方用胡椒七錢半煨姜一兩水煎分二服○是齋百一方用胡椒半夏湯泡等分為末薑汁糊丸梧子大每薑湯下三十丸

夏月冷瀉及霍亂用胡椒碾末飯丸梧子大每米飲下四十丸衞生易簡方

赤白下痢胡椒綠豆各一歲一粒為末糊丸梧子大紅用生薑白用米湯下集簡方

大小便閉關格不通脹悶二三日則殺人胡椒二十一粒打碎水一盞煎六分去滓入芒硝半兩煎化服總錄

小兒虛脹塌氣丸用胡椒一兩蠍尾半兩為末麵糊丸粟米大每服五七丸陳米飲下一加萊菔子半兩錢乙方

虛寒積癖在背膜之外流於兩脇氣逆喘急久則營衛凝滯潰為癰疽多致不救用胡椒二百五十粒蠍尾四个生木香二錢半為末粟米飯丸綠豆大每服二十丸橘皮湯下名磨積丸濟生

房勞陰毒胡椒七粒葱心二寸半麝香一分搗爛以黃蠟溶和做成條子插入陰內少頃汗出即愈孫氏集效方

驚風內釣胡椒木鱉子仁等分為末醋調黑豆末和杵丸綠豆大每服三四十丸荊芥湯下聖惠

發散寒邪胡椒丁香各七粒碾碎以葱白搗膏和塗兩手心合掌握定夾於大腿內側溫覆取汗則愈傷寒蘊要

傷寒咳逆日夜不止寒氣攻胃也胡椒三十粒打碎麝香半錢酒一鍾煎半鍾熱服聖惠方

風蟲牙痛衛生易簡方用胡椒蓽茇等分為末蠟丸麻子大每用一丸塞蛀孔中○韓氏醫通治風蟲客寒三般牙痛呻吟不止用胡椒九粒綠豆十一粒布裹捶

梧子大。每服三四十丸，醋湯下。○聖惠方用胡椒七錢半，煨姜一兩，水煎，分二服。○是齋百一方用胡椒、半夏湯泡等分，爲末，薑汁糊丸梧子大。每薑湯下三十丸。**夏月冷瀉**及霍亂。用胡椒碾末，飯丸梧子大。每米飲下四十丸。衛生易簡方。**赤白下痢**。胡椒、緑豆各一歲一粒，爲末，糊丸梧子大。紅用生薑、白用米湯下。集簡方。**大小便閉**，關格不通，脹悶二三日則殺人。胡椒二十一粒，打碎，水一盞，煎六分，去滓，入芒硝半兩，煎化服。總録。**小兒虚脹**。塌氣丸：用胡椒一兩，蠍尾半兩，爲末，麪糊丸粟米大。每服五七丸，陳米飲下。一加萊菔子半兩。錢乙方。**虚寒積癖**，在背膜之外，流於兩脇，氣逆喘急，久則營衛凝滯，潰爲癰疽，多致不救。用胡椒二百五十粒，蠍尾四個，生木香二錢半，爲末，粟米飯丸緑豆大。每服二十丸，橘皮湯下。名磨積丸。濟生。**房勞陰毒**。胡椒七粒，葱心二寸半，麝香一分，擣爛，以黄蠟溶和，做成條子，插入陰内，少頃汗出即愈。孫氏集效方。**驚風内釣**。胡椒、木鼈子仁等分，爲末，醋調黑豆末和杵丸緑豆大。每服三四十丸，荆芥湯下。聖惠。**發散寒邪**。胡椒、丁香各七粒，碾碎，以葱白擣膏和，塗兩手心，合掌握定，夾於大腿内側，温覆取汗則愈。傷寒藴要。**傷寒欬逆**，日夜不止，寒氣攻胃也。胡椒三十粒打碎，麝香半錢，酒一鍾，煎半鍾，熱服。聖惠方。**風蟲牙痛**。衛生易簡方用胡椒、蓽茇等分，爲末，蠟丸麻子大。每用一丸，塞蛀孔中。○韓氏醫通治風、蟲、客寒三般牙痛，呻吟不止。用胡椒九粒，緑豆十一粒，布裹搥

碎以絲綿包作一粒患處咬定涎出吐去立愈○普濟方用胡椒一錢半以羊脂拌打四十丸擦之追涎

阿伽陁丸治婦人血崩用胡椒紫檀香鬱金茜根小蘗皮等分為末水丸梧子大每服二十丸阿膠湯下○時珍曰按酉陽雜俎胡椒出摩伽陁國此方之名因此而訛者也

沙石淋痛胡椒朴硝等分為末每服用二錢白湯下日二名二拗散普濟方

蜈蚣咬傷胡椒嚼封之即不痛多能鄙事

畢澄茄宋開宝

【校正】自草部移入此

【釋名】毗陵茄子時珍曰皆番語也

【集解】藏器曰畢澄茄生佛誓國狀似梧桐子及蔓荊子而微大珣曰胡椒生南海諸國向陰者為澄茄向陽者為胡椒按顔微廣州志云澄茄生諸海國乃嫩胡椒也青時就樹采摘柄粗而蒂圓○頌曰今廣州亦有之春夏生葉青滑可愛結實似梧桐子微大八月九月采之○時珍曰海南諸番皆有之蔓生春開白花夏結黑實與胡椒一類二種正如大腹之與檳榔相近耳

【修治】斅曰凡采得去柄及皺皮了用酒浸蒸之從巳至酉杵細晒乾入藥用

實

【氣味】辛溫無毒珣曰辛苦微溫【主治】下氣消食去皮膚風心腹間

碎，以絲綿包作一粒，患處咬定，涎出吐去，立愈。○普濟方用胡椒一錢半，以羊脂拌打四十丸，擦之追涎。**阿伽陁丸**。治婦人血崩。用胡椒、紫檀香、鬱金、茜根、小蘗皮等分，爲末，水丸梧子大。每服二十丸，阿膠湯下。○【時珍曰】按酉陽雜俎：胡椒出摩伽陁國。此方之名，因此而訛者也。**沙石淋痛**。胡椒、朴硝等分，爲末。每服用二錢，白湯下，日二。名二拗散。普濟方。**蜈蚣咬傷**。胡椒嚼封之，即不痛。多能鄙事。

畢澄茄 宋開寶

【校正】自草部移入此。

【釋名】毗陵茄子。【時珍曰】皆番語也。

【集解】【藏器曰】畢澄茄生佛誓國。狀似梧桐子及蔓荊子而微大。【珣曰】胡椒生南海諸國。向陰者爲澄茄，向陽者爲胡椒。按顧微廣州志云：澄茄生諸海國，乃嫩胡椒也。青時就樹采摘，柄粗而蔕圓。【頌曰】今廣州亦有之。春夏生葉，青滑可愛。結實似梧桐子，微大，八月、九月采之。【時珍曰】海南諸番皆有之。蔓生，春開白花，夏結黑實，與胡椒一類二種，正如大腹之與檳榔相近耳。

【修治】【斅曰】凡采得，去柄及皺皮了，用酒浸蒸之，從巳至酉，杵細晒乾，入藥用。

實。【氣味】辛，温，無毒。【珣曰】辛、苦，微温。【主治】下氣消食，去皮膚風，心腹間

氣脹，令人能食，療鬼氣，能染髮及香身。藏器治一切冷氣痰澼，并霍亂吐瀉，肚腹痛，腎氣膀胱冷。大明暖脾胃，止嘔吐噦逆。時珍

附方舊一，新五。脾胃虛弱胸膈不快，不進飲食。用畢澄茄為末，薑汁打神麴糊丸梧子大。每薑湯下七十丸，日二服。濟生方

噎食不納畢澄茄、白豆蔻等分，為末，乾舐之。壽域神方

反胃吐食吐出黑汁，治不愈者。用畢澄茄為末，米糊丸梧子大。每薑湯下三四十丸，日一服。愈後服平胃散三百帖。永類鈐方

傷寒欬逆呃噫，日夜不定者。用畢澄茄、高良薑各等分，為末。每服二錢，水六分，煎十沸，入酢少許，服之。蘇頌圖經

痘瘡入目羞明生翳。畢澄茄末，吹少許入鼻中，三五次效。飛鴻集

鼻塞不通肺氣上攻而致者。畢澄茄丸：用畢澄茄半兩，薄荷葉三錢，荆芥穗一錢半，為末，蜜丸芡子大。時時含嚥。御藥院方

附錄山胡椒唐本草恭曰：所在有之。似胡椒，色黑，顆粒大如黑豆。味辛，大熱，無毒。主心腹冷痛，破滯氣。俗用有効。

吳茱萸本經中品

校正自木部移入此。

釋名藏器曰：茱萸南北總有，入藥以吳地者為好，所以有吳之名也。時珍曰：茱萸二字義未詳。萸有俞、由二音。

氣脹，令人能食，療鬼氣。能染髮及香身。藏器。治一切冷氣痃澼，并霍亂吐瀉，肚腹痛，腎氣膀胱冷。大明。暖脾胃，止嘔吐噦逆。時珍。

【附方】舊一，新五。脾胃虚弱，胸膈不快，不進飲食。用畢澄茄爲末〔一〕，薑汁打神麴糊丸梧子大。每薑湯下七十丸，日二服。濟生方。噎食不納。畢澄茄、白豆蔻等分，爲末。乾舐之。壽域神方。反胃吐食，吐出黑汁，治不愈者。用畢澄茄爲末，米糊丸梧子大。每薑湯下三四十丸，日一服。愈後服平胃散三百帖。永類鈐方。傷寒欬逆，呃噫，日夜不定者。用畢澄茄、高良薑各等分，爲末。每服二錢，水六分，煎十沸，入酢少許，服之。蘇頌圖經。痘瘡入目，羞明生瞖。畢澄茄末，吹少許入鼻中，三五次效。飛鴻集。鼻塞不通，肺氣上攻而致者，畢澄茄丸。用畢澄茄半兩，薄荷葉三錢，荆芥穗〔二〕一錢半，爲末，蜜丸芡子大。時時含嚥。御藥院方。

【附録】山胡椒唐本草。【恭曰】所在有之。似胡椒，色黑，顆粒大如黑豆。味辛，大熱，無毒。主心腹冷痛，破滯氣，俗用有效。

吴茱萸本經中品

【校正】自木部移入此。

【釋名】【藏器曰】茱萸南北總有，入藥以吴地者爲好，所以有吴之名也。【時珍曰】茱萸二字義未詳。萸有俞、由二音。

〔一〕末：原作「漠」。今據濟生方五臟門「畢澄茄丸」改。本藥下同此誤，徑改不注。
〔二〕穗：原作「蕙」。今據御藥院方卷八治雜病門改。

【集解】〔別錄曰〕吴茱萸生上谷及冤句，九月九日采，陰乾。陳久者良。〔頌曰〕今處處有之，江淅蜀漢尤多。木高丈餘，皮青緑色。葉似椿而闊厚，紫色。三月開紅紫細花。七月八月結實，似椒子，嫩時微黄，至熟則深紫。〔或云顆粒緊小經久色青緑者是吴茱萸，顆粒大經久色黄黑者是食茱萸，恐亦不然。按周處風土記云：俗尚九月九日謂之上九，茱萸到此日氣烈熟色赤，可折其房以插頭，云辟悪氣禦冬。又續齊諧記云：汝南桓景随費長房學道，長房謂曰：九月九日汝家有災厄，宜令急去，各作絳囊盛茱萸以繫臂上，登高飲菊花酒，此禍可消。景如其言，舉家登高山，夕還見雞犬牛羊一時暴死。長房聞之曰：此代之矣。故人至此日登高飲酒，戴茱萸囊，由此爾。〔時珍曰〕茱萸枝柔而肥，葉長而皺，其實結於梢頭，纍纍成簇而無核，与椒不同。一種粒大，一種粒小，小者入藥為勝。淮南萬畢術云：井上宜種茱萸，葉落井中，人飲其水，無瘟疫。懸其子於屋，辟鬼魅。五行志云：舍東種白楊茱萸，增年除害。

【修治】〔斅曰〕凡使去葉梗，每十两以塩二两投東流水四斗中，分作一百度洗之，自然無涎，日乾，入丸散用之。若用醋煮者，每十两用醋一鎰，煮三十沸後，入茱萸熬乾用。〔宗奭曰〕凡用吴茱萸，須深湯中浸去苦烈汁七次，始可焙用。

【氣味】辛，温，有小毒。〔權曰〕辛苦，大熱，有毒。〔好古曰〕辛苦熱，氣味俱厚，陽中陰也。半浮半沉，入足太陰經血分，少陰厥陰經氣分。〔思邈曰〕陳久者良，閉口者有毒。多食傷神，令人起伏氣，咽喉不通。〔時珍曰〕辛熱，走氣動火，昏目發瘡。〇之

【集解】【别録曰】吴茱萸生上谷及冤句。九月九日采，陰乾。陳久者良。【頌曰】今處處有之，江、浙、蜀漢尤〔一〕多。木高丈餘，皮青緑色。葉似椿而闊厚，紫色。三月開紅紫細花。七月、八月結實似椒子，嫩時微黄，至熟則深紫。或云顆粒緊小、經久色青緑者是吴茱萸；顆粒大，經久色黄黑者是食茱萸。恐亦不然。按周處風土記云：俗尚九月九日謂之上九，茱萸到此日氣烈熟色赤，可折其房以插頭，云辟惡氣、禦冬。又續齊諧記云：汝南桓景隨費長房學道。長房謂曰：九月九日汝家有灾厄，宜令急去，各作絳囊盛茱萸以繫臂上，登高飲菊花酒，此禍可消。景如其言，舉家登高山，夕還，見雞、犬、牛、羊一時暴死。長房聞之曰：此代之矣。故人至此日登高飲酒，戴茱萸囊，由此爾。【時珍曰】茱萸枝柔而肥，葉長而皺，其實結於稍頭，纍纍成簇而無核，與椒不同。一種粒大，一種粒小，小者入藥爲勝。淮南萬畢術云：井上宜種茱萸，葉落井中，人飲其水，無瘟疫。懸其子於屋，辟鬼魅。五行志云：舍東種白楊、茱萸，增年除害。

【修治】【斅曰】凡使去葉梗，每十兩以鹽二兩投東流水四斗中，分作一百度洗之，自然無涎，日乾，入丸散用之。若用醋煮者，每十兩用醋一鎰，煮三十沸後，入茱萸熬乾用。【宗奭曰】凡用吴茱萸，須深湯中浸去苦烈汁七次，始可焙用。【氣味】辛，温，有小毒。【權曰】辛、苦，大熱，有毒。【好古曰】辛、苦，熱。氣味俱厚，陽中陰也。半浮半沉，入足太陰經血分，少陰、厥陰經氣分。【思邈曰】陳久者良，閉口者有毒。多食傷神，令人起伏氣，咽喉不通。【時珍曰】辛熱，走氣動火，昏目發瘡。○【之

〔一〕尤：原作「猶」。今據證類卷十三吴茱萸改。

才曰蓼實爲之使惡丹參消石白堊畏紫石英【主治】溫中下氣止痛除濕血痺逐風邪開腠理欬逆寒熱本經利五臟去痰冷逆氣飲食不消心腹諸冷絞痛中惡心腹痛別錄霍亂轉筋胃冷吐瀉腹痛產後心痛治遍身𤸷痺刺痛腰脚軟弱利大腸壅氣腸風痔疾殺三蟲甄權殺惡蟲毒牙齒蟲䘌鬼魅疰氣藏器下產後餘血治腎氣脚氣水腫通關節起陽健脾大明主痢止瀉厚腸胃肥健人孟詵治痞滿塞胸咽膈不通潤肝燥脾好古開鬱化滯治吞酸厥陰痰涎頭痛陰毒腹痛疝氣血痢喉舌口瘡時珍

【發明】頌曰段成式言椒氣好下茱萸氣好上言其衝膈不可爲服食之藥故多食衝眼又脫髮也宗奭曰此物下氣最速腸虛人服之愈甚元素曰氣味俱厚浮而降陽中陰也其用有三去胸中逆氣滿塞止心腹感寒㽲痛消宿酒爲白豆蔻之使也杲曰濁陰不降厥氣上逆咽膈不通食則令人口開目瞪陰寒隔塞氣不得上下此病不已令人寒中腹滿膨脹下利宜以吴茱萸之苦熱泄其逆氣用之如神諸藥不可代也不宜多用恐損元氣好古曰衝脉爲病逆氣裏急宜

才曰】蓼實爲之使。惡丹參、消石、白堊。畏紫石英。【主治】温中下氣，止痛，除濕血痺，逐風邪，開腠理，欬逆寒熱。本經。利五臟，去痰冷逆氣，飲食不消，心腹諸冷絞痛，中惡心腹痛。別録。霍亂轉筋，胃冷吐瀉腹痛，産後心痛，治遍身𤸷痺刺痛，腰脚軟弱，利大腸壅氣，腸風痔疾，殺三蟲。甄權。殺惡蟲毒，牙齒蟲䘌，鬼魅疰氣。藏器。下産後餘血，治腎氣、脚氣水腫，通關節，起陽建脾。大明。主痢，止瀉，厚腸胃，肥健人。孟詵。治痞滿塞胸，咽膈不通，潤肝燥脾。好古。開鬱化滯，治吞酸，厥陰痰涎頭痛，陰毒腹痛，疝氣血痢，喉舌口瘡。時珍。

【發明】【頌曰】段成式言：椒氣好下，茱萸氣好上。言其衝膈，不可爲服食之藥，故多食衝眼又脱髮也。【宗奭曰】此物下氣最速，腸虚人服之愈甚。【元素曰】氣味俱厚，浮而降，陽中陰也。其用有三：去胸中逆氣滿塞，止心腹感寒疞痛，消宿酒，爲白豆蔻之使也。【杲曰】濁陰不降，厥氣上逆，咽膈不通，食則令人口開目瞪。陰寒隔塞，氣不得上下，此病不已，令人寒中，腹滿膨脹下利。宜以吴茱萸之苦熱，泄其逆氣，用之如神，諸藥不可代也。不宜多用，恐損元氣。【好古曰】衝脉爲病，逆氣裏急，宜此土之震坤合見其色綠故仲景吳茱萸湯當歸四逆湯方治厥陰病及溫脾胃皆用此也時珍曰茱萸辛熱能散能溫苦熱能燥能堅故其所治之證皆取其散寒溫中燥濕解鬱之功而已案朱氏集驗方云中丞常子正苦痰飲每食飽或陰晴節變率同十日一發頭疼背寒嘔吐酸汁即數日伏枕不食服藥罔效宣和初為順昌司祿於太守蔡達道席上得吳仙丹方服之遂不再作每遇飲食過多腹滿服五七十丸便已少頃小便作茱萸氣酒飲皆隨小水而去前後痰藥甚衆無及此者用吳茱萸湯泡七次茯苓等分為末煉蜜丸梧子大每熟水下五十丸梅楊卿方只用茱萸酒浸三宿以茯苓末拌之日乾每吞百粒溫酒下又咽喉口舌生瘡者以茱萸末醋調貼兩足心移夜便愈其性雖熱而能引熱下行蓋亦從治之義而謂茱萸之性上行不下者似不然也有人治小兒痘瘡口噤者嚙茱萸一二粒抹之即開亦取其辛散耳

附方 舊二十五 新二十一

風疹痒痺 茱萸一升酒五升煮取一升半溫洗之立止孟詵食療

賊風口偏 不能語者茱萸一升薑豉三升清酒五升和煎五沸待冷服半升一日三服得少汗即瘥同上

冬月感寒 吳茱萸五錢煎湯服之取汗

頭風作痛 茱萸煎濃湯以綿染頻拭髮根良千金翼方

嘔涎頭痛 吳茱萸湯用茱萸一升棗二十枚生薑一大兩人參一兩以水五升煎取三升每服七合日三服仲景方

嘔而胸滿 方同

腳氣衝心 吳茱萸生薑擂汁飲甚良孟詵方

腎氣上噦 腎氣自腹

此主之。震、坤合見，其色緑。故仲景吴茱萸湯、當歸四逆湯方，治厥陰病及温脾胃，皆用此也。【時珍曰】茱萸辛熱，能散能温；苦熱，能燥能堅。故其所治之症，皆取其散寒温中、燥濕解鬱之功而已。案朱氏集驗方云：中丞常子正苦痰飲，每食飽或陰晴節變率同，十日一發，頭疼背寒，嘔吐酸汁，即數日伏枕不食，服藥罔效。宣和初爲順昌司禄，于太守蔡達道席上，得吴仙丹方服之，遂不再作。每遇飲食過多腹滿，服五七十丸便已。少頃小便作茱萸氣，酒飲皆隨小水而去。前後痰藥甚衆，無及此者。用吴茱萸湯泡七次、伏苓等分，爲末，煉蜜丸梧子大。每熟水下五十丸。梅楊卿方：只用茱萸酒浸三宿，以伏苓末拌之，日乾。每吞百粒，温酒下。又咽喉口舌生瘡者，以茱萸末醋調貼兩足心，移夜便愈。其性雖熱，而能引熱下行，蓋亦從治之義。而謂茱萸之性上行不下者，似不然也。有人治小兒痘瘡口噤者，嚼茱萸一二粒，抹之即開，亦取其辛散耳。

【附方】舊二十五，新二十一。**風瘙痒痺**。茱萸一升，酒五升，煮取一升半，温洗之，立止。孟詵食療。**賊風口偏，不能語者**。茱萸一升，薑豉三升，清酒五升，和煎五沸，待冷服半升，一日三服，得少汗即瘥。同上。**冬月感寒**。吴茱萸五錢，煎湯服之，取汗。**頭風作痛**。茱萸煎濃湯，以綿染，頻拭髮根，良。千金翼方。**嘔涎頭痛**。吴茱萸湯：用茱萸一升，棗二十枚，生薑一大兩，人參一兩，以水五升，煎取三升。每服七合，日三服。仲景方。**嘔而胸滿**。方同上。**脚氣沖心**。吴茱萸、生薑擂汁飲，甚良。孟詵方。**腎氣上噦**。腎氣自腹中氣上築于咽喉逆氣連屬而不能出或至數十聲上下不得喘息此由寒傷胃脘腎虛氣逆上乘于胃與氣相并難經謂之噦素問云病深者其聲噦宜服此方如不止灸期門關元腎俞穴用吳茱萸醋炒熱橘皮附子去皮各一兩為末麪糊丸梧子大每薑湯下七十丸孫氏仁存方

陰毒傷寒四肢逆冷用茱萸一升酒拌濕絹袋二个包蒸極熱更互熨足心候氣透痛亦即止累有効聖惠方

小惡心痛吳茱萸五合酒三升煮沸分三服楊氏產乳

心腹冷痛方同上千金

冷氣腹痛吳茱萸二錢擂爛以酒一鍾調之用香油一盃入鍋煎熱傾茱酒入鍋煎一滾取服立止唐瑤經驗方

脾元氣痛發歇不可忍用茱萸一兩桃仁一兩和炒茱焦去茱取桃仁去皮尖研細葱白三莖煨熟酒浸溫服經驗方

寒疝往來吳茱萸一兩生薑半兩清酒一升煎溫分服肘后方

小腸疝氣奪命丹治遠年近日小腸疝氣偏墜搐疼臍下撮痛以致悶亂及外腎腫硬日漸滋長及陰間溼癢成瘡用吳茱萸去梗一斤分作四分四兩酒浸四兩醋浸四兩湯浸四兩童子小便浸一宿同焙乾澤瀉二兩為末酒糊丸梧子大每服五十丸空心鹽湯或酒吞下如宜方名星斗丸和劑局方

小兒腎縮乃初生受寒所致用吳茱萸硫黃各半兩同大蒜研塗其腹仍以蛇床子烟熏之聖惠方

婦人陰寒十年無子者用吳茱萸川椒各一升為末煉蜜丸彈子大綿裹內陰中日再易之但子宮開即有子也經心錄

子腸脫出

中起，上築于咽喉，逆氣連屬而不能出，或至數十聲，上下不得喘息。此由寒傷胃脘，腎虛氣逆，上乘于胃，與氣相併。難經謂之噦。素問云：病深者，其聲噦。宜服此方。如不止，灸期門、關元、腎俞穴。用吴茱萸醋炒熱、橘皮、附子去皮各一兩，爲末，麪糊丸梧子大。每薑湯下七十丸。孫氏仁存方。**陰毒傷寒**。四肢逆冷，用茱萸一升，酒拌濕，絹袋二個，包蒸極熱，更互熨足心。候氣透，痛亦即止，累有效。聖惠方。**中惡心痛**。吴茱萸五合，酒三升，煮沸，分三服。楊氏産乳。**心腹冷痛**。方同上。千金。**冷氣腹痛**。吴茱萸二錢擂爛，以酒一鍾調之。用香油一盃，入鍋煎熱，傾茱酒入鍋，煎一衮，取服，立止。唐瑶經驗方。**脾元氣痛**，發歇不可忍。用茱萸一兩，桃仁一兩，和炒茱焦，去茱，取桃仁去皮尖研細，葱白三莖，煨熟，酒浸温服。經驗方。**寒疝往來**。吴茱萸一兩，生薑半兩，清酒一升，煎温分服。肘後方。**小腸疝氣**。奪命丹：治遠年近日，小腸疝氣，偏墜搐疼，臍下撮痛，以致悶亂，及外腎腫硬，日漸滋長，及陰間濕痒成瘡。用吴茱萸去梗一斤，分作四分，四兩酒浸，四兩醋浸，四兩湯浸，四兩童子小便浸一宿，同焙乾，澤瀉二兩，爲末，酒糊丸梧子大。每服五十丸，空心鹽湯或酒吞下。如宜方名星斗丸。和劑局方。**小兒腎縮**。乃初生受寒所致。用吴茱萸、硫黄各半兩，同大蒜研，塗其腹。仍以蛇牀子烟熏之。聖惠方。**婦人陰寒**，十年無子者。用吴茱萸、川椒各一升，爲末，煉蜜丸彈子大。綿裹内陰中，日再易之。但子宫開即有子也。經心録。**子腸脱出**。

茱萸三升，酒五升，煎二升，分三服。兵部手集

醋心上攻如濃酸：用茱萸一合，水三盞，煎七分，頓服。近有人心如蜇破，服此二十年不發也。累用有效。同上

食已吞酸胃氣虛冷者：吳茱萸湯泡七次焙、乾薑炮等分，為末，湯服一錢。聖惠方

轉筋入腹茱萸炒二兩，酒二盞，煎一盞，分二服，得下即安。聖濟錄

霍亂乾嘔不止：吳茱萸泡炒、乾薑炮等分，水煎服之。同上

多年脾泄老人多此，謂之水土同化：吳茱萸三錢，泡過，入水煎汁，入鹽少許，通口服。蓋茱萸能暖膀胱，水道既清，大腸自固，他藥雖熱，不能分解清濁也。孫氏仁存方

臟寒泄瀉倦怠減食：吳茱萸湯泡過炒，豬臟半條，去脂洗淨，裝滿紮定，文火煮熟，搗丸梧子大。每服五十丸，米飲下，日二服。普濟方

滑痢不止方同上。

下痢水泄吳茱萸泡炒、黃連炒各二錢，水煎服。未止再服。聖惠方

赤白下痢和劑局方戊己丸：治脾胃受濕，下痢腹痛，米穀不化。用吳茱萸、黃連、白芍藥各一兩，同炒為末，蒸餅丸梧子大。每服二三十丸，米飲下。○百一選方變通丸：治赤白痢日夜無度，及腸風下血。用川黃連二兩，吳茱萸二兩，湯泡七次，同炒香，揀出各自為末，粟米飯丸梧子大，另收。每服三十丸，赤痢甘草湯下黃連丸，白痢乾薑湯下茱萸丸，赤白痢各用十五丸，米湯下。此乃浙西河山純老以傳蔣韶光者，故人甚效。○鄧筆峯雜興方三色丸：治痢及水泄腸風。用吳茱萸二兩，黃連二兩，同炒香，各自為末。以百草霜末二兩，同黃連作丸；以白芍藥末二兩，同茱萸作丸。各用飯丸梧子大

茱萸三升，酒五升，煎二升，分三服。兵部手集。**醋心上攻**如濃醋〔一〕。用茱萸一合，水三盞，煎七分，頓〔二〕服。近有人心如蜇破，服此二十年不發也。累用有效。同上。**食已吞酸**，胃氣虚冷者。吴茱萸湯泡七次焙、乾薑炮等分，爲末，湯服一錢。聖惠方。**轉筋入腹**。茱萸炒二兩，酒二盞，煎一盞，分二服。得下即安。聖濟録。**霍亂乾嘔不止**。吴茱萸泡炒、乾薑炮等分，水煎服之。同上。**多年脾泄**。老人多此，謂之水土同化。吴茱萸三錢泡過，入水煎汁，入鹽少許，通口服。蓋茱萸能暖膀胱，水道既清，大腸自固。他藥雖熱，不能分解清濁也。孫氏仁存方。**臟寒泄瀉**，倦怠減食。吴茱萸湯泡過炒，猪腸〔三〕半條，去脂洗浄，裝滿紮定，文火煮熟，擣丸梧子大。每服五十丸，米飲下，日二服。普濟。**滑痢不止**。方同上。**下痢水泄**。吴茱萸泡炒、黄連炒，各二錢，水煎服。未止再服。聖惠方。**赤白下痢**。和劑局方戊己丸：治脾胃受濕，下痢腹痛，米穀不化。用吴茱萸、黄連、白芍藥各一兩，同炒爲末，蒸餅丸梧子大。每服二三十丸，米飲下。○百一選方變通丸：治赤白痢日夜無度，及腸風下血。用川黄連二兩，吴茱萸二兩湯泡七次，同炒香，揀出各自爲末，粟米飯丸梧子大，另收。每服三十丸。赤痢，甘草湯下黄連丸；白痢，乾薑湯下茱萸丸；赤白痢，各用十五丸，米湯下。此乃浙西何〔四〕山纯老以傳蘇韜光者，救人甚效。○鄧筆峰雜興方二色丸：治痢及水泄腸風。用吴茱萸二兩，黄連二兩，同炒香，各自爲末。以百草霜末二兩，同黄連作丸；以白芍藥末二兩，同茱萸作丸。各用飯丸梧子大，

〔一〕醋：原作「酸」。今據證類卷十三吴茱萸改。
〔二〕頓：原作「損」。今據證類卷十三吴茱萸引兵部手集改。
〔三〕腸：原作「臟」。今據普濟方卷二百八諸瀉「豬臟丸」改。
〔四〕何：原作「河」。今據百一選方卷六治赤白痢改。

各收每服五十丸赤痢烏梅湯下連帀白痢米飲下茱萸丸赤白痢各半服之**赤痢臍痛**茱萸合黑豆湯吞之千金方**腸痔常血**下部痒痛如虫咬者掘地作坑燒赤以酒沃之擣茱萸二升入坑乘熱坐有孔板熏之冷乃下不過三四度愈 肘后方**腹中癥塊**茱萸三升擣和酒煮熟布裹熨癥上冷更炒熱更番熨之癥移走逐熨之消乃止 姚僧坦集驗方**產後盜汗**嗇嗇惡寒茱萸一雞子大酒三升漬半日煮服 千金翼**口瘡口疳**茱萸末醋調塗足心一夕愈 集簡方**咽喉作痛**方同上**牙齒疼痛**茱萸煎酒含漱之孟詵本草**小兒頭瘡**吳茱萸炒焦為末入汞粉少許猪脂醋調塗之 聖惠方**小兒瘭瘡**名火灼瘡一名火爛瘡茱萸煎酒拭之良 兵部手集**老小風疹**方同上 千金**癰疽發背**及發乳諸毒用吳茱萸一升擣為末用苦酒調塗帛上貼之 外臺秘要**陰下濕痒**吳茱萸煎湯頻洗取效 同上**骨在肉中**不出者嚼茱萸封之骨當腐出 孟詵食療**魚骨入腹**刺痛不得出者吳茱萸水煮一盞溫服其骨必軟出 未出再服 同上**蛇咬毒瘡**用吳茱萸一兩為末冷水和作三服立安 勝金方**肩疽白禿**並用吳茱萸鹽淹過炒研醋和塗之 活幼口議**寒熱怪病**寒熱不止數日四肢堅如石擊之似鐘磬声日漸瘦惡用茱萸木香等分煎湯飲之愈 夏子益方

各收。每服五十丸。赤痢，烏梅湯下連、霜；白痢，米飲下茱、芍丸；赤白痢，各半服之。**赤痢臍痛**。茱萸合黑豆湯吞之。千金方。

腸痔常血，下部痒痛如蟲咬者。掘地作坑燒赤，以酒沃之，擣茱萸二升入坑，乘熱坐有孔板熏之，冷乃下。不過三四度愈。肘後方。

腹中癥塊。茱萸三升擣，和酒煮熟，布裹熨癥上。冷更炒熱，更番熨之。癥移走，逐熨之，消乃止。姚僧坦集驗方。

產後盜汗，嗇嗇惡寒。茱萸一雞子大，酒三升，漬半日，煮服。千金翼。

口瘡口疳。茱萸末，醋調塗足心，一夕愈。集簡方。

咽喉作痛。方同上。

牙齒疼痛。茱萸煎酒，含漱之。孟詵本草。

小兒頭瘡。吴茱萸炒焦爲末，入汞粉少許，猪脂、醋調塗之。聖惠方。

小兒瘭瘡。一名火灼瘡，一名火爛瘡。茱萸煎酒，拭之良。兵部手集。

老小風疹。方同上。千金。

癰疽發背及發乳諸毒。用吴茱萸一升，擣爲末，用苦酒調塗帛上，貼之。外臺秘要。

陰下濕痒。吴茱萸煎湯，頻洗取效。同上。

骨在肉中不出者。咀茱萸封之，骨當腐出。孟詵食療。

魚骨入腹，刺痛不得出者。吴茱萸水煮一盞，温服，其骨必軟出。未出再服。同上。

蛇咬毒瘡。用吴茱萸一兩爲末，冷水和，作三服，立安。勝金方。

肩疽、白禿。並用吴茱萸鹽淹過，炒研，醋和塗之。活幼口議。

寒熱怪病。寒熱不止，數日四肢堅如石，擊之似鐘磬聲，日漸瘦惡。用茱萸、木香等分，煎湯飲之，愈。夏子益方。

葉氣味辛苦熱無毒主治霍亂下氣止心腹痛冷氣內外腎釣痛鹽碾罨之神驗乾即易轉筋者同艾擣以醋和罨之大明治犬寒犯腦頭痛以酒拌葉袋盛蒸熟更互枕熨之痛止為度時珍

枝主治大小便卒關格不通取南行枝如手第二指中節含之立下蘇頌○出姚僧坦集驗方

根及白皮氣味同葉主治殺三蟲本經蛲蟲治喉痺欬逆止洩注食不消女子經産餘血療白癬別錄殺牙齒蟲止痛藏器治中惡腹中刺痛下痢不禁療漆瘡甄權

附方舊二新二

寸白蟲茱萸東北陰細根大如指者勿洗去土四寸切以水酒各一升漬一宿平旦分再服當取蟲下千金方

肝勞生蟲眼中赤脈吳茱萸根為末一兩半粳米半合雞子白三箇化蠟一兩半和丸小豆大每米湯下三十丸當取蟲下

脾勞發熱有蟲在脾中為病令人好嘔者取東行茱萸根大者一尺大春

葉。【氣味】辛、苦，熱，無毒。【主治】霍亂下氣，止心腹痛冷氣，内外腎釣痛，鹽碾罨之，神驗，乾即易。轉筋者同艾擣，以醋和罨之。大明。治大寒犯腦，頭痛，以酒拌葉，袋盛蒸熟，更互枕熨之，痛止爲度。時珍。

枝。【主治】大小便卒關格不通，取南行枝，如手第二指中節，含之立下。蘇頌。○出姚僧坦集驗方。

根及白皮。【氣味】同葉。【主治】殺三蟲。本經。蟯蟲。治喉痺欬逆，止洩注，食不消，女子經産餘血，療白癬。別録。殺牙齒蟲，止痛。藏器。治中惡腹中刺痛，下痢不禁，療漆瘡。甄權。

【附方】舊二，新二。寸白蟲。茱萸東北陰細根，大如指者勿用[一]，洗去土，四寸[二]切，以水、酒各一升漬一宿，平旦分再服，當取蟲下。千金方。肝勞生蟲，眼中赤脉。吴茱萸根爲末一兩半，粳米半合，雞子白三箇，化蠟一兩半和丸小豆大。每米湯下三十丸，當取蟲下。脾勞發熱，有蟲在脾中爲病，令人好嘔者。取東行茱萸根大者一尺，大麻[三]

〔一〕用：原脱。今據千金方卷十八九蟲補。

〔二〕寸：證類卷十三吴茱萸作「兩」。

〔三〕麻：原作「春」。今據千金方卷十八九蟲改。

子入升橘皮三兩三物㕮咀以酒一斗浸一宿微火薄暖之絞去滓平旦空腹服一升取蟲下或死或半爛或下黃汁凡作藥時切忌言語刪繁方　**腎熱肢腫**拘急茱萸根一合半桑白皮三合酒二升煮一升日二服普濟方

食茱萸唐本草

校正　自木部移入此併入拾遺欓子

釋名　樧音殺　藙音毅　艾子圖經　越椒博雅　欓子拾遺　辣子　弘景曰禮記名藙而俗中呼為榝子當是不識藙字也恭曰爾雅云椒樧醜荥陸璣詩疏云椒樧屬也並有樧名陶說誤矣時珍曰此即欓子也蜀人呼為艾子楚人呼為辣子古人謂之藙及榝子因其辛辣蜇口慘腹使人有殺毅黨然之狀故有諸名蘇恭謂茱萸之開口者為食茱萸孟詵謂茱萸之閉口者為欓子馬志謂粒大色黃黑者為食茱萸粒紫小色青綠者為吳茱萸陳藏器謂吳食二茱萸是一物入藥以吳地者為良不當重出此條只可言漢與吳不可言食與不食時珍竊謂數說皆因茱萸二字相混致誤耳不知吳茱食茱乃一類二種茱萸取吳地者入藥故名吳茱萸欓子則形味似茱萸惟可食用故名食茱萸也陳藏器不知食茱萸即欓子重出欓子一條正自誤矣按曹憲博雅云欓子越椒茱萸也鄭樵通志云欓子一名食茱萸以別吳茱萸禮記三牲用藙是食茱萸也二說足正諸人之謬

集解　藏器曰欓子出閩中江東其木高大似樗莖間有刺其子辛辣如椒南人淹藏作果品或以寄遠吳越春秋云

子八升，橘皮二兩，三物㕮咀，以酒一斗，浸一宿，微火薄暖之，絞去滓。平旦空腹服一升，取蟲下，或死或半爛，或下黄汁。凡作藥時，切忌言語。删繁方。腎熱肢腫拘急。茱萸根一合半，桑白皮三合，酒二升，煮一升，日二服。普濟方。

食茱萸唐本草

【校正】自木部移入此，併入拾遺欓子。

【釋名】榝音殺、藙音毅、艾子圖經、越椒博雅、欓子拾遺、辣子。【弘景曰】禮記名藙，而俗中呼爲榝子，當是不識藙字也。【恭曰】爾雅云：椒、榝醜梂。陸機詩疏云：椒，榝屬也。並有榝名，陶説誤矣。【時珍曰】此即欓子也。蜀人呼爲艾子，楚人呼爲辣子，古人謂之藙及榝子。因其辛辣，螫口慘腹，使人有殺毅黨然之狀，故有諸名。蘇恭謂茱萸之開口者爲食茱萸。孟詵謂茱萸之閉口者爲欓子。馬志謂粒大、色黄黑者爲食茱萸，粒緊小、色青緑者爲吴茱萸。陳藏器謂吴、食二茱萸是一物，入藥以吴地者爲良，不當重出此條，只可言漢與吴，不可言食與不食。時珍竊謂數説皆因茱萸二字相混致誤耳。不知吴茱、食茱乃一類二種。茱萸取吴地者入藥，故名吴茱萸。欓子則形味似茱萸，惟可食用，故名食茱萸也。陳藏器不知食茱萸即欓子，重出「欓子」一條，正自誤矣。按曹憲博雅云：欓子、越椒，茱萸也。鄭樵通志云：欓子，一名食茱萸，以别吴茱萸。禮記三牲用藙，是食茱萸也。二説足正諸人之謬。

【集解】【藏器〔一〕曰】欓〔二〕子出閩中、江東。其木高大似樗，莖間有刺。其子辛辣如椒，南人淹藏作果品，或以寄遠。吴越春秋云：

〔一〕藏器：下文實出證類卷十四蜀椒載圖經。

〔二〕欓：證類卷十四蜀椒載圖經作「蘱」。

趣以甘蜜丸欓報吳增封之禮則欓之相贈尚矣（頌曰）食茱萸南北皆有之其木亦甚高大有長及百尺者枝莖青黃上有小白點葉類油麻其花黃色蜀人呼為艾子禮記所謂藙者是也藙艾声相近也宜入食羹中能發辛香（時珍曰）食茱萸欓子辣子一物也高木長葉黃花綠子叢簇枝上味辛而苦土人八月采搗濾取汁入石灰攪成名曰艾油亦曰辣米油始辛辣蜇口入食物中用周處風土記以椒欓薑為三香則自古尚之矣而今貴人罕用之

實【氣味】辛苦大熱無毒（時珍曰）有小毒動脾火病目者忌之（頌曰）發瘡痔浮腫虛恚之才曰畏紫石英【主治】功同吳茱萸力少劣療水氣用之佳（蘇恭）心腹冷氣痛中惡除欬逆去臟腑冷溫中甚良（孟詵）療蠱毒飛尸著喉口者刺破以子揩之令血出當下涎沫煑汁服之去暴冷腹痛食不消殺腥物（藏器）治冷痢帶下暖胃燥濕（時珍）

【附方】新二

赤白帶下　欓子石菖蒲等分為末每旦鹽酒溫服二錢（經驗方）

久瀉虛痢腹痛者欓子丸治之欓子肉豆蔻各一兩陳米一兩半以米一分同二味炒黃為末一分生麴為末粟米粥丸梧子大每陳米飲下五十丸日三服（普濟方）

越以甘蜜丸欓，報吴增封之禮。則欓之相贈尚矣。【頌曰】食茱萸南北皆有之。其木亦甚高大，有長及百尺者。枝莖青黄，上有小白點。葉類油麻，其花黄色。蜀人呼爲艾子，禮記所謂藙者是也。藙、艾，聲相近也。宜入食羹中，能發辛香。【時珍曰】食茱萸、欓子、辣子，一物也。高木長葉，黄花緑子，叢簇枝上。味辛而苦，土人八月采，搗濾取汁，入石灰攪成，名曰艾油，亦曰辣米油，始辛辣蜇口，入食物中用。周處風土記以椒、欓、薑爲三香，則自古尚之矣，而今貴人罕用之。

實。【氣味】辛、苦，大熱，無毒。【時珍曰】有小毒，動脾火，病目者忌之。【頴曰】發瘡痔、浮腫、虚恚。【之才曰】畏紫石英。

【主治】功同吴茱萸，力少劣爾。療水氣用之佳。蘇恭。心腹冷氣痛，中惡，除欬逆，去臟腑冷，温中甚良。孟詵。療蠱毒飛尸着喉口者，刺破，以子揩之，令血出，當下涎沫。煮汁服之，去暴冷腹痛，食不消，殺腥物。藏器。治冷痢帶下，暖胃燥濕。時珍。

【附方】新二。赤白帶下。欓子、石菖蒲等分，爲末。每旦鹽酒温服二錢。經驗方。久瀉虚痢腹痛者。欓子丸治之，欓子、肉豆蔻各一兩，陳米一兩半，以米一分同二味炒黄爲末，一分生碾爲末，粟米粥丸梧子大。每陳米飲下五十丸，日三服。普濟〔一〕方。

〔一〕濟：原作「齊」。今據此方出普濟方卷二百七總論「肉豆蔻方」改。

鹽麩子 開寶

〔校正〕自木部移入此

〔釋名〕五棓 音倍 鹽膚子 綱目 鹽梅子 同 鹽梂子 同 木鹽 通志 天鹽 靈草篇 叛奴鹽 拾遺 酸桶 拾遺 藏器曰蜀人謂之酸桶亦曰酢桶吳人謂之鹽麩戎人謂之木鹽時珍曰其味酸鹹故有諸名山海經云槖山多桶木郭璞注云桶木出蜀中七八月吐穗成時如有鹽粉可以酢羮即此也後人訛為五倍矣

〔集解〕藏器曰鹽麩子生吳蜀山谷樹狀如椿七月子成穗粒如小豆上有鹽似雪可為羮用嶺南人取子為末食之酸鹹止渴將以防瘴時珍曰膚木即構木東南山原甚多木狀如椿其葉兩兩對生長而有齒面青背白有細毛味酸正葉之下節節兩邊有直葉貼莖如箭羽狀五六月開花青黃色成穗一枝纍纍七月結子大如細豆而扁生青熟微紫色其核淡綠狀如腎形核外薄皮上有薄鹽小兒食之滇蜀人采為木鹽葉上有蟲結成五倍子八月取之詳見蟲部後魏書云勿吉國水氣鹹凝鹽生樹上即此物也別有咸平樹鹹草酸角皆其類也附見于左

〔附錄〕咸平樹 真臘國人不能為酸但用咸平樹葉及莢與子為之 酸角 雲南臨安諸處有之狀如猪牙皂莢浸水和羮酸美如醋 鹹草 扶桑東有女國產鹹草葉似邪蒿而氣香味鹹彼人食之

鹽麩子開寶

【校正】自木部移入此。

【釋名】五棓音倍、鹽膚子綱目、鹽梅子同、鹽梂子同、木鹽通志、天鹽靈草篇、叛奴鹽拾遺、酸桶拾遺。【藏器曰】蜀人謂之酸桶，亦曰酢桶。吴人謂之鹽麩。戎人謂之木鹽。【時珍曰】其味酸、鹹，故有諸名。山海經云：橐山多棓木，郭璞注云：棓木出蜀中，七八月吐穗，成時如有鹽粉，可以酢羹。即此也。後人譌爲五倍矣。

【集解】【藏器曰】鹽麩子生吴、蜀山谷。樹狀如椿。七月子成穗，粒如小豆。上有鹽似雪，可爲羹用。嶺南人取子爲末，食之酸鹹止渴，將以防瘴。【時珍曰】膚木即棓木，東南山原甚多。木狀如椿。其葉兩兩對生，長而有齒，面青背白，有細毛，味酸。正葉之下，節節兩邊有直葉貼莖，如箭羽狀。五六月開花，青黄色成穗，一枝纍纍。七月結子，大如細豆而扁，生青，熟微紫色。其核淡緑，狀如腎形。核外薄皮上有薄鹽，小兒食之，滇、蜀人采爲木鹽。葉上有蟲，結成五倍子，八月取之。詳見蟲部。後魏書云：勿吉國水氣鹹凝，鹽生樹上。即此物也。別有咸平樹、鹹草、酸角，皆其類也。附見于左。

【附録】**咸平樹**。真臘國人不能爲酸，但用鹹平樹葉及莢與子爲之。**酸角**。雲南臨安諸處有之。狀如猪牙皂莢，浸水和羹，酸美如醋。**鹹草**。扶桑東有女國，産鹹草。葉似邪蒿而氣香味鹹，彼人食之。

子【氣味】酸鹹微寒無毒鹽霜制汞硫【主治】除痰飲瘴瘧喉中熱結喉痺止渴解酒毒黃疸飛尸蠱毒天行寒熱咳嗽變白生毛髮去頭上白屑擣末服之藏器生津降火化痰潤肺滋腎消毒止痢收汗治風濕眼病時珍

【發明】時珍曰鹽麩子氣寒味酸而鹹陰中之陰也鹹能耎而潤故降火化痰消毒酸能收而濇故生津潤肺止痢腎主五液入肺為痰入脾為涎入心為汗入肝為淚自入為唾其本皆水也鹽麩五倍先走腎肝有救水之功所以痰涎盜汗風濕下淚涕唾之證皆宜用之

樹白皮【主治】破血止血蠱毒血痢殺蚘蟲并煎服之開寶

根白皮【主治】酒疸擣碎米泔浸一宿平旦空腹溫服一二升開寶諸骨鯁以醋煎濃汁時呷之時珍

【發明】時珍曰按本草集議云鹽麩子根能軟雞骨岑公云有人被雞骨哽項腫可畏用此根煎醋啜至三碗便吐出也又彭醫官治骨哽以此根擣爛入鹽少許綿裹以線繫定吞之牽引上下亦釣出骨也

子。【氣味】酸、鹹，微寒，無毒。鹽霜制汞、硫。【主治】除痰飲瘴瘧，喉中熱結喉痺，止渴，解酒毒黄疸，飛尸蠱毒，天行寒熱，咳嗽，變白，生毛髮，去頭上白屑，擣末服之。藏器。生津降火化痰，潤肺滋腎，消毒止痢收汗，治風濕眼病。時珍。

【發明】【時珍曰】鹽麩子氣寒味酸而鹹，陰中之陰也。鹹能耎而潤，故降火化痰消毒；酸能收而澀，故生津潤肺止痢。腎主五液，入肺爲痰，入脾爲涎，入心爲汗，入肝爲淚，自入爲唾，其本皆水也。鹽麩、五倍先走腎、肝，有救水之功。所以痰涎、盗汗、風濕、下淚、涕唾之證，皆宜用之。

樹白皮。【主治】破血止血，蠱毒血痢，殺蚘蟲，并煎服之。開寶。

根白皮。【主治】酒疸，擣碎，米泔浸一宿，平旦空腹温服一二升。開寶。諸骨鯁，以醋煎濃汁，時呷之。時珍。

【發明】【時珍曰】按本草集議云：鹽麩子根能軟雞骨。岑[一]公云：有人被雞骨哽，項腫可畏。用此根煎醋，啜至三椀，便吐出也。又彭醫官治骨哽，以此根擣爛，入鹽少許，綿裹，以線繫定吞之，牽引上下，亦釣出骨也。

[一] 岑：普濟方卷六十四治骨鯁方此前有「瑞」字。

醋林子圖經〔校正〕自外類移入此

〔釋名〕時珍曰以味得名

〔集解〕頌曰醋林子生四川邛州山野林箐中木高丈餘枝葉繁茂三月開白花四出九月十月子熟纍纍數十枚成朵生青熟赤畧類櫻桃而蒂短熟時采之陰乾連核用土人以鹽醋收藏充果食其葉味酸夷獠人采得入鹽和魚膾食云勝用醋也

實〔氣味〕酸温無毒〔主治〕久痢不瘥及痔漏下血蚘咬心痛小兒疳蚘心痛脹滿黄瘦下寸白蟲單擣爲末酒服一錢七甚效鹽醋藏者食之生津液醒酒止渴多食令人口舌粗拆也蘇頌

茗唐本草〔校正〕自木部移入此

〔釋名〕苦搽搽途二音〇唐本檟爾雅蔎音設荈音舛〔頌曰〕郭璞云早采爲茶晚采爲茗一名荈蜀人謂之苦茶陸羽云其名有五一茶二檟三蔎四茗五荈〔時珍曰〕楊慎丹鉛錄云茶即古荼字音途詩云誰謂荼苦其甘如

醋林子圖經

【校正】自外類移入此。

【釋名】【時珍曰】以味得名。

【集解】【頌曰】醋林子，生四川邛州山野林箐中。木高丈餘，枝葉繁茂。三月開白花，四出。九月、十月子熟，纍纍數十枚成朵，生青熟赤，略類櫻桃而蒂短。熟時采之，陰乾，連核用。土人以鹽、醋收藏充果食。其葉味酸，夷獠人采得，入鹽和魚鱠〔一〕食，云勝用醋也。

實。【氣味】酸，温，無毒。【主治】久痢不瘥，及痔漏下血，蚘咬心痛，小兒疳蚘，心痛脹滿，黄瘦，下寸白蟲，單擣爲末，酒服一錢匕，甚效。鹽、醋藏者，食之生津液，醒酒止渴。多食令人口舌粗拆也。蘇頌。

茗唐本草

【校正】自木部移入此。

【釋名】苦𣗪搽、途二音○唐本、檟爾雅、蔎音設、荈音舛。【頌曰】郭璞云：早采爲荼，晚采爲茗。一名荈，蜀人謂之苦荼。陸羽云：其名有五，一荼，二檟，三蔎，四茗，五荈。【時珍曰】楊慎丹鉛録云：茶，即古荼字，音途。詩云「誰謂荼苦，其甘如

〔一〕鱠：原作「魿」。證類卷三十醋林子作「膾」，此當屬形近而誤，今據改。

荈是也顏師古云漢時茶陵始轉途音為宅加切或言六經無茶字未深效耳

集解（神農食經曰）茶茗生益州及山陵道旁凌冬不死三月三日采乾（恭曰）茗生山南漢中山谷爾雅云檟苦荼郭璞註云樹小似巵子冬生葉可煑作羹飲（頌曰）今閩浙蜀江湖淮南山中皆有之通謂之荼春中始生嫩葉蒸焙去苦水末之乃可飲與古所食殊不同也陸羽茶經云茶者南方嘉木自一尺二尺至數十尺其巴川峽山有兩人合抱者伐而掇之木如瓜蘆葉如巵子花如白薔薇實如栟櫚蒂如丁香根如胡桃其上者生爛石中者生櫟壤下者生黄土藝法如種瓜三歲可采陽崖陰林紫者上綠者次筍者上芽者次葉卷者上舒者次在二月三月四月之間茶之筍者生于爛石之間長四五寸若蕨之始抽凌露采之茶之芽者發于叢薄之上有三枝四枝五枝於枝頗采之采得蒸焙封乾有千類万狀也略而言之如胡人靴者蹙縮然如犎牛臆者廉沾然出山者輪囷然拂水者涵澹然皆茶之精好者也如竹籜如霜荷皆茶之瘠老者也其別者有石南芽枸杞芽枇杷葉皆治風疾又有皂莢芽槐芽柳芽乃上春摘其芽和茶作之故今南人輸官茶往往雜以衆葉惟茅蘆竹箬之類不可入自餘山中草木芽葉皆可和合椿柿尤奇真茶性冷惟雅州蒙山出者温而主疾毛文錫茶譜云蒙山有五頂上有茶園其中頂曰上清峯昔有僧人病冷且久遇一老父謂曰蒙之中頂茶當以春分之先後多搆人力俟雷發声併手采擇三日而止若獲一兩以本處水煎服即能祛宿疾二兩當眼前無

薺」是也。顏師古云：漢時荼陵，始轉途音爲宅加切。或言六經無茶字，未深攷耳。

【集解】【神農食經曰】茶茗生益州及山陵道旁。凌冬不死，三月三日采，乾。【恭曰】茗生山南、漢〔一〕中山谷。爾雅云：檟，苦茶。郭璞註云：樹小似卮子。冬生葉，可煮作羹飲。【頌曰】今閩、浙、蜀、荆〔二〕、江、湖、淮南山中皆有之，通謂之茶〔三〕。春中始生嫩葉，蒸焙去苦水，末之乃可飲，與古所食殊不同也。陸羽茶經云：茶〔四〕者，南方嘉木。自一尺、二尺至數十尺，其巴川峽山〔五〕有兩人合抱者，伐而掇之。木如瓜蘆，葉如卮子，花如白薔薇，實如栟櫚，蒂如丁香，根如胡桃。其上者生爛石，中者生礫〔六〕壤，下者生黄土〔七〕。藝法如種瓜，三歲可采。陽崖〔八〕陰林。紫者上，緑者次；筍者上，芽者次；葉卷者上，舒者次。在二月、三月、四月之間，茶之筍者，生于爛石之間，長四五寸，若蕨之始抽，凌露采之。茶之芽者，發于叢薄之上，有三枝、四枝、五枝，於枝顛采之。采得蒸焙封乾，有千類萬狀也。略而言之：如胡人靴者蹙縮然，如犎牛臆者廉沾〔九〕然，出山者輪囷然，拂水者涵澹然，皆茶之精好者也。如竹籜，如霜荷，皆茶之瘠老者也。其別者，有石南芽、枸杞芽、枇杷芽〔一〇〕，皆治風疾。又有皂莢芽、槐芽、柳芽，乃上春摘其芽和茶作之。故今南人輸官茶，往往雜以衆葉。惟茅蘆、竹箬〔一一〕之類不可入，自餘山中草木芽葉，皆可和合，椿、柹尤奇。真茶性冷，惟雅州蒙山出者温而主疾。毛文錫茶譜云：蒙山有五頂，上有茶園，其中頂曰上清峰。昔有僧人病冷且久，遇一老父謂曰：蒙之中頂茶，當以春分之先後，多構人力，俟雷發聲，併手采擇，三日而止。若獲一兩，以本處水煎服，即能祛宿疾。二兩當眼前無

〔一〕漢：原作「澤」。今據證類卷十三茗改。

〔二〕荆：原脱。今據補同上。

〔三〕茶：原作「茶」。今據改同上。

〔四〕茶：原作「茶」。今據茶經卷上一之源改。

〔五〕巴川峽山：證類卷十三茗同，茶經卷上一之源作「巴山峽川」。

〔六〕礫：原作「櫟」。今據御覽卷八百六十七引茶經改。

〔七〕土：原作「生」。今據茶經卷上一之源改。

〔八〕崖：原作「岸」。今據改同上。

〔九〕沾：茶經卷上三之造作「襜」。

〔一〇〕芽：原作「葉」。今據證類卷十三茗改。

〔一一〕箬：原作「筍」。今據改同上。

疾三兩能固肌骨四兩即為地仙矣其僧如說後一兩餘服
之未盡而疾瘳其四頂茶園采摘不發惟中峯草木繁密雲
霧蔽虧鷙獸時出故人跡不到矣近歲稍貴此品製作亦精
于他處〔承〕曰近世蔡襄述閩茶極備惟建州北苑數處產
者性味與諸方略不同今亦獨名蠟茶上供御用碾治作餅
日曬得火愈良其他者或為芽或為末收貯若微見火便硬
不可久收色味俱敗惟鼎州一種芽茶性味略類建茶今汴
中及河北京西等處磨為末亦冒蠟茶者是也〔宗奭〕曰苦搽
即今茶也陸羽有茶經丁謂有北苑茶錄毛文錫有茶譜蔡
宗顔有茶對皆甚詳然古人謂茶為雀舌麥顆言其至嫩也
又有新芽一發便長寸餘其粗如針最為上品其根幹水土
力皆有餘故也雀舌麥顆又在下品前人未知爾〔時珍〕曰
茶有野生種生種者用子其子大如指頂正圓黑色其仁入口
初甘後苦最戟人喉而閩人以榨油食用二月下種一坎須
百顆乃生一株蓋空殼者多故也畏水與日最宜坡地蔭處
清明前采者上穀雨前者次之此後皆老茗爾采蒸揉焙修
造皆有法詳見茶譜茶之稅始于唐德宗盛于宋元及于我
朝乃與西番互市易馬夫茶一木爾下為民生日用之資上
為朝廷賦稅之助其利博哉昔賢所稱大約謂唐人尚茶茶
品益衆有雅州之蒙頂石花露芽穀芽為第一建寧之北苑
龍鳳團為上供蜀之茶則有東川之神泉獸目硤州之碧澗
明月夔州之真香邛州之火井思安黔陽之都濡嘉定之峨
眉瀘州之納溪玉壘之沙坪楚之茶則有荊州之仙人掌湖
南之白露長沙之鐵色蘄州蘄門之團面壽州霍山之黃芽

疾，三兩能固肌骨，四兩即爲地仙矣。其僧如説，獲一兩餘服之，未盡而疾瘳。其四頂茶園，采摘不廢〔一〕。惟中峰草木繁密，雲霧蔽虧，鷙獸時出，故人跡不到矣。近歲稍貴此品，製作亦精于他處。【陳承曰】近世蔡襄述閩茶極備。惟建州北苑數處産者，性味與諸方略不同。今亦獨名蠟茶，上供御用。碾治作餅，日晒得火愈良。其他者或爲芽，或爲末收貯，若微見火便硬，不可久收，色味俱敗。惟鼎州一種芽茶，性味略類建茶，今汴中及河北、京西等處磨爲末，亦冒蠟茶者是也。【宗奭曰】苦樣即今茶也。陸羽有茶經，丁謂有北苑茶録，毛文錫有茶譜，蔡宗顔有茶對〔二〕，皆甚詳。然古人謂茶爲雀舌、麥顆，言其至嫩也。又有新芽一發，便長寸餘，其粗如針，最爲上品。其根榦、水土，力皆有餘故也。雀舌、麥顆又在下品，前人未知爾。【時珍曰】茶有野生、種生，種者用子。其子大如指頂，正圓黑色。其仁入口，初甘後苦，最戟人喉，而閩人以榨油食用。二月下種，一坎須百顆乃生一株，蓋空殼者多故也。畏水與日，最宜坡地蔭處。清明前采者上，穀雨前者次之，此後皆老茗爾。采、蒸、揉、焙，修造皆有法，詳見茶譜。茶之税始于唐德宗，盛于宋、元，及于我朝，乃與西番互市易馬。夫茶一木爾，下爲民生日用之資，上爲朝廷賦税之助，其利博哉。昔賢所稱，大約謂唐人尚茶，茶品益衆。有雅州之蒙頂、石花、露芽、穀芽爲第一，建寧之北苑龍鳳團爲上供。蜀之茶，則有東川之神泉獸目，硤州之碧澗明月，夔州之真香，邛州之火井，思安、黔陽之都濡，嘉定之峨眉，瀘州之納溪，玉壘之沙坪。楚之茶，則有荆州之仙人掌，湖南之白露，長沙之鐵色，蘄州蘄門之團面，壽州霍山之黄芽，

〔一〕廢：原作「發」。今據證類卷十三茗改。

〔二〕茶對：本草衍義、直齋書録解題等均作茶山節對。

盧州之六安英山武昌之[illegible]山岳州之巴陵辰州之溆浦湖南之寶慶茶陵吳越之茶則有湖州顧渚之紫筍福州方山之生芽洪州之白露雙井之白毛盧山之雲霧常州之陽羨池州之九華丫山之陽坡袁州之界橋睦州之鳩坑宣州之陽坑金華之舉岩會稽之日鑄皆産茶有名者其他猶多而猥雜更甚按陶隱居註苦茶云酉陽武昌盧江晉陵皆有好茗飲之宜人凡所飲物有茗及木葉天門冬苗菝葜葉皆益人餘物並冷利又巴東縣有真茶火煏作卷結為飲亦令人不眠俗中多煮檀葉及大皂李葉作茶飲並冷利南方有瓜蘆木亦似茗也今人采櫧櫟山礬南燭烏藥諸葉皆可為飲以亂茶云

葉【氣味】苦甘微寒無毒藏器曰苦寒久食令人瘦去人脂使人不睡飲之宜熱冷則聚痰胡洽曰與榧同食令人身重李廷飛曰大渴及酒後飲茶水入腎經令人腰脚膀胱冷痛兼患水腫攣痺諸疾大抵飲茶宜熱宜少不飲尤佳空腹最忌之時珍曰服威靈仙土茯苓者忌飲茶【主治】瘻瘡利小便去痰熱止渴令人少睡有力悅志神農食經下氣消食作飲加茱萸葱薑良蘇恭破熱氣除瘴氣利大小腸藏器清頭目治中風昏憒多睡不醒好古治傷暑合醋治泄痢甚效陳承炒煎飲治熱毒赤白痢同

廬州之六安、英山，武昌之樊〔一〕山，岳州之巴陵，辰州之溆浦，湖南之寶慶、茶陵。吴越之茶，則有湖州顧渚之紫筍，福州方山之生芽，洪州之白露，雙井之白毛，廬山之雲霧，常州之陽羨，池州之九華，丫山之陽坡，袁州之界橋，睦州之鳩坑，宣州之陽坑，金華之舉岩，會稽之日鑄。皆産茶有名者。其他猶多，而猥雜更甚。按陶隱居註苦茶〔二〕云：西陽、武昌、廬江、晉熙〔三〕皆有好茗，飲之宜人。凡所飲物，有茗及木葉、天門冬苗、菝葜葉，皆益人。餘物並冷利。又巴〔四〕東縣有真茶，火煏作卷結爲飲，亦令人不眠。俗中多煮檀葉及大皂李葉作茶飲，並冷利。南方有瓜蘆木，亦似茗也。今人采櫧、櫟、山礬、南燭、烏藥諸葉，皆可爲飲，以亂茶云。

葉。【氣味】苦、甘，微寒，無毒。【藏器曰】苦寒，久食令人瘦，去人脂，使人不睡。飲之宜熱，冷則聚痰。【胡洽曰】與榧同食，令人身重。【李廷〔五〕飛曰】大渴及酒後飲茶，水入腎〔六〕經，令人腰、脚、膀胱冷痛，兼患水腫、攣痺諸疾。大抵飲茶宜熱宜少，不飲尤佳，空腹最忌之。【時珍曰】服威靈仙、土伏苓者，忌飲茶。【主治】瘻瘡，利小便，去痰熱，止渴，令人少睡，有力悦志。神農食經。下氣消食。作飲，加茱萸、葱、薑良。蘇恭。破熱氣，除瘴氣，利大小腸。藏器。清頭目，治中風昏憒，多睡不醒。好古。治傷暑。合醋，治泄痢，甚效。陳承。炒煎飲，治熱毒赤白痢。同

〔一〕樊：原闕一字。今從錢本補。
〔二〕苦茶：此後陶隱居語見證類卷二十七苦菜。
〔三〕熙：原作「陵」。今據證類卷二十七苦菜改。
〔四〕巴：原字缺損作「巳」。今據改同上。
〔五〕廷：據元史卷一百九十七李鵬飛傳當作「鵬」。
〔六〕腎：原作「賢」。今據延壽書卷三人元之壽改。

芎藭葱白煎飲止頭痛吳瑞濃煎吐風熱痰涎時珍

【發明】好古曰茗茶氣寒味苦入手足厥陰經治陰證湯藥內入此去格拒之寒及治伏陽大意相似經云苦以泄之其體下行何以能清頭目〔機曰〕頭目不清熱熏上也以苦泄其熱則上清矣且茶體輕浮采摘之時芽蘖初萌正得春升之氣味雖苦而氣則薄乃陰中之陽可升可降利頭目蓋本諸此〔汪穎曰〕一人好燒鵝炙煿日常不可缺人咸防其生[illegible]疽後卒不病訪知其人每夜必啜涼茶一碗乃知茶能解炙煿之毒也〔楊士瀛曰〕薑茶治痢薑助陽茶助陰並能消暑解酒食毒且一寒一熱調平陰陽不問赤白冷熱用之皆良生薑細切與真茶等分新水濃煎服之蘇東坡以此治文潞公有效〔時珍曰〕茶苦而寒陰中之陰沉也降也最能降火火爲百病火降則上清矣然火有五火有虛實若少壯胃健之人心肺脾胃之火多盛故與茶相宜溫飲則火因寒氣而下降熱飲則茶借火氣而升散又兼解酒食之毒使人神思闓爽不昏不睡此茶之功也若虛寒及血弱之人飲之既久則脾胃惡寒元氣暗損土不制水精血潛虛成痰飲成痞脹成痿痺成黃瘦成嘔逆成洞瀉成腹痛成疝瘕種種內傷此茶之害也民生日用蹈其弊者往往皆是而婦嫗受害更多習俗移人自不覺爾況真茶既少雜茶更多其爲患也又可勝言哉人有嗜茶成癖者時時咀啜不止久而傷營傷精血不華色黃瘁痿弱抱病不悔尤可嘆惋晉干寶搜神記載武官時病熱後飲茗一斛二升乃止纔減升合便爲不足有客令更進

芎藭、葱白煎飲，止頭痛。吳瑞。濃煎，吐風熱痰涎。時珍。

【發明】【好古曰】茗茶氣寒味苦，入手、足厥陰經。治陰證湯藥内入此，去格拒之寒，及治伏陽，大意相似。經云「苦以泄〔一〕之」，其體下行，何以能清頭目？【機曰】頭目不清，熱熏上也。以苦泄其熱，則上清矣。且茶體輕浮，采摘之時，芽蘗〔二〕初萌，正得春升之氣，味雖苦而氣則薄，乃陰中之陽，可升可降。利頭目蓋本諸此。【汪頴曰】一人好燒鵝炙煿，日常不缺〔三〕。人咸防其生癰疽〔四〕，後卒不病。訪知其人每夜必啜凉茶一椀，乃知茶能解炙煿之毒也。【楊士瀛曰】薑、茶治痢。薑助陽，茶助陰，並能消暑、解酒食毒。且一寒一熱，調平陰陽，不問赤、白、冷、熱，用之皆良。生薑細切，與真茶等分，新水濃煎服之。蘇東坡以此治文潞公有效。【時珍曰】茶苦而寒，陰中之陰，沉也降也，最能降火。火爲百病，火降則上清矣。然火有五，火有虚實。若少壯胃健之人，心肺脾胃之火多盛，故與茶相宜。温飲則火因寒氣而下降，熱飲則茶借火氣而升散，又兼解酒食之毒，使人神思闓爽，不昏不睡，此茶之功也。若虚寒及血弱之人，飲之既久，則脾胃惡寒，元氣暗損，土不制水，精血潛虚。成痰飲，成痞脹，成痿痺，成黄瘦，成嘔逆，成洞瀉，成腹痛，成疝瘕，種種内傷，此茶之害也。民生日用，蹈其弊者，往往皆是，而婦嫗受害更多，習俗移人，自不覺爾。况真茶既少，雜茶更多，其爲患也，又可勝言哉？人有嗜茶成癖者，時時咀啜不止。久而傷營傷精，血不華色，黄瘁痿弱，抱病不悔，尤可嘆惋。晉干寶搜神記載：武官因〔五〕時病後，啜茗一斛二升乃止。纔減升合，便爲不足。有客令更進

〔一〕泄：原作「世」。今據素問卷七臟氣法時論篇改。
〔二〕蘗：原字下半殘損。今從江西本補正。
〔三〕缺：原字似「訣」。今據食物本草卷四茶改。
〔四〕癰疽：原作「□疽」。今從江西本補。食物本草卷四茶作「脾肺癰」。
〔五〕官因：原作「宮周」。今據御覽卷八百六十七引續搜神記改。

五升忽吐一物狀如牛脾而有口洗之以茗盡一斛二斗再洗五升即濟出爰人遂謂之斛茗瘕嗜茶者觀此可以戒矣

陶隱居雜録言丹丘子黄山君服茶輕身换骨壺公食忌言苦茶久食羽化者皆方士謬言誤世者也按虞譜閙母炅茶序云釋滯消壅一日之利暫佳瘠氣侵精終身之累斯大獲益則功歸茶力貽患則不謂茶災豈非福近易知禍遠難見乎又宋學士蘇軾茶説云除煩去膩世故不可無茶然暗中損人不少空心飲茶入鹽直入腎經且冷脾胃乃引賊入室也惟飲食後濃茶漱口既去煩膩而脾胃不知且苦能堅齒消蠹深得飲茶之妙古人呼茗為酪奴亦賤之也時珍早年氣盛每飲新茗必至數椀輕汗發而肌骨清頗覺痛快中年胃氣稍損飲之即覺爲害不痞悶嘔惡即腹冷洞泄故備述諸説以警同好焉又濃茶能令人吐乃酸苦涌泄爲陰之義非其性能升也

附方舊六新十三

氣虚頭痛用上春茶末調成膏置瓦盞內覆轉以巴豆四十粒作二次燒烟熏之曬乾乳細每服一字別入好茶末食後煎服立效醫方大成

熱毒下痢孟詵曰赤白下痢以好茶一斤炙擣末濃煎一二盞服久患痢者亦宜服之○直指用蠟茶赤痢以蜜水煎服白痢以連皮自然薑汁同水煎服一三服即愈○經驗良方用蠟茶二錢湯點七分入麻油一蜆殼和服須使腹痛大下即止一少年用之有效○一方蠟茶末以白梅肉和丸赤痢甘草湯下白痢烏梅湯下各百丸○一方建茶合醋煎熱服即止

大便下血榮衛氣虛或受風邪

五升，忽吐一物，狀如牛脾而有口。澆之以茗，盡一斛二升。再澆五升，即溢出矣。人遂謂之斛茗瘕。嗜茶者觀此，可以戒矣。陶隱居雜録言丹丘子、黄山君服茶輕身换骨，壺公食忌言苦茶久食羽化者，皆方士謬言誤世者也。按唐補闕母炅[一]茶序[二]云：釋滯消擁，一日之利暫佳；瘠氣侵精，終身之累斯大。獲益則功歸茶力，貽患則不謂茶灾。豈非福近易知，禍遠難見乎？又宋學士蘇軾茶説云：除煩去膩，世故不可無茶，然暗中損人不少。空心飲茶入鹽，直入腎經，且冷脾胃，乃引賊入室也。惟飲食後濃茶漱口，既去煩膩，而脾胃不知，且苦能堅齒消蠹，深得飲茶之妙。古人呼茗爲酪奴，亦賤之也。時珍早年氣盛，每飲新茗必至數椀，輕汗發而肌骨清，頗覺痛快。中年胃氣稍損，飲之即覺爲害，不痞悶嘔惡，即腹冷洞泄。故備述諸説，以警同好焉。又濃茶能令人吐，乃酸苦涌泄爲陰之義，非其性能升也。

【附方】舊六，新十三。**氣虚頭痛**。用上春茶末調成膏，置瓦盞内覆轉，以巴豆四十粒，作二次燒烟熏之，晒乾乳細。每服一字，別入好茶末，食後煎服立效。醫方大成。**熱毒下痢**。孟詵曰：赤白下痢。以好茶一斤炙，擣末，濃煎一二盞服。久患痢者，亦宜服之。○直指用蠟茶，赤痢以蜜水煎服，白痢以連皮自然薑汁同水煎服。二三服即愈。○經驗良方用蠟茶二錢，湯點七分，入麻油一蜆殼和服。須臾腹痛大下即止。一少年用之有效。○一方：蠟茶末，以白梅肉和丸。赤痢甘草湯下，白痢烏梅湯下，各百丸。○一方：建茶合醋煎，熱服即止。**大便下血**。榮衛氣虚，或受風邪，

〔一〕母炅：據舊唐書及太平廣記諸書所載，當作「毋煚」。
〔二〕茶序：此文名或作代茶録序、代飲茶序、茶飲序等。當以御覽卷八百六十七引唐新語之「代茶飲序」義長。

或食生冷或啖炙煿或飲食過度積熱腸間使脾胃受傷糟粕不聚大便下利清血臍腹作痛裏急後重及酒毒一切下血並皆治之用細茶半斤碾末川百藥煎五个燒存性每服二錢米飲下日二服普濟方

産後祕塞以葱涎調蠟茶末丸百丸茶服自通不可用大黃利藥利者百無一生郭稽中婦人方

久年心痛十年五年者煎湖茶以頭醋和勻服之良兵部手集

腰痛難轉煎茶五合投醋二合頓服孟詵食療

嗜茶成癖一人病此一方士令以新鞋盛茶令滿任意食盡再盛一鞋如此三度自不喫也男用女鞋女用男鞋用之果愈也集簡方

解諸中毒芽茶白礬等分碾末冷水調下簡便方

痘瘡作痒房中宜燒茶烟恒熏之

陰囊生瘡用蠟面茶爲末先以甘草湯洗後貼之妙經驗方

脚丫濕爛茶葉嚼爛傅之有効衛生方

蠼螋尿瘡初如糝粟漸大如豆更大如火烙漿炮疼痛至甚者速以草茶并蠟茶俱可以生油調傅藥至痛乃止勝金方

風痰顚疾茶芽巵子各一兩煎濃汁一碗服良久探吐摘玄方

霍亂煩悶茶末一錢煎水調乾薑末一錢服之即安聖濟總錄

月水不通茶清一瓶入沙糖少許露一夜服雖三个月經亦通不可輕視鄧氏

痰喘欬嗽不能睡臥好末茶一兩白僵蠶一兩爲末放盌內蓋定傾沸湯一小盞臨臥再添湯點服瑞竹堂方

或食生冷，或啖炙煿，或飲食過度，積熱腸間，使脾胃受傷，糟粕不聚，大便下利清血，臍腹作痛，裏急後重，及酒毒一切下血，並皆治之。用細茶半斤碾末，川百藥煎五個燒存性。每服二錢，米飲下，日二服。普濟方。**産後秘塞**。以葱涎調蠟茶末，丸百丸，茶服自通。不可用大黄利藥，利者百無一生。郭稽中婦人方。**久年心痛**。十年、五年者，煎湖茶，以頭醋和勻，服之良。兵部手集。**腰痛難轉**。煎茶五合，投醋二合，頓服。孟詵食療〔一〕。**嗜茶成癖**。一人病此，一方士令以新鞋盛茶令滿，任意食盡，再盛一鞋，如此三度，自不喫也。男用女鞋，女用男鞋，用之果愈也。集簡方。**解諸中毒**。芽茶、白礬等分，碾末，冷水調下。簡便方。**痘瘡作痒**。房中宜燒茶烟恒熏之。**陰囊生瘡**。用蠟面茶爲末，先以甘草湯洗，後貼之妙。經驗方。**脚椏濕爛**。茶葉嚼爛，傅之有效。攝生方。**蠼螋尿瘡**。初如糝粟，漸大如豆，更大如火烙漿皰〔二〕，疼痛至甚者，速以草茶并蠟茶俱可，以生油調傅。藥至，痛乃止。勝金方。**風痰顛疾**。茶芽、巵子各一兩，煎濃汁一椀服。良久探吐。摘玄方。**霍亂煩悶**。茶末一錢煎水，調乾薑末一錢，服之即安。聖濟總録。**月水不通**。茶清一瓶，入沙糖少許，露一夜服。雖三個月胎亦通，不可輕視。鮑氏。**痰喘欬嗽**，不能睡卧。好末茶一兩，白僵蠶一兩，爲末，放盌内蓋定，傾沸湯一小盞。臨卧，再添湯點服。瑞竹堂方。

〔一〕孟詵食療：證類卷十三茗苦𣗪引作食醫心鏡。
〔二〕皰：原作「炮」。今據證類卷十三茗改。

茶子【氣味】苦寒有毒【主治】喘急欬嗽，去痰垢。擣仁洗衣，除油膩。時珍

【附方】新二。

上氣喘急時有欬嗽。茶子、百合等分為末，蜜丸梧子大，每服七丸，新汲水下。聖惠方

喘嗽齁𪖙不拘大人小兒。用糯米泔少許磨茶子，滴入鼻中，令吸入口服之。口咬竹筒，少頃涎出如線。不過二三次絕根，屢驗。經驗良方

頭腦鳴響狀如蟲蛀，名大白蟻。以茶子為末，吹入鼻中，取效。楊拱醫方摘要

皋蘆拾遺

校正自木部移入此。

【釋名】瓜蘆弘景、苦𦲸藏器。藏器曰：南越志云：龍川縣有皋蘆，一名瓜蘆，葉似茗。土人謂之過羅，或曰物羅，皆夷語也。

【集解】弘景曰：南方有瓜蘆，亦似茗，苦澀。取其葉作屑煮飲，即通夜不睡。煮鹽人惟資此飲，而交、廣最所重，客來先設，乃加以香芼之物。李珣曰：按此木即皋蘆也。生南海諸山中。葉似茗而大，味苦澀。出新平縣。南人取作茗飲，極重之，如蜀人飲茶也。時珍曰：皋蘆葉狀如茗，而大如手掌。挼碎泡飲，最苦而色濁，風味比茶不及遠矣。今廣人用之，名曰苦𦲸

卷

茶子。【氣味】苦，寒，有毒。【主治】喘急欬嗽，去痰垢。擣仁洗衣，除油膩。時珍。

【附方】新三〔一〕。上氣喘急，時有欬嗽。茶子〔二〕、百合等分，爲末，蜜丸梧子大。每服七丸，新汲水下。聖惠方。喘嗽齁䶎。不拘大人、小兒，用糯米泔少許磨茶子，滴入鼻中，令吸入口服之。口咬竹筒，少頃涎出如線。不過二三次絶根，屢驗。經驗良方。頭腦鳴響，狀如蟲蛀，名大〔三〕白蟻。以茶子爲末，吹入鼻中，取效。楊拱醫方摘要。

皋蘆拾遺

【校正】自木部移入此。

【釋名】瓜蘆弘景、苦薆。【藏器曰】南越志云：龍川縣有皋蘆，一名瓜蘆，一名瓜蘆，葉似茗。土人謂之過羅，或曰物羅，皆夷語也。

【集解】【弘景「苦菜」註曰】南方有瓜蘆，亦似茗。若摘取其葉，作屑煮飲，即通夜不睡。煮鹽人惟資此飲，而交、廣最所重，客來先設，乃加以香芼之物。【李珣曰】按此木即皋蘆也。生南海諸山中，葉似茗而大，味苦澀，出新平縣。南人取作茗飲，極重之，如蜀人飲茶也。【時珍曰】皋蘆葉狀如茗，而大如手掌。挼碎泡飲，最苦而色濁，風味比茶不及遠矣。今廣人用之，名曰苦薆。

〔一〕三：原作「二」。今從江西本改，與附方實數合。
〔二〕茶子：聖惠方卷四十七治上氣喘急諸方作「芥子」。疑時珍誤録。
〔三〕大：醫方摘要卷三頭痛作「天」。

葉氣味苦平無毒時珍曰寒胃冷者不可用主治煮飲止渴明目除煩令
人不睡消痰利水藏器通小腸治淋止頭痛煩熱李珣噙嚥清上
膈利咽喉時珍

葉。【氣味】苦，平，無毒。【時珍曰】寒。胃冷者不可用。【主治】煮飲，止渴，明目，除煩，令人不睡，消痰利水。藏器。通小腸，治淋，止頭痛煩熱。李珣。噙嚥，清上膈，利咽喉。時珍。

本草綱目果部三十三卷

○果之五 蓏類九種

甜瓜嘉祐 瓜蒂　西瓜日用　葡萄本經　蘡薁綱目 即野葡萄

獼猴桃開寶 即藤梨　甘蔗別錄　沙餳唐本　石蜜唐本

刺蜜拾遺 翻齊附

右附方舊十二新四十

○果之六 水果類六種 附錄二十三種

蓮藕本經　紅白蓮花拾遺　芰實別錄 即菱　芡實本經 即雞頭

烏芋別錄 即勃臍　慈姑日華

○附錄諸果 綱目二十一種 拾遺一種

津符子　必思荅　甘劍子　楊搖子

海梧子　木竹子　櫓罟子　羅晃子

本草綱目果部目録第三十三卷

果之五　蓏類九種

甜瓜嘉祐○瓜蒂　西瓜日用　葡萄本經　蘡薁綱目○即野葡萄

獼猴桃開寶○即藤梨　甘蔗別録　沙餹[一]唐本　石蜜唐本

刺蜜拾遺○𧄍齊附

右附方舊十二，新四十。

果之六　水果類六種　附録二十三種

蓮藕本經　紅白蓮花拾遺　芰實別録○即菱　芡實本經○即雞頭

烏芋別録○即葧臍　慈姑日華

附録諸果綱目二十一種，拾遺一種

津符子　必思荅　甘劍子　楊摇子

海梧子　木竹子　櫓罟子　羅晃子

〔一〕餹：正文本藥正名作「糖」。

右附方舊十五新六十三

〇互考

㮕子　夫編子　白緣子　繫彌子
人面子　黃皮果　四味果　千歲子
侯騷子　酒杯藤子　蕳子　山棗
隈支　靈牀上果子
諸果有毒拾遺
右附方舊十五，新六十三。

互考

楮實　梧桐子　枸杞子　金櫻子　山茱萸　桑椹
木半夏　胡頹子　松花　桂花　櫟實　已上果部
黃精　葳蕤　已上〔一〕　蒲黃　菰首
蒟醬　豆蔻　益智子　使君子　燕覆子　蓬虆
覆盆子〔二〕

〔一〕已上：此二字文義不全，疑衍。
〔二〕覆盆子：張本此後有「以上草部」四字。

果部

○果之五 蓏類九種

甜瓜宋嘉祐 校正 自菜部移入此併入本經瓜蒂

釋名 甘瓜唐本 果瓜 時珍曰瓜字篆文象瓜在鬚蔓間之形甜瓜之味甜于諸瓜故獨得甘甜之稱舊列菜部誤矣按王禎云瓜類不同其用有二供果者為果瓜甜瓜西瓜是也供菜者為菜瓜胡瓜越瓜是也在木曰果在地曰蓏大曰瓜小曰瓞其子曰瓤其肉曰瓤其跗曰環謂脫花處也其蒂曰疐謂繫蔓處也禮記為天子削瓜及瓜祭皆指果瓜也本草瓜蔕亦此瓜之蔕也

集解 別錄曰瓜蔕生嵩高平澤七月七日采陰乾 頌曰瓜蔕即甜瓜蔕也處處有之園圃所蒔有青白二種子色皆黃入藥當用早青瓜蔕為良 時珍曰甜瓜北土中州種蒔甚多二三月下種延蔓而生葉大數寸五六月花開黃色六七月瓜熟其類最繁有團有長有尖有扁大或徑尺小或一稔其稜或有或無其色或青或綠或黃斑糝斑或白路黃路其瓤或白或紅其子或黃或赤或白或黑按王禎農書云瓜品甚多不可枚舉以狀得名則有龍肝虎掌兎頭貍首羊髓蜜筒之稱以色得名則有烏瓜白團黃甌白𤬏小青大斑之然其味不出乎甘香而已廣志惟以遼東燉煌廬江之瓜為

本草綱目果部第三十三卷

果之五　蓏類九種

甘瓜宋嘉祐

【校正】自菜部移入此，併入本經瓜蒂。

【釋名】甘瓜唐本、果瓜。【時珍曰】瓜字篆文，象瓜在鬚蔓間之形。甜瓜之味甜于諸瓜，故獨得甘、甜之稱。舊列菜部，誤矣。按王禎云：瓜類不同，其用有二。供果者爲果瓜，甜瓜、西瓜是也；供菜者爲菜瓜，胡瓜、越瓜是也。在木曰果，在地曰蓏。大曰瓜，小曰瓞。其子曰𤬪，其肉曰瓤。其跗曰環，謂脱花處也。其蒂曰疐，謂繫蔓處也。禮記爲天子削瓜及瓜祭，皆指果瓜也。本草瓜蒂，亦此瓜之蒂也。

【集解】【别録曰】瓜蒂生嵩高平澤，七月七日采，陰乾。【頌曰】瓜蒂即甜瓜蒂也，處處有之。園圃所蒔，有青、白二種，子色皆黄。入藥當用早青瓜蒂爲良。【時珍曰】甜瓜，北土、中州種蒔甚多。二三月下種，延蔓而生，葉大數寸，五六月花開黄色，六七月瓜熟。其類最繁。有團，有長，有尖，有扁。大或徑尺，小或一捻。其稜或有或無，其色或青或緑，或黄斑、糝斑，或白路、黄路。其瓤或白或紅，其子或黄或赤，或白或黑。按王禎農書云：瓜品甚多，不可枚舉。以狀得名，則有龍肝、虎掌、兔頭、貍首、羊髓、蜜筒之稱；以色得名，則有烏瓜、白團、黄㼐、白㼐、小青、大斑之别。然其味不出乎甘香而已。廣志惟以遼東、燉煌、廬江之瓜爲

勝然瓜州之大瓜陽城之御瓜西蜀之温瓜永嘉之寒瓜未
可以優劣論也甘肅甜瓜皮瓤皆甘勝糖蜜其皮暴甘猶美
浙中一種陰瓜種于陰處熟則色黄如金膚皮稍厚藏之至
春食之如新此皆種蓺之功不必拘以土地也甜瓜子曝裂
取仁可充果食凡瓜最畏
麝氣觸之甚至一蔕不收

瓜瓤【氣味】甘寒滑有小毒【大明曰】無毒【思邈曰】多食發黄疸
令人虛羸多忘解藥力病後食多
或反胃脚氣人食之患永不除也【詵曰】多食令人陰下濕痒
生瘡動宿冷癥癖病破腹發虛熱令人惙惙氣弱脚手無力
少食則可龍魚河圖云凡瓜有兩鼻兩蔕者殺人五月瓜沉
水者食之得冷病終身不瘥九月被霜者食之冬病寒熱與
油餅同食發病○多食瓜作脹者食鹽花即化【弘景曰】食瓜
多即入水自漬便消【時珍曰】張華博物志言人以冷水漬至
膝可頓啖瓜至數十枚漬至項其啖轉多水皆作瓜氣也則
水浸消瓜亦物性也瓜最忌麝與酒凡食瓜過多但飲酒及
水服麝香尤勝於食鹽漬水也【主治】止渴除煩熱利小便通三焦間壅塞氣
治口鼻瘡嘉祐暑月食之永不中暑宗奭

【發明】【宗奭曰】甜瓜雖解暑氣而性冷消損陽氣多食未有不
下利者貧下多食深秋作痢最爲難治惟以皮蜜浸收
之良皮亦可作羹食【弘景曰】凡瓜皆冷利早青者尤甚熟瓜
除瓤食之不害人【時珍曰】瓜性最寒曝而食之尤冷故稽聖

勝。然瓜州之大瓜，陽城之御瓜，西蜀之温瓜，永嘉之寒瓜，未可以優劣論也。甘肅甜瓜，皮、瓤皆甘勝糖蜜，其皮暴乾[一]猶美。浙中一種陰瓜，種于陰處，熟則色黄如金，膚皮稍厚，藏之至春，食之如新。此皆種藝之功，不必拘以土地也。甜瓜子曝裂取仁，可充果食。凡瓜最畏麝氣，觸之甚至一蒂不收。

瓜瓤。【氣味】甘，寒，滑，有小毒。【大明曰】無毒。【思邈曰】多食發黄疸，令人虚羸多忘。解藥力。病後食多，或反胃。脚氣人食之，患永不除也。【詵曰】多食令人陰下濕痒生瘡，動宿冷[二]癥癖病，破腹，發虚熱，令人惙惙氣弱，脚手無力。少食則可。龍魚河圖云：凡瓜有兩鼻、兩蒂者，殺人。五月瓜沉水者，食之得冷病，終身不瘥。九月被霜者，食之冬病寒熱。與油餅同食，發病。○多食瓜作脹者，食鹽花即化。【弘景曰】食瓜多即入水自漬，便消。【時珍曰】張華博物志言：人以冷水漬至膝，可頓啖瓜至數十枚。漬至項，其啖轉多，水皆作瓜氣也。則水浸消瓜，亦物性也。瓜最忌麝與酒，凡食瓜過多，但飲酒及水服麝香，尤勝於食鹽、漬水也。【主治】止渴，除煩熱，利小便，通三焦間壅塞氣，治口鼻瘡。嘉祐。暑月食之，永不中暑。宗奭。

【發明】【宗奭曰】甜瓜雖解暑氣而性冷，消損陽氣，多食未有不下利者。貧下多食，深秋作痢，最爲難治。惟以皮蜜浸收之良，皮亦可作羹食。【弘景曰】凡瓜皆冷利，早青者尤甚。熟瓜除瓤食之，不害人。【時珍曰】瓜性最寒，曝而食之尤冷。故稽聖

〔一〕乾：原作「甘」。今據王氏農書卷八百穀譜改。
〔二〕冷：原作「令」。今據證類卷二十七瓜蒂改。

賦云瓜寒於曝油冷於煎此物性之異也王龔洛都賦云瓜則消暑蕩悄解渴療飢又奇効良方云昔有男子病膿血惡痢痛不可忍以水浸甜瓜食數枚即愈此亦消暑之驗也

瓜子仁【修治】斅曰凡收得曝乾杵細馬尾篩篩過成粉以紙三重裹壓去油用不去油其力短也西瓜子仁同【氣味】甘寒無毒【主治】腹內結聚破潰膿血最為腸胃脾內壅要藥別錄止月經太過研末去油水調服藏器○炮炙論序曰血泛經過飲調瓜子炒食補中宜人孟詵清肺潤腸和中止渴時珍

【附方】舊一新二口臭用甜瓜子杵末蜜和為丸每旦漱口後含一丸亦可貼齒千金腰腿疼痛甜瓜子三兩酒浸十日為末每服三錢空心酒下日三壽域神方腸癰已成小腹腫痛小便似淋或大便難澀下膿用甜瓜子一合當歸炒一兩蛇退皮一條㕮咀每服四錢水一盞半煎一盞食前服利下惡物為妙聖惠

瓜蒂本經上品【釋名】瓜丁千金苦丁香象形【修治】斅曰凡使勿用白瓜蒂要取青綠色瓜氣足時其蒂自然落在蔓上者採得繫屋東有風處吹乾用宗奭曰此甜瓜蒂也去瓜皮用蒂約半寸許曝極乾臨時研用時珍曰按唐瑤云甜瓜蒂以團而短瓜團瓜者良若香甜瓜及長如絲瓜子者皆供菓之瓜其蒂不可用也【氣味】苦

賦云：瓜寒於曝，油冷於煎。此物性之異也。王冀洛都賦云：瓜則消暑蕩悁，解渴療飢。又奇效良方云：昔有男子病膿血惡痢，痛不可忍。以水浸甜瓜食數枚，即愈。此亦消暑之驗也。

瓜子仁。【修治】【斅曰】凡收得曝乾杵細，馬尾篩篩過成粉，以紙三重裹壓去油用。不去油，其力短也。西瓜子仁同。【氣味】甘，寒，無毒。【主治】腹内結聚，破潰膿血，最爲腸胃脾内壅要藥。別録。止月經太過，研末去油，水調服。藏器。○炮炙論序曰：血泛經過，飲調瓜子。炒食，補中宜人。孟詵。清肺潤腸，和中止渴。時珍。

【附方】舊一，新二。口臭。用甜瓜子杵末，蜜和爲丸。每旦漱口後含一丸。亦可貼齒。千金。腰腿疼痛。甜瓜子三兩，酒浸十日，爲末。每服三錢，空心酒下，日三。壽域神方。腸癰已成，小腹腫痛，小便似淋，或大便難澀〔一〕下膿。用甜瓜子一合，當歸炒一兩，蛇退皮一條，㕮咀。每服〔二〕四錢，水一盞半，煎一盞，食前服，利下惡物爲妙。聖惠。

瓜蒂本經〔三〕上品。【釋名】瓜丁千金、苦丁香象形。【修治】【斅曰】凡使勿用白瓜蒂，要取青緑色瓜，氣足時，其蒂自然落在蔓上。采得繫屋東有風處，吹乾用。【宗奭曰】此甜瓜蒂也。去瓜皮用蒂，約半寸許，曝極乾，臨時研用。【時珍曰】按唐瑶云：甜瓜蒂以團而短瓜、團瓜者良。若香甜瓜及長如瓠子者，皆供菜之瓜，其蒂不可用也。【氣味】苦，

〔一〕澀：原作「蹔」。今從江西本改。
〔二〕服：原作「朧」。今從改同上。
〔三〕經：原作「結」。今據證類卷二十七瓜蒂改。

寒，有毒。〔大明曰〕無毒。〔主治〕大水，身面四肢浮腫，下水，殺蠱毒，欬逆上氣，及食諸果病在胸腹中，皆吐下之。本經。去鼻中瘜肉，療黄疸。別錄。治腦塞熱齆，眼昏吐痰。大明。吐風熱痰涎，治風眩頭痛，癲癇喉痺，頭目有濕氣。時珍。得麝香、細辛，治鼻不聞香臭。好古。

〔發明〕〔張機曰〕病如桂枝證，頭不痛，項不强，寸脉微浮，胸中痞鞕，氣上衝咽喉不得息者，此為胸中有寒也，當吐之。太陽中暍，身熱疼重而脉微弱，此夏月傷冷水，水行皮中也，宜吐之。少陽病頭痛發寒熱，脉緊不大，是膈上有痰也，宜吐之。病胸上諸實，鬱鬱而痛，不能食，欲人按之，而反有涎唾，下利日十餘行，寸口脉微弦者，當吐之。懊憹煩躁不得眠，未經汗下者，謂之實煩，當吐之。宿食在上管者，當吐之。並宜以瓜蔕散主之。惟諸亡血虛家，不可與瓜蔕散也。〔成無己曰〕高者越之，在上者涌之，故越以瓜蔕、香豉之苦，涌以赤小豆之酸，酸苦涌泄為陰也。〔杲曰〕難經云：上部有脉，下部無脉，其人當吐，不吐者死。此飲食内傷，填塞胸中，食傷太陰，風木生發之氣伏于下，宜瓜蔕散吐之。素問所謂木鬱則達之也。吐去上焦有形之物，則木得舒暢，天地交而萬物通矣。若尺脉絶者，不宜用此，恐損真元，令人胃氣不復也。〔宗奭曰〕此物吐涎甚不損人，全勝石緑、硇砂輩也。〔震亨曰〕瓜蔕性急，能損胃氣，胃弱者宜以他藥代之。病後、産後尤宜深戒。〔時珍曰〕瓜蔕乃陽明寒，有毒。【大明曰】無毒。【主治】大水，身面四肢浮腫，下水殺蠱毒，欬逆上氣，及食諸果，病在胸腹中，皆吐下之。本經。去鼻中瘜肉，療黃疸。别録。治腦塞，熱齆，眼昏，吐痰。大明。吐風熱痰涎，治風眩頭痛，癲癇喉痺，頭目有濕氣。時珍。得麝香、細辛，治鼻不聞香臭。好古。

【發明】【張機曰】病如桂枝證，頭不痛，項不强，寸脉微浮，胸中痞硬〔一〕，氣上衝咽喉，不得息者，此爲胸中有寒也，當吐之；太陽中暍，身〔二〕熱疼重而脉微弱，此夏月傷冷水，水行皮中也，宜吐之；少陽病，頭痛發寒熱，脉緊不大，是膈上有痰也，宜吐之；病胸上諸實，鬱鬱而痛，不能食，欲人按之，而反有濁唾，下利日十餘行，寸口脉微弦者，當吐之；懊憹煩躁不得眠，未經汗下者，謂之實煩，當吐之；宿食在上管者，當吐之，並宜以瓜蒂散主之。惟諸亡血虚家，不可與瓜蒂散也。【成無己曰】高者越之，在上者涌之。故越以瓜蒂、香豉之苦，涌以赤小豆之酸，酸苦涌泄爲陰也。【杲曰】難經云：上部有脉，下部無脉，其人當吐不吐者，死。此飲食内傷填塞胸中，食傷太陰，風木生發之氣伏于下，宜瓜蒂散吐之，素問所謂木鬱則達之也。吐去上焦有形之物，則木得舒暢，天地交而萬物通矣。若尺脉絶者，不宜用此，恐損真元，令人胃氣不復也。【宗奭曰】此物吐涎，甚不損人，全勝石緑、硇砂輩也。【震亨曰】瓜蒂性急，能損胃氣，胃弱者宜以他藥代之。病後、産後，尤宜深戒。【時珍曰】瓜蒂乃陽明

〔一〕硬：原作「哽」。今據傷寒論辨太陽病脉証并治下改。
〔二〕身：原作「神」。今據金匱卷上痓濕暍病脉証第二改。

經除濕熱之藥故能引去胸脘痰涎頭目濕氣皮膚水氣黃疸濕熱諸證凡胃弱人及病後産後用吐藥皆宜加慎何獨瓜蒂爲然哉

【附方】舊七新十四

瓜蒂散 治證見上其方用瓜蒂二錢半熬黃赤小豆二錢半爲末每用一錢以香豉一合熱湯七合煮糜去滓和服少少加之快吐乃止仲景傷寒論

太陽中暍 身熱頭痛而脉微弱此夏月傷冷水水行皮中所致瓜蒂二七个水一升煮五合頓服取吐金匱要略

風涎暴作 氣塞倒仆瓜蒂爲末每用一二錢膩粉一錢匕以水半合調灌良久涎自出不出含沙糖一塊下咽即涎出也寇氏衍義

諸風諸癎 諸風膈痰諸癎涎涌用瓜蒂炒黃爲末量人以酸虀水一盞調下取吐風癎加蝎稍半錢濕氣腫滿加赤小豆末一錢有蟲加狗油五七點雄黃一錢甚則加芫花半錢入吐蟲出東垣活法撩要

風癎喉風 欬嗽及遍身風瘮急中涎潮等證不省大人小兒此藥不大吐逆只出涎水瓜蒂爲末壯年服一字老少半字早辰井華水下一食頃含沙糖一堝良久涎如水出年深者出墨涎有堝布水上也涎盡食粥一兩日如吐多人困甚即以麝香泡湯一盞飲之即止經驗後方

急黃喘息 心上堅硬欲得水喫者瓜蒂二小合赤小豆一合研末暖漿水五合服方寸匕一炊久嘗吐不吐再服吹鼻取水亦可傷寒類要

遍身如金 瓜蒂四十九枚丁香四十九枚甘鍋內燒存性爲末每用

經除濕熱〔一〕之藥，故能引去胸脘痰涎，頭目濕氣，皮膚水氣，黄疸濕熱諸證。凡胃弱人及病後、産後用吐藥，皆宜加慎，何獨瓜蒂爲然哉？

【附方】舊七，新十四。**瓜蒂散**。治證見上。其方用瓜蒂二錢半，熬黄，赤小豆二錢半，爲末。每用一錢，以香豉一合，熱湯七合，煮糜去滓，和服。少少加之，快吐乃止。仲景傷寒論。**太陽中暍**。身熱頭痛而脉微弱，此夏月傷冷水，水行皮中所致。瓜蒂二七個，水一升，煮五合，頓服取吐。金匱要略。**風涎暴作**，氣塞倒仆。用瓜蒂爲末，每用一二錢，膩粉一錢匕，以水半合調灌，良久涎自出。不出，含沙糖一塊，下咽即涎出也。寇氏衍義。**諸風諸癇**。諸風膈痰，諸癇涎涌。用瓜蒂炒黄爲末，量人以酸虀水一盞，調下取吐。風癇，加蠍稍半錢。濕氣腫滿，加赤小豆末一錢。有蟲，加狗油五七點，雄黄一錢；甚則加芫花半錢，立吐蟲出。東垣活法機要。**風癇喉風**，欬嗽及遍身風疹，急中涎潮等證，不拘大人、小兒。此藥不大吐逆，只出涎水。瓜蒂爲末，壯年服一字，老少半字，早辰井華水下。一食頃，含沙糖一塊。良久涎如水出，年深者出墨涎，有塊布水上也。涎盡食粥一兩日。如吐多，人困甚，即以麝香泡湯一盞飲之，即止。經驗後方。**急黄喘息**，心上堅硬，欲得水喫者。瓜蒂二小合，赤小豆一合，研末。暖漿水五合，服方寸匕。一炊久當吐，不吐再服。吹鼻取水亦可。傷寒類要。**遍身如金**。瓜蒂四十九枚，丁香四十九枚，甘鍋内燒存性，爲末。每用

〔一〕熱：原作「燕」。今從江西本改。

一字吹鼻，取出黃水，亦可揩牙追涎。經驗方

熱病發黃 瓜丁為末，以大豆許吹鼻中，輕則半日，重則一日，流取黃水乃愈。千金翼

黃疸陰黃 並取瓜蒂、丁香、赤小豆各七枚，為末。吹豆許入鼻，少時黃水流出。隔日一用，瘥乃止。孟詵食療

身面浮腫 方同上。

十種蠱氣 苦丁香為末，棗肉和丸梧子大。每服三十丸，棗湯下，甚效。瑞竹堂方

濕家頭痛 瓜蒂末一字，嗃入鼻中，口含冷水，取出黃水愈。活人書

瘧疾寒熱 瓜丁二枚，水半盞，浸一宿，頓服取吐愈。千金

發狂欲走 瓜蒂末，井水服一錢，取吐即愈。聖惠方

大便不通 瓜蒂七枚，研末，綿裹塞入下部即通。必效方

鼻中瘜肉 聖惠用陳瓜蒂末吹之，日三次，瘥乃已。○又方：瓜蒂末、白礬末各半錢，綿裹塞之。或以豬脂和，梃子塞之，日一換。○又方：青甜瓜蒂二枚，雄黃、麝香半分，為末，先抓破後貼之，日三次。○湯液用瓜蒂十四个，丁香一个，黍米四十九粒，研末，口中含水，嗃鼻取下乃止。

風熱牙痛 瓜蒂七枚，炒研，麝香少許和之，綿裹咬定，流涎。聖濟總錄

雞屎白禿 甜瓜蔓連蒂不拘多少，以水浸一夜，砂鍋熬取苦汁，去滓再熬如餳，盛收。每剃去痂疕，洗淨，以膏一盞，加半夏末二錢，薑汁一匙，狗膽汁一枚，和勻，塗之，不過三上。忌食動風之物。儒門事親

齁喘痰氣 苦丁香三个，為末，水調服，吐痰即止。朱氏集驗方

蔓 陰乾

【主治】女人月經斷絕，同使君子各半兩，甘草六錢，為末

一字，吹鼻取出黃水。亦可揩牙追涎。經驗方。熱病發黃。瓜丁爲末，以大豆許吹鼻中。輕則半日，重則一日，流取黃水乃愈。千金翼。黄疸癃黄。並取瓜蒂、丁香、赤小豆各七枚，爲末。吹豆許入鼻，少時黃水流出。隔日一用，瘥乃止。孟詵食療。身面浮腫。方同上。十種蠱氣。苦丁香爲末，棗肉和丸梧子大。每服三十丸，棗湯下，甚效。瑞竹堂方。溼家頭痛。瓜蒂末一字，嗃入鼻中，口含冷水，取出黃水，愈。活人書。瘧疾寒熱。瓜丁二枚，水半盞，浸一宿，頓服，取吐愈。千金。發狂欲走。瓜蒂末，井水服一錢，取吐即愈。聖惠方。大便不通。瓜蒂七枚，研末，綿裹，塞入下部即通。必效方。鼻中瘜肉。聖惠用陳瓜蒂末吹[一]之，日三次，瘥乃已。〇又方：瓜蒂末、白礬末各半錢，綿裹塞之，或以猪脂和挺子塞之。日一換。〇又方：青甜瓜蒂二枚，雄黃、麝香半分，爲末。先抓破，後貼之，日三次。〇湯液用瓜蒂十四個，丁香一個，黍米四十九粒，研末。口中含水，嗃鼻，取下乃止。風熱牙痛。瓜蒂七枚炒研，麝香少許和之，綿裹咬定，流涎。聖濟總録。雞屎白禿。甜瓜蔓連蒂不拘多少，以水浸一夜，砂鍋熬取苦汁，去滓再熬如錫[二]，盛收。每剃去痂疕洗浄，以膏一盞，加半夏末二錢，薑汁一匙，狗膽汁一枚，和勻塗之，不過三上。忌食動風之物。儒門事親。齁喘痰氣。苦丁香三個，爲末。水調服，吐痰即止。朱氏集驗方。

蔓陰乾。【主治】女人月經斷絶，同使君子各半兩，甘草六錢，爲末，

〔一〕吹：原作「次」。聖惠方卷三十七治鼻中生息肉諸方作「羊脂和以少許敷息肉上」。今從江西本改。

〔二〕錫：原作「鍚」。儒門事親卷五白禿瘡九十六作「稀糖狀」。今從錢本改。

每酒服二錢

花【主治】心痛欬逆（別錄）

葉【主治】人無髮，擣汁塗之即生（嘉祐）。補中，治小兒疳及打傷損折，為末酒服，去瘀血（孟詵）。

【附方】新一

面上䵟子：七月七日午時，取瓜葉七枚，直入北堂中，向南立，逐枚拭靨，即滅去也（淮南萬畢術）。

西瓜（日用）

【釋名】寒瓜（見下）

【集解】瑞曰：契丹破回紇，始得此種。以牛糞覆而種之。結實如斗大，而圓如匏，色如青玉，子如金色，或黑麻色。北地多有之。時珍曰：按胡嶠陷虜記言：嶠征回紇，得此種歸，名曰西瓜。則西瓜自五代時始入中國，今則南北皆有，而南方者味稍不及，亦甜瓜之類也。二月下種，蔓生，花葉皆如甜瓜。七八月實熟，有圍及徑尺者，長至二尺者。其稜或有或無，其色或青或綠，其瓤或白或紅，紅者味尤勝。其子或黃或紅，或黑或白，白者味更劣。其味有甘有淡有酸，酸者為下。陶弘景註瓜每酒服二錢。

花。【主治】心痛欬逆。別録。

葉。【主治】人無髮，擣汁塗之即生。嘉祐。補中，治小兒疳，及打傷損折，爲末酒服，去瘀血。孟詵。

【附方】新一。面上靨子。七月七日午時，取瓜葉七枚，直[一]入北堂中，向南立，逐枚拭靨，即滅去也。淮南萬畢術。

西瓜 日用

【釋名】寒瓜見下。

【集解】【瑞曰】契丹破回紇，始得此種，以牛糞覆而種之。結實如斗大而圓如匏，色如青玉，子如金色，或黑麻色。北地多有之。【時珍曰】按胡嶠陷虜[二]記言：嶠征回紇，得此種歸，名曰西瓜。則西瓜自五代時始入中國，今則南北皆有，而南方者味稍不及，亦甜瓜之類也。二月下種，蔓生，花、葉皆如甜瓜。七八月實熟，有圍及徑尺者，長至二尺者。其稜或有或無，其色或青或緑，其瓤或白或紅，紅者味尤勝。其子或黄或紅，或黑或白，白者味更劣。其味有甘、有淡、有酸，酸者爲下。陶弘景註「瓜

〔一〕直：此前原有一字闕。今據御覽卷三十一引淮南子删。
〔二〕虜：原作「盧」。今據宋史藝文志改。

蒂言永嘉有寒瓜甚大可藏至春者即此也盖五代之先瓜種已入浙東但無西瓜之名未遍中國爾其瓜子曝裂取仁生食炒熟俱佳皮不堪啖亦可蜜煎醬藏頴曰一種楊溪瓜秋生冬熟形畧長扁而大瓤色如臙脂味勝可留至次年云是異人所遺之種也

瓜瓤

氣味 甘淡寒無毒瑞曰有小毒多食作吐利胃弱者不可食同油餅食損脾時珍曰按延壽書云北人稟厚食之猶慣南人稟薄多食易至霍亂冷病終身也○又按相感志云食西瓜後食其子即不噫瓜氣以瓜劃破曝日中少頃食即冷如水也得酒氣近糯米即易爛猫踏之即易沙

主治 消煩止渴解暑熱吳瑞 療喉痺汪頴 寛中下氣利小水治血痢解酒毒寗原 含汁治口瘡震亨

發明 頴曰西瓜性寒解熱有天生白虎湯之號然亦不宜多食 時珍曰西瓜甜瓜皆属生冷世俗以為醍醐灌頂甘露洒心取其一時之快不知其傷脾助濕之害也真西山衛生歌云瓜桃生冷宜少飧免致秋來成瘧痢是矣又李廷飛延壽書云防州太守陳逢原避暑食瓜過多至秋忽腰腿痛不能舉動遇商助教療之乃愈此皆食瓜之患也故集書于此以為鑑戒云又洪忠宣松漠紀聞言有人苦目病或令以西瓜切片暴乾日日服之遂愈由其性冷降火故也

蒂」言：永嘉有寒瓜甚大，可藏至春者即此也。蓋五代之先，瓜種已入浙東，但無西瓜之名，未遍中國爾。其瓜子曝裂取仁，生食、炒熟俱佳。皮不堪啖，亦可蜜煎、醬藏。【潁[一]曰】一種楊溪瓜，秋生冬熟，形略長扁而大，瓤色如臙脂，味勝。可留至次年，云是異人所遺之種也。

瓜瓤。【氣味】甘、淡，寒，無毒。【瑞曰】有小毒。多食作吐利，胃弱者不可食。同油餅食，損脾。【時珍曰】按延壽書云：北人禀厚，食之猶慣。南人禀薄，多食易至霍亂、冷病終身也。○又按相感志云：食西瓜後食其子，即不噫瓜氣。以瓜劃破，曝日中，少頃食，即冷如冰也。得酒氣，近糯米即易爛。貓踏之，即易沙。【主治】消煩止渴，解暑熱。吴瑞。療喉痺。汪潁。寬中下氣，利小水，治血痢，解酒毒。寧原。含汁治口瘡。震亨。

【發明】【潁曰】西瓜性寒解熱，有天生白虎湯之號。然亦不宜多食。【時珍曰】西瓜、甜瓜皆屬生冷。世俗以爲醍醐灌頂，甘露洒心，取其一時之快，不知其傷脾助濕之害也。真西山衛生歌云：「瓜、桃生冷宜少飧，免致秋來成瘧痢」，是矣。又李廷[二]飛延壽書云：防州太守陳逢原，避暑食瓜過多，至秋忽腰腿痛，不能舉動。遇商助教療之乃愈。此皆食瓜之患也，故集書于此，以爲鑑戒云。又洪忠宣松漠紀聞言：有人苦目病。或令以西瓜切片暴乾，日日服之，遂愈。由其性冷降火故也。

〔一〕潁：原字左下缺損。今據食物本草卷二西瓜補正。
〔二〕廷：據元史卷一百九十七李鵬飛傳當作「鵬」。

皮〔氣味〕甘涼無毒〔主治〕口舌唇內生瘡，燒研噙之。震亨

〔附方〕新二　閃挫腰痛：西瓜青皮，陰乾為末，鹽酒調服三錢。攝生衆妙方　食瓜過傷：瓜皮煎湯解之。諸瓜皆同。事林廣記

瓜子仁〔氣味〕甘寒無毒〔主治〕與甜瓜仁同。時珍

葡萄本經上品

〔釋名〕蒲桃古字　草龍珠〔時珍曰〕葡萄，漢書作蒲桃，可以造酒，人酺飲之，則醄然而醉，故有是名。其圓者名草龍珠，長者名馬乳葡萄，白者名水晶葡萄，黑者名紫葡萄。漢書言張騫使西域還，始得此種，而神農本草已有葡萄，則漢前隴西舊有，但未入關耳。

〔集解〕〔別錄曰〕葡萄生隴西、五原、敦煌山谷。〔弘景曰〕魏國使人多賫來南方，狀如五味子而甘美，可作酒，云用藤汁殺美。北人多肥健耐寒，蓋食斯乎？不植淮南，亦如橘之變於河北也。人說即是此間蘡薁，恐亦如枳之與橘耶？〔恭曰〕蘡薁即山葡萄，亦堪作酒。葡萄取子汁釀酒，陶云用藤汁，謬矣。〔頌曰〕今河東及近汴州郡皆有之。苗作藤蔓而極長大，盛者一二本綿被山谷間。花極細而黃白色。其實有紫、白二色，有圓如珠者，有長似馬乳者，有無核者，皆七月、八月熟，取

皮。【氣味】甘，涼，無毒。【主治】口、舌、唇内生瘡，燒研噙之。震亨。

【附方】新二。閃挫腰痛。西瓜青皮陰乾爲末，鹽酒調服三錢。攝生衆妙方。食瓜過傷。瓜皮煎湯解之。諸瓜皆同。事林廣記。

瓜子仁。【氣味】甘，寒，無毒。【主治】與甜瓜仁同。時珍。

葡萄本經上品

【釋名】蒲桃古字、草龍珠。【時珍曰】葡萄，漢書作蒲桃，可以造酒，人酺飲之，則醄然而醉，故有是名。其圓者名草龍珠，長者名馬乳葡萄，白者名水晶葡萄，黑者名紫葡萄。漢書言張騫使西域還，始得此種。而神農本草已有葡萄，則漢前隴西舊有，但未入關耳。

【集解】【别録曰】葡萄生隴西、五原、燉煌山谷。【弘景曰】魏國使人多賫來南方。狀如五味子而甘美，可作酒，云用藤汁殊美。北人多肥健耐寒，蓋食斯乎？不植淮南，亦如橘之變于[一]河北也。人説即是此間蘡薁[二]，恐亦如枳之與橘耶？【恭曰】蘡薁即山葡萄，苗、葉相似，亦堪作酒。葡萄取子汁釀酒，陶云用藤汁，謬矣。【頌曰】今河東及近汴州郡皆有之。苗作藤蔓而極長，太盛者一二本綿被山谷間。花極細而黄白色。其實有紫、白二色，有圓如珠者，有長似馬乳者，有無核者，皆七月、八月熟，取

〔一〕于：原作「千」。今據證類卷二十三葡萄改。
〔二〕薁：原作「奥」。今據改同上。

汁可釀酒按史記云大宛以葡萄釀酒富人藏酒萬餘石久者十數年不敗張騫使西域得其種還中國始有盖北果之最珍者今太原尚作此酒寄遠也其根莖中空相通暮溉其根而晨朝水浸子中矣故俗呼其苗為木通以利小腸江東出一種實細而酸者名蘡薁子(宗奭曰)段成式言葡萄有黄白黑三種唐書言波斯所出者大如雞卵此物最難乾不乾不可收不問土地但收皆可釀酒(時珍曰)葡萄折藤壓之最易生春月萌苞生葉頗似栝樓葉而有五尖生鬚延蔓引數十丈三月開小花成穗黄白色仍連着實星編珠聚七八月熟有紫白二色西人及太原平陽皆作葡萄乾貨之四方蜀中有緑葡萄熟時色緑雲南所出者大如棗味尤長西邊有瑣瑣葡萄大如五味子而無核按物類相感志云甘草作釘鍼葡萄立死以麝香入葡萄皮内則葡萄盡作香氣其愛憎異于他草如此又言其藤穿過棗樹則實味更美也三元延壽書言葡萄架下不可飲酒恐蟲屎傷人

實

【氣味】甘平濇無毒(詵曰)甘酸温多食令人卒煩悶眼暗

【主治】筋骨濕痺益氣倍力強志令人肥健耐飢忍風寒久食輕身不老延年可作酒(本經)逐水利小便(別錄)除腸間水調中治淋(甄權)時氣痘瘡不出食之或研酒飲甚效(蘇頌)

汁可釀酒。按史記云：大宛以葡萄釀酒，富人藏酒萬餘石，久者十數年不敗。張騫使西域，得其種還，中國始有。蓋北果之最珍者，今太原尚作此酒寄遠也。其根、莖中空相通，暮溉其根，而晨朝水浸子中矣。故俗呼其苗爲木通，以利小腸。江東出一種，實細而酸者，名蘡薁子。【宗奭曰】段成式言：葡萄有黄、白、黑三種。唐書言：波斯所出者，大如雞卵。此物最難乾，不乾不可收。不問土地，但收皆可釀酒。【時珍曰】葡萄折藤壓之最易生。春月萌苞生葉，頗似栝樓葉而有五尖。生鬚延蔓，引數十丈。三月開小花成穗，黄白色。仍連着實，星編珠聚，七、八月熟，有紫、白二色。西人及太原、平陽皆作葡萄乾，貨之四方。蜀中有緑葡萄，熟時色緑。雲南所出者，大如棗，味尤長。西邊有瑣瑣葡萄，大如五味子而無核。按物類相感志云：甘草作釘，鍼葡萄立死。以麝香入葡萄皮内，則葡萄盡作香氣。其愛憎異于他草如此。又言：其藤穿過棗樹，則實味更美也。三元延壽書言葡萄架下不可飲酒，恐蟲屎傷人。

實。【氣味】甘，平，濇，無毒。【詵曰】甘，酸，温。多食，令人卒煩悶、眼暗。【主治】筋骨濕痺，益氣，倍力，强志，令人肥健，耐飢，忍風寒。久食輕身，不老延年。可作酒。本經。逐水，利小便。別録。除腸間水，調中治淋。甄權。時氣痘瘡不出，食之，或研酒飲，甚效。蘇頌。

【發明】頌曰：按魏文帝詔羣臣曰：蒲桃當夏末涉秋，尚有餘暑，醉酒宿酲，掩露而食，甘而不飴，酸而不酢，冷而不寒，味長汁多，除煩解悁。又釀為酒，甘于麯蘖，善醉而易醒。他方之果，寧有匹之者乎？震亨曰：葡萄屬土，有水與木火。東南人食之多病熱，西北人食之無恙。蓋能下走滲道，西北人禀氣厚故耳。

【附方】新三。

除煩止渴：生葡萄擣濾取汁，以瓦器熬稠，入熟蜜少許同收，點湯飲甚良。居家必用。

熱淋澀痛：葡萄擣取自然汁、生藕擣取自然汁、生地黄擣取自然汁、白沙蜜各五合。每服一盞，石器溫服。聖惠方。

胎上衝心：葡萄煎湯飲之，即下。聖惠方。

根及藤葉【氣味】同實。【主治】煮濃汁細飲，止嘔噦及霍亂後惡心。孕婦子上衝心，飲之即下，胎安。孟詵。治腰脚肢腿痛，煎湯淋洗之良。又飲其汁，利小便，通小腸，消腫滿。時珍。

【附方】新一。

水腫：葡萄嫩心十四个，螻蛄七个去頭尾，同研，露七日，曝乾為末。每服半錢，淡酒調下。暑月尤佳。潔古保命集。

蘡薁

音嬰郁。綱目

【校正】原附葡萄下，今分出。

【發明】【頌曰】按魏文帝詔群臣曰：蒲桃當夏末涉秋，尚有餘暑，醉酒宿酲，掩露而食。甘而不飴，酸而不酢，冷而不寒，味長汁多，除煩解悁。又釀爲酒，甘于麴蘖〔一〕，善醉而易醒。他方之果，寧有匹之者乎。【震亨曰】葡萄屬土，有水與木火。東南人食之多病熱，西北人食之無恙。蓋能下走滲道，西北人禀氣厚故耳。

【附方】新三。除煩止渴。生葡萄搗濾取汁，以瓦器熬稠，入熟蜜少許同收。點湯飲甚良。居家必用。熱淋澀痛。葡萄擣取自然汁、生藕擣取自然汁、生地黄搗取自然汁、白沙蜜各五合。每服一盞，石器温服。聖惠方。胎上衝心。葡萄煎湯，飲之即下。聖惠方。

根及藤、葉。【氣味】同實。【主治】煮濃汁細飲，止嘔噦及霍亂後惡心，孕婦子上衝心，飲之即下，胎安。孟詵。治腰脚肢腿痛，煎湯淋洗之，良。又飲其汁，利小便，通小腸，消腫滿。時珍。

【附方】新一。水腫。葡萄嫩心十四個，螻蛄七個，去頭尾，同研，露七日，曝乾爲末。每服半錢，淡酒調下。暑月尤佳。潔古保命集〔二〕。

蘡薁音嬰郁○綱目

【校正】原附葡萄下，今分出。

〔一〕蘖：原作「糵」。今據尚書説命下「爾惟麴蘖」改。

〔二〕潔古保命集：此下文見劉完素保命集卷下腫脹論第二十四。

詳

【釋名】燕薁（毛詩）蘡舌（廣雅）山葡萄（唐註）野葡萄（俗名）藤名木龍（時珍曰名義未詳）

【集解】恭曰蘡薁蔓生苗葉與葡萄相似而小亦有莖大如椀者冬月惟葉凋而藤不死藤汁味甘子味甘酸即千歲藟也頌曰蘡薁子生江東實似葡萄細而味酸亦堪為酒時珍曰蘡薁野生林墅間亦可插植蔓葉花實與葡萄無異其實小而圓色不甚紫也詩云六月食薁即此其莖吹之氣出有汁如通草也

【正誤】藏器曰蘇恭訛千歲藟即是蘡薁妄言也千歲藟如葛而葉背白子赤可食蘡薁藤所斷通氣更無汁小計見草部千歲藟下時珍曰蘇恭所說蘡薁形狀甚是但以為千歲藟則非矣

【實】【氣味】甘酸平無毒【主治】止渴悅色益氣蘇恭

【藤】【氣味】甘平無毒【主治】噦逆傷寒後嘔噦搗汁飲之良蘇恭止渴利小便時珍

【附方】新三嘔噦厥逆蘡薁藤煎汁呷之肘後方目中障翳蘡薁藤以水浸過吹氣取汁滴入目中去熱翳赤白障拾遺本草五淋血淋木龍湯用木龍即野葡萄藤也竹園荽淡竹葉麥門冬連根

【釋名】燕薁毛詩、蘡舌廣雅、山葡萄唐註、野葡萄俗名。藤名木龍。【時珍曰】名義未詳。

【集解】【恭曰】蘡薁蔓生。苗、葉與葡萄相似而小，亦有莖大如椀者。冬月惟葉凋而藤不死。藤汁味甘，子味甘酸，即千歲蘽也。

【頌曰】蘡薁子生江東，實似葡萄，細而味酸，亦堪爲酒。【時珍曰】蘡薁野生林墅間，亦可插植。蔓、葉、花、實與葡萄無異。其實小而圓，色不甚紫也。詩云「六月食薁」即此。其莖吹之，氣出有汁，如通草也。

【正誤】【藏器曰】蘇恭註千歲蘽即是蘡薁，妄言也。千歲蘽藤如葛而葉背白，子赤可食。蘡薁藤斫斷通氣，更無甘汁。詳見草部「千歲蘽」下。【時珍曰】蘇恭所説蘡薁形狀甚是，但以爲千歲蘽則非矣。

實。【氣味】甘、酸，平，無毒。【主治】止渴，悦色，益氣。蘇恭。

藤。【氣味】甘，平，無毒。【主治】噦逆，傷寒後嘔噦，擣汁飲之良。蘇恭。止渴，利小便。時珍。

【附方】新三。嘔啘厥逆。蘡薁藤煎汁，呷之。肘後方。目中障翳。蘡薁藤，以水浸過，吹氣取汁，滴入目中，去熱翳、赤白障。拾遺本草。五淋血淋。木龍湯：用木龍即野葡萄藤也、竹園荽、淡竹葉、麥門冬連根苗、

紅棗肉燈心草烏梅當歸各等分煎湯代茶飲百一選方

根【氣味】同藤【主治】下焦熱痛淋閟消腫毒時珍

【附方】新四男婦熱淋野葡萄根七錢葛根三錢水一鍾煎七分入童子小便三分空心温服乾坤秘韞

女人腹痛方同上一切腫毒赤龍散用野葡萄根晒研為末水調塗之即消也儒門事親方

赤遊風腫忽然腫痒不治則殺人用野葡萄根擣如泥塗之即消通變要法

獼猴桃宋開寶

【釋名】獼猴梨開寶藤梨同上陽桃日用木子時珍曰其形如梨其色如桃而獼猴喜食故有諸名閩人呼為陽桃

【集解】志曰生山谷中藤着樹生葉圓有毛其實形似雞卵大其皮褐色經霜始甘美可食皮堪作紙宗奭曰今陝西永興軍南山甚多枝條柔弱高二三丈多附木而生其子十月爛熟色淡緑生則極酸子繁細其色如芥子淺山傍道則有子者深山則多為猴所食矣

實【氣味】酸甘寒無毒藏器曰鹹酸無毒多食冷脾胃動泄澼宗奭曰有實熱者宜食之太過則令人

紅棗肉、燈心草、烏梅、當歸各等分，煎湯代茶飲。百一〔一〕選方。

根。【氣味】同藤。【主治】下焦熱痛淋閟，消腫毒。時珍。

【附方】新四。男婦熱淋。野葡萄根七錢，葛根三錢，水一〔二〕鍾，煎七分，入童子小便三分，空心温服。乾坤秘韞。女人腹痛。方同上。一切腫毒。赤龍散：用野葡萄根，晒研爲末，水調塗之，即消也。儒門事親方。赤遊風腫。忽然腫痒，不治則殺人。用野葡萄根擣如泥，塗之即消。通變要法。

獼猴桃 宋開寶

【釋名】獼猴梨開寶、藤梨同上、陽桃日用、木子。【時珍曰】其形如梨，其色如桃，而獼猴喜食，故有諸名。閩人呼爲陽桃。

【集解】【志曰】生山谷中。藤着樹生，葉圓有毛。其實形似雞卵大，其皮褐色，經霜始甘美可食。皮堪作紙。【宗奭曰】今陝西永興軍南山甚多。枝條柔弱，高二三丈，多附木而生。其子〔三〕十月爛熟，色淡緑，生則極酸。子繁細，其色如芥子。淺山傍道則有存〔四〕者，深山則多爲猴所食矣。

實。【氣味】酸、甘，寒，無毒。【藏器曰】鹹、酸，無毒。多食冷脾胃，動洩澼。【宗奭曰】有實熱者宜食之。太過則令人

〔一〕一：原爲一字闕。今據卷一引據古今醫家書目補。
〔二〕一：原爲一字闕。今據乾坤秘韞淋補。
〔三〕其子：衍義卷十八獼猴桃无此二字。下文「子繁細」之「子」乃種子，故此處「子」當爲「實」之誤。
〔四〕存：原作「子」。今據衍義卷十八獼猴桃改。

臟寒作泄【主治】止暴渴解煩熱壓丹石下淋石熱壅開寶○【詵曰】並宜取蔗和蜜作煎食調中下氣主骨節風癱緩不隨長年白髮野雞內痔病藏器

蔗中汁【氣味】甘滑寒無毒【主治】反胃和生薑汁服之又下魚淋藏器

枝葉【主治】殺蟲煮汁飼狗療瘑疥開寶

甘蔗

音柘○別錄中品

【釋名】竿蔗草木狀 藷音遮○【時珍曰】按野史云呂惠卿言凡草皆正生嫡出惟蔗側種根上庶出故字從庶也嵇含作竿蔗謂其莖如竹竿也離騷漢書皆作柘字通用也藷字出許慎說文蓋蔗音之轉也

【集解】【弘景曰】蔗出江東為勝廬陵亦有好者廣州一種數年生皆大如竹長丈餘取汁為沙糖甚益人又有荻蔗節疎而細亦可噉也【頌曰】今江浙閩廣湖南蜀川所生大者亦高丈許其葉似荻有二種荻蔗莖細短而節疎但堪生噉亦可煎稀糖竹蔗莖粗而長可笮汁為沙糖泉福吉廣諸州多作之煉沙糖和牛乳為乳糖惟蜀川作之南人販至北地者[illegible]

臟寒作洩。【主治】止暴渴，解煩熱，壓丹石，下石淋[一]熱壅。開寶。【詵曰】並宜取瓤和蜜作煎食。調中下氣，主骨節風，癱緩不隨，長年白髮，野雞內[二]痔病。藏器。

藤中汁。【氣味】甘，滑，寒，無毒。【主治】反胃，和生薑汁服之。又下石淋。藏器。

枝、葉。【主治】殺蟲。煮汁飼狗，療瘑疥。開寶。

甘蔗 音柘○別録中品

【釋名】竿蔗草木狀、藷音遮。○【時珍曰】按野史云：吕惠卿言，凡草皆正生嫡出，惟蔗側種，根上庶出，故字從庶也。嵇含作竿蔗，謂其莖如竹竿也。離騷、漢書皆作柘，字通用也。藷字出許慎説文，蓋蔗音之轉也。

【集解】【弘景曰】蔗出江東爲勝，廬陵亦有好者。廣州一種，數年生皆大如竹，長丈餘，取汁爲沙糖，甚益人。又有荻蔗，節疏而細，亦可噉也。【頌曰】今江、浙、閩、廣、湖南、蜀川所生，大者亦高丈許，其葉似荻，有二種。荻蔗莖細短而節疏，但堪生噉，亦可煎稀糖。竹蔗莖粗而長，可笮汁爲沙糖，泉、福、吉、廣諸州多作之。鍊沙糖和牛乳爲乳糖，惟蜀川作之。南人販至北地者，

〔一〕石淋：原作「淋石」。今據證類卷二十三獼猴桃乙正。
〔二〕內：證類卷二十三獼猴桃引藏器作「肉」。

荻蔗多而竹蔗少也【詵曰】蔗有赤色者名崑崙蔗白色者名荻蔗竹蔗以蜀及嶺南者爲勝江東雖有而劣于蜀產会稽所作乳糖殆勝于蜀【時珍曰】蔗皆畦種叢生最困地力莖似竹而内實大者圍數寸長六七尺根下節密以漸而疎抽葉如蘆葉而大長三四尺扶疎四垂八九月收莖可留過春充果食按王灼糖霜譜云蔗有四色曰杜蔗即竹蔗也綠嫩薄皮味極醇厚專用作霜曰西蔗作霜色淺曰芳蔗亦名蠟蔗即荻蔗也亦可作沙糖曰紅蔗亦名紫蔗即崑崙蔗也止可生啖不堪作糖凡蔗榨漿飲固佳又不若咀嚼之味雋永也

蔗【氣味】甘平濇無毒（大明曰冷【詵曰】共酒食發痰【瑞曰】多食發虛熱動衄血○相感志云同榧子食則渣柀）

【主治】下氣和中助脾氣利大腸（別錄）利大小腸消痰止渴除心胸煩熱解酒毒（大明）止嘔噦反胃寬胸膈（時珍）

【發明】時珍曰蔗脾之果也其漿甘寒能瀉火熱素問所謂甘溫除大熱之意煎鍊成糖則甘溫而助濕熱所謂積溫成熱也蔗漿消渴解酒自古稱之故漢書郊祀歌云百味旨酒布蘭生泰尊柘漿析朝醒唐王維櫻桃詩云飽食不須愁內熱大官還有蔗漿寒是矣而孟詵乃謂共酒食發痰者豈不知其有解酒除熱之功耶日華子大明又謂沙糖能解酒毒則不知既經煎鍊便能助酒爲熱與生漿之性異矣按晁氏客話云甘草遇火則熱麻油遇火則冷甘蔗煎飴則熱水

荻蔗多而竹蔗少也。【詵曰】蔗有赤色者名崑崙蔗，白色者名荻蔗。竹蔗以蜀及嶺南者爲勝，江東雖有而劣于蜀産。會稽所作乳糖殆勝于蜀。【時珍曰】蔗皆畦種叢生，最困地力。莖似竹而内實，大者圍數寸，長六七尺，根下節密，以漸而疏。抽葉如蘆葉而大，長三四尺，扶疏四垂。八九月收莖，可留過春充果食。按王灼糖霜譜云：蔗有四色。曰杜蔗，即竹蔗也，緑嫩薄皮，味極醇厚，專用作霜。曰西蔗，作霜色淺。曰芳蔗，亦名蠟蔗，即荻蔗也，亦可作沙糖。曰紅蔗，亦名紫蔗，即崑崙蔗也，止可生啖，不堪作糖。凡蔗榨漿飲固佳，又不若咀嚼之味雋永也。

蔗。【氣味】甘，平，濇，無毒。【大明曰】冷。【詵曰】共酒食，發痰。【瑞曰】多食，發虚熱，動衄血。○相感志云：同榧子食，則渣軟。【主治】下氣和中，助脾氣，利大腸。別録。利大小腸，消痰止渴，除心胸煩熱，解酒毒。大明。止嘔噦反胃，寬胸膈。時珍。

【發明】【時珍曰】蔗，脾之果也。其漿甘寒，能瀉火熱，素問所謂甘温除大熱之意。煎鍊成糖，則甘温而助濕熱，所謂積温成熱也。蔗漿消渴解酒，自古稱之。故漢書郊祀歌云：百末〔一〕旨酒布蘭生，泰尊柘漿析朝酲〔二〕。唐王維櫻桃詩云：飽食不須愁内熱，大官還有蔗漿寒。是矣。而孟詵乃謂共酒食發痰者，豈不知其有解酒除熱之功耶？日華子大明又謂沙糖能解酒毒，則不知既經煎鍊，便能助酒爲熱，與生漿之性異矣。按晁氏客語〔三〕云：甘草遇火則熱，麻油遇火則冷。甘蔗煎飴則熱，水

〔一〕末：原作「味」。今據漢書卷二十二郊祀歌改。
〔二〕析朝酲：原作「拆朝酲」。今據改同上。
〔三〕語：原作「話」。今據直齋書録解題卷十改。

成湯則冷此物性之異醫者可不知乎又野史云盧絳中病痁疾疲瘵忽夢白衣婦人云食蔗可愈及旦買蔗數挺食之翌日疾愈此亦助脾和中之驗歟

附方舊三新五 發熱口乾小便赤澀取甘蔗去皮嚼汁嚥之飲漿亦可外臺秘要 痰喘氣急方見山藥 反胃吐食朝食暮吐暮食朝吐旋旋吐者用甘蔗汁七升生薑汁一升和勻日日細呷之梅師方 乾嘔不息蔗汁溫服半升日三次入薑汁更佳肘后方 痁瘧疲瘵見前 眼暴赤腫磣澀疼痛甘蔗汁二合黃連半兩入銅器內慢火養濃去滓點之普濟 虛熱欬嗽口乾涕唾用甘蔗汁一升半青粱米四合煮粥日食二次極潤心肺董氏方 小兒口疳蔗皮燒研摻之簡便方

滓主治燒存性研末烏桕油調塗小兒頭瘡白禿頻塗取瘥

燒烟勿令入人目能使暗明時珍

沙糖唐本草

集解恭曰沙糖出蜀地西戎江東並有之笮甘蔗汁煎成紫色瑞曰稀者為蔗糖乾者為沙糖毬者為毬糖餅者為糖餅沙糖中凝結如石破之如沙透明白者為糖霜時珍曰此紫沙糖也法出西域唐太宗始遣人傳其法入中國以蔗

成湯則冷。此物性之異，醫者可不知乎？又野史云：盧絳中病痁疾疲瘵，忽夢白衣婦人云：食蔗可愈。及旦買蔗數挺食之，翌日疾愈。此亦助脾和中之驗與？

【附方】舊三，新五。**發熱口乾**，小便赤澀。取甘蔗去皮，嚼汁嚥之。飲漿亦可。外臺秘要。**痰喘氣急**。方見山藥。**反胃吐食**。朝食暮吐，暮食朝吐，旋旋吐者。用甘蔗汁七升，生薑汁一升，和勻，日日細呷之。梅師方。**乾嘔不息**。蔗汁溫服半升，日三次。入薑汁更佳。肘後方。**痁瘧疲瘵**。見前。**眼暴赤腫**，磣澀疼痛。甘蔗汁二合，黃連半兩，入銅器內慢火養濃，去滓，點之。普濟。**虛熱欬嗽**，口乾涕唾。用甘蔗汁一升半，青粱米四合，煮粥。日食二次，極潤心肺。董氏方。**小兒口疳**。蔗皮燒研，摻之。簡便方。

滓。【主治】燒存性，研末，烏桕油調，塗小兒頭瘡白禿，頻塗取瘥。燒烟勿令入人目，能使暗明。時珍。

沙糖 唐本草

【集解】【恭曰】沙糖出蜀地、西戎，江東並有之。笮甘蔗汁煎成，紫色。【瑞曰】稀者爲蔗糖，乾者爲沙糖，毬者爲毬糖，餅者爲糖餅。沙糖中凝結如石，破之如沙，透明白者，爲糖霜。【時珍曰】此紫沙糖也。法出西域，唐太宗始遣人傳其法入中國。以蔗汁過樟木槽取而煎成清者為蔗餳凝結有沙者為沙糖漆甕造成如石如霜如冰者為石蜜為糖霜為冰糖也紫糖亦可煎化印成鳥獸果物之狀以充席獻今之貨者又多雜以米餳諸物不可不知

【氣味】甘寒無毒【恭曰】冷利過于石蜜【詵曰】性溫不冷多食令人心痛生長蟲消肌肉損齒發疳䘌與鯽魚同食成疳蟲與葵同食生流澼與笋同食不消成癥身重不能行

【主治】心腹熱脹口乾渴唐本潤心肺大小腸熱解酒毒臘月瓶封窖糞坑中患天行熱狂者絞汁服甚良大明和中助脾緩肝氣時珍

【發明】【宗奭曰】蔗汁清故費煎煉致紫黑色今醫家治暴熱多用為先導兼啖駝馬解熱小兒多食則損齒生蟲者土制水倮蟲屬上得甘即生也【震亨曰】糖生胃火乃濕土生熱故能損齒生蟲與食棗病䘌同意非土制水也【時珍曰】沙糖性溫殊於蔗漿故不宜多食與魚筍之類同食皆不益人今人每用為調和徒取其適口而不知陰受其害也但其性能和脾緩肝故治脾胃及瀉肝藥用為先導本草言其性寒蘇恭謂其冷利皆昧此理

【附方】舊一新五

下痢禁口沙糖半斤烏梅一個水二椀煎一椀時時飲之摘玄方

腹中緊脹白糖以酒三升煑服之不過再服子母秘錄

痘不落痂白沙糖調新汲水一盃服之白湯調亦可日二服劉

汁過樟木槽，取而煎成。清者爲蔗餳，凝〔一〕結有沙者爲沙糖。漆甕造成，如石、如霜、如冰者，爲石蜜、爲糖霜、爲冰糖也。紫糖亦可煎化，印成鳥獸果物之狀，以充席獻。今之貨者，又多雜以米餳諸物，不可不知。

【氣味】甘，寒，無毒。【恭曰】冷利過于石蜜。【詵曰】性温不冷。多食令人心痛，生長蟲，消肌肉，損齒，發疳䘌。與鯽魚同食，成疳蟲；與葵同食，生流澼；與笋同食，不消成癥，身重不能行。【主治】心腹熱脹，口乾渴。唐本。潤心肺大小腸熱，解酒毒。臘月瓶封窖糞坑中，患天行熱狂者，絞汁服，甚良。大明。和中助脾，緩肝氣。時珍。

【發明】【宗奭曰】蔗汁清，故費煎鍊致紫黑色。今醫家治暴熱，多用爲先導。兼啖駝、馬，解熱。小兒多食則損齒生蟲者，土制水，倮蟲屬土，得甘即生也。【震亨曰】糖生胃火，乃濕土生熱，故能損齒生蟲，與食棗病齲同意，非土制水也。【時珍曰】沙糖性温，殊於蔗漿，故不宜多食。與魚、笋之類同食，皆不益人。今人每用爲調和，徒取其適口，而不知陰受其害也。但其性能和脾緩肝，故治脾胃及瀉肝藥用爲先導。本草言其性寒，蘇恭謂其冷利，皆昧此理。

【附方】舊一，新五。下痢禁口。沙糖半斤，烏梅一個，水二椀，煎一椀，時時飲之。摘玄方。腹中緊脹。白糖以酒三升，煮服之。不過再服。子母秘録。痘不落痂。沙糖調新汲水一盃，服之，白湯調亦可，日二服。劉

〔一〕凝：原作「疑」。今從江西本改。

提點方　虎傷人瘡水化沙糖一椀服并塗之摘玄方　上氣喘嗽煩熱食即吐逆用沙糖薑汁等分相和慢煎二十沸每嚥半匙取効　食韭口臭沙糖解之摘要方

石蜜 唐本草

【釋名】白沙糖【恭曰】石蜜即乳糖也與蟲部石蜜同名【時珍曰】按萬震涼州異物志云石蜜非不類假石之名也實乃甘蔗汁煎而曝之則凝如石而體甚輕故謂之石蜜也

【集解】【志約曰】石蜜出益州及西戎煎鍊沙糖為之可作餅塊黃白色【恭曰】石蜜用水牛乳米粉和煎成塊作餅堅重西戎來者佳江左亦有殆勝于蜀【詵曰】自蜀中波斯來者良東吳亦有不及兩處者皆煎蔗汁牛乳則易細白耳【宗奭曰】石蜜川浙者最佳其味厚他處皆次之煎鍊以銅象物達京師至夏月及久陰雨多自消化土人先以竹葉及紙裹包外用石夾埋之不得見風遂可免今人謂之乳糖其作餅黃白色者謂之捻糖易消化入藥至少【時珍曰】石蜜即白沙糖也凝結作餅塊如石者為石蜜輕白如霜者為糖霜堅白如冰者為冰糖皆一物有精粗之異也以白糖煎化模印成人物獅象之形者為饗糖後漢書註所謂猊糖是也以石蜜和諸果仁及橙橘皮縮砂薄荷之類作成餅塊者為糖纏以石蜜和牛乳酥酪作成餅塊者為乳糖皆一物數變也唐本草明言石蜜煎沙糖為之而諸註皆以乳糖即為石蜜殊欠分明

提點方。虎傷人瘡。水化沙糖一椀服，並塗之。摘玄方。上氣喘嗽，煩熱，食即吐逆。用沙糖、薑汁等分相和，慢煎二十沸。每嚥半匙，取效。食韭口臭。沙糖解之。摘要方。

石蜜 唐本草

【釋名】白沙糖。【恭曰】石蜜即乳糖也，與蟲部石蜜同名。【時珍曰】按萬震凉州異物志云：石蜜非石類，假石之名也。實乃甘蔗汁煎而曝之，則凝如石而體甚輕，故謂之石蜜也。

【集解】【志約曰】石蜜出益州及西戎，煎鍊沙糖爲之，可作餅塊，黄白色。【恭曰】石蜜用水、牛乳、米粉和煎成塊，作餅堅重。西戎來者佳，江左亦有，殆勝于蜀。【詵曰】自蜀中、波斯來者良。東吴亦有，不及兩處者。皆煎蔗汁、牛乳，則易細白耳。【宗奭曰】石蜜，川、浙者最佳，其味厚，他處皆次之，煎鍊以鍘[一]象物，達京師。至夏月及久陰雨，多自消化。土人先以竹葉及紙裹包，外用石灰[二]埋之，不得見風，遂可免。今人謂之乳糖。其作餅黄白色者謂之捻糖，易消化，入藥至少。【時珍曰】石蜜，即白沙糖也。凝結作餅塊如石者爲石蜜，輕白如霜者爲糖霜，堅白如冰者爲冰糖，皆一物有精粗之異也。以白糖煎化，模印成人物獅象之形者爲饗糖，後漢書註所謂猊糖是也。以石蜜和諸果仁，及橙橘皮、縮砂、薄荷之類作成餅塊者爲糖纏。以石蜜和牛乳、酥酪作成餅塊者爲乳糖。皆一物數變也。唐本草明言石蜜煎沙糖爲之，而諸註皆以乳糖即爲石蜜，殊欠分明。

〔一〕鍘：原作「銅」。今據衍義卷十八石蜜改。
〔二〕灰：原作「夾」。今據改同上。

按王灼糖霜譜云古者惟飲蔗漿其後煎為蔗餳又曝為石蜜唐初以蔗為酒而糖霜則自大曆間有鄒和尚者來住蜀之遂寧繖山始傳造法故甘蔗所在植之獨有福唐四明番禺廣漢遂寧有冰糖他處皆顆碎色淺味薄惟竹蔗綠嫩味厚作霜最佳西蔗次之凡霜一甕其中品色亦自不同惟疊如假山者為上團枝次之甕鑑次之小顆塊又次之沙腳為下紫色及如水晶色者為上深琥珀色次之淺黃又次之淺白為下

【氣味】甘寒冷利無毒【主治】心腹熱脹口乾渴（唐本）治目中熱膜明目和棗肉巨勝末為丸噙之潤肺氣助五臟生津（孟詵）潤心肺燥熱治嗽消痰解酒和中助脾氣緩肝氣（時珍）

【發明】震亨曰石蜜甘喜入脾食多則害必生于脾西北地高多燥得之有益東北地下多濕得之未有不病者亦兼氣之厚薄不同耳時珍曰石蜜糖霜冰糖比之紫沙糖性稍平功用相同入藥勝之然不冷利若久食則助熱損齒生蟲之害同也

刺蜜（拾遺）　【校正】自草部移入此

【釋名】草蜜（拾遺）給勃羅

按王灼糖霜譜云：古者惟飲蔗漿，其後煎爲蔗餳，又曝爲石蜜，唐初以蔗爲酒。而糖霜則自大曆間有鄒和尚者，來住蜀之遂寧繖山，始傳造法。故甘蔗所在植之，獨有福唐、四明、番禺、廣漢、遂寧有冰糖，他處皆顆碎、色淺、味薄。惟竹蔗綠嫩味厚，作霜最佳，西蔗次之。凡霜一甕，其中品色亦自不同。惟疊如假山者爲上，團枝次之，甕鑑次之，小顆塊又次之，沙脚爲下。紫色及如水晶色者爲上，深琥珀色次之，淺黄又次之，淺白爲下。

【氣味】甘，寒，冷利，無毒。【主治】心腹熱脹，口乾渴。唐本。治目中熱膜，明目。和棗肉、巨勝末爲丸噙之，潤肺氣，助五臟，生津。孟詵。潤心肺燥熱，治嗽消痰，解酒和中，助脾氣，緩肝氣。時珍。

【發明】【震亨曰】石蜜甘喜入脾，食多則害必生于脾。西北地高多燥，得之有益；東南〔一〕地下多濕，得之未有不病者，亦兼氣之厚薄不同耳。【時珍曰】石蜜、糖霜、冰糖，比之紫沙糖性稍平，功用相同，入藥勝之。然不冷利，若久食則助熱，損齒、生蟲之害同也。

刺蜜拾遺　【校正】自草部移入此。

【釋名】草蜜拾遺、給敎羅。

〔一〕南：原作「北」。今據衍義補遺石蜜改。

集解藏器曰交河沙中有草頭上有毛毛中生蜜胡人名為給敦羅時珍曰按李延壽北史云高昌有草名羊刺其上生蜜味甚甘美又梁四公子記云高昌貢刺蜜杰公云南平城羊刺無葉其蜜色白而味甘鹽城羊刺葉六其蜜色青而味薄也高昌即交河在西番今為火州又段成式酉陽雜俎云北天竺国有蜜草蔓生大葉秋冬不死因受霜露遂成蜜也又大明一統志云西番撒馬兒罕地有小草叢生葉細如藍秋露凝其上味甘如蜜可熬為餳土人呼為達即古賓蓋甘露也按此二說皆草蜜也但不知其草即羊刺否也又有黼齊樹亦出蜜云可入藥而不得其詳今附于左

附錄黼齊音別○按段成式云黼齊出波斯国拂林国亦有之名頓勃梨佗頓音奪樹長丈餘皮色青薄光淨葉似殉魏生于枝端一枝三葉八月伐之臘月更抽新條七月斷其枝有黄汁如蜜微香可以入藥療病也

氣味甘平無毒主治骨蒸發熱痰嗽暴痢下血開胃止渴除煩藏器

○果之六 水果類六種

蓮藕本經上品

釋名其根藕爾雅其實蓮同上其莖葉荷韓保昇曰藕生水中其葉名荷按爾雅云荷芙

【集解】【藏器曰】交河沙中有草，頭上有毛，毛中生蜜。胡人名爲給敦羅。【時珍曰】按李延壽北史云：高昌有草名羊刺，其上生蜜，味甚甘美。又梁四公〔一〕記云：高昌貢刺蜜。杰公云：南平城羊刺無葉，其蜜色白而味甘；鹽城羊刺葉大，其蜜色青而味薄也。高昌即交河，在西番，今爲火州。又段成式酉陽雜俎云：北天竺國有蜜草，蔓生大葉，秋冬不死，因受霜露，遂成蜜也。又大明一統志云：西番撒馬兒罕地，有小草叢生，葉細如藍，秋露凝其上，味甘如蜜，可熬爲餳，土人呼爲達即古賓，蓋甘露也。按此二説，皆草蜜也，但不知其草即羊刺否也。又有䣛齊樹，亦出蜜，云可入藥而不得其詳，今附于左。

【附録】䣛齊音别。○按段成式云：䣛齊出波斯國，拂林國亦有之，名頊勃梨佗，頊音奪。樹長丈餘，皮色青薄光净。葉似阿魏，生于枝端，一枝三葉。八月伐之，臘月更抽新條。七月斷其枝，有黄汁如蜜，微香，可以入藥療病也。

【氣味】甘，平，無毒。【主治】骨蒸發熱，痰嗽，暴痢下血，開胃止渴除煩。藏器。

果之六　水果類六種

蓮〔二〕藕 本經上品

【釋名】其根藕爾雅，其實蓮同上，其莖葉荷。【韓保昇曰】藕生水中，其葉名荷。按爾雅云：荷，芙

〔一〕公：下原衍「子」字。今據直齋書録解題等書目删。
〔二〕蓮：底本原字及此後「芙」字均漫漶不清。今此葉用美國國會本置换。

葉其莖茄其葉蕸其本蔤其華菡萏其實蓮其根藕其中的的中薏邢昺註云芙蕖總名也別名芙蓉江東人呼爲荷菡萏蓮花也的蓮實也薏的中青心也郭璞註云蔤乃莖下白蒻在泥中者蓮乃房也的乃子也薏乃中心苦薏也江東人呼荷花爲芙蓉北人以藕爲荷亦以蓮爲荷蜀人以藕爲茄此皆習俗傳誤也陸璣詩疏云其莖爲荷其花未發爲菡萏已發爲芙蕖其實蓮蓮之皮青裹白其子的的之殼青肉白的內青心二三分爲苦薏也【時珍曰】爾雅以荷爲根名韓氏以荷爲葉名陸璣以荷爲莖名按莖乃負葉者也有負荷之義當從陸說蔤乃嫩蒻如竹之行鞭者節生二莖一爲葉一爲花盡處乃生藕爲花葉根實之本顯仁藏用功成不居可謂退藏于密矣故謂之蔤花葉常偶生不偶不生故根曰藕或云藕善耕泥故字從耦耦者耕也茄音加加于蔤上也蕸音遐遠于蔤也菡萏函合未發之意芙蓉敷布容豔之意蓮者連也花實相連而出也的者的也子在房中點點如的也的乃凡物點注之名薏猶意也含苦在內也古詩云食子心無棄苦心生意存是矣

【集解】【別錄曰】藕實莖生汝南池澤八月采【當之曰】所在池澤皆有豫章汝南者良苗高五六尺葉團青大如扇其花赤子黑如羊矢【時珍曰】蓮藕荊揚豫益諸處湖澤陂池皆有之以蓮子種者生遲藕芽種者最易發其芽穿泥成白蒻即蔤也長者至丈餘五六月嫩時沒水取之可作蔬茹俗呼藕絲菜節生二莖一爲藕荷其葉貼水其下旁行生藕也一爲

蕖。其莖茄，其葉蕸，其本蔤，其華菡萏，其實蓮，其根藕，其中菂，菂中薏。邢昺註云：芙蕖，總名也。别名芙蓉，江東人呼爲荷。菡萏，蓮花也。菂，蓮實也。薏，菂中青心也。郭璞註云：蔤乃莖下白蒻在泥中者。蓮乃房也，菂乃〔一〕子也，薏乃中心苦薏也。江東人呼荷花爲芙蓉，北人以藕爲荷，亦以蓮爲荷，蜀人以藕爲茄，此皆習俗傳誤也。陸機詩疏云：其莖爲荷。其花未發爲菡萏，已發爲芙〔二〕蕖。其實蓮，蓮之皮青裏白。其子菂，菂之殼青肉白。菂内青心二三分，爲苦薏也。【時珍曰】爾雅以荷爲根名，韓氏以荷爲葉名，陸機以荷爲莖名。按莖乃負葉者也，有負荷之義，當從陸説。蔤乃嫩蒻，如竹之行鞭者。節生二莖，一爲葉，一爲花，盡處乃生藕，爲花、葉、根、實之本。顯仁藏用，功成不居，可謂退藏于密矣，故謂之蔤。花葉常偶生，不偶不生，故根曰藕。或云藕善耕泥，故字從耦，耦者耕也。茄音加，加于蔤上也。蕸音遐，遠于蔤也。菡萏，函合未發之意。芙蓉，敷布容艷之意。蓮者連也，花實相連而出也。菂者的也，子在房中點點如的也。的乃凡物點注之名。薏猶意也，含苦在内也。古詩云：食子心無棄，苦心生意存。是矣。

【集解】【别録曰】藕實莖生汝南池澤。八月采。【當之曰】所在池澤皆有，豫章、汝南者良。苗高五六尺，葉團青大如扇，其花赤，子黑如羊矢。【時珍曰】蓮藕，荆、揚、豫、益諸處湖澤陂池皆有之。以蓮子種者生遲，藕芽種者最易發。其芽穿泥成白蒻，即蔤也。長者至丈餘，五六月嫩時没水取之，可作蔬茹，俗呼藕絲菜。節生二莖：一爲藕荷，其葉貼水，其下旁行生藕也；一爲

〔一〕乃：原字左邊缺筆。今從江西本補正。
〔二〕芙：原作「美」。今據毛詩陸疏卷上改。

芰荷其莖出水其旁莖生花也其葉清明後生六七月開花
花有紅白粉紅三色花心有黃鬚蕊長寸餘鬚內即蓮也花
褪蓮房成菂菂在房如蜂子在窠之狀六七月采嫩者生食
脆美至秋房枯子黑其堅如石謂之石蓮子八九月收之斫
去黑殼貨之四方謂之蓮肉冬月至春掘藕食之藕白有孔
有絲大者如肱臂長六七尺凡五六節大抵野生及紅花者
蓮多藕劣種植及白花者蓮少藕佳也其花白者香紅者艷
千葉者不結實別有合歡並頭者有夜舒荷夜布晝卷睡蓮
花夜入水金蓮花黃碧蓮花碧繡蓮花如繡皆是異種故不
述相感志云荷梗塞穴鼠自去煎湯洗鑞垢自新物性然也

蓮實【釋名】藕實本經 菂爾雅 薂音吸同上 石蓮子別錄 水芝本經 澤芝古今注

【修治】弘景曰藕實即蓮子八九月采黑堅如石者乾擣破之
頌曰其菂至秋黑而沉水為石蓮子可磨為飯食 時珍
曰石蓮剝去黑殼謂之蓮肉以水浸去赤皮青心生食甚佳
入藥須蒸熟去心或曬或焙乾用亦有每一斤用豶豬肚一
個盛貯煮熟擣焙用者今藥肆一種石
蓮子狀如土石而味苦不知何物也

【氣味】甘平澀無毒別錄
曰寒大明曰蓮子石蓮性俱溫 時珍曰嫩菂性平石蓮性溫
得伏苓山藥白朮枸杞子良 詵曰生食過多微動冷氣脹人
蒸食甚良大便燥澀者不可食

【主治】補中養神益氣力除百疾久服輕身耐
老不飢延年本經 主五臟不足傷中益十二經脈血氣孟詵 止渴

芰荷，其葉出水，其旁莖生花也。其葉清明後生。六七月開花，花有紅、白、粉紅三色。花心有黄鬚，蕊長寸餘，鬚内即蓮也。花褪蓮房成菂，菂在房如蜂子在窠之狀。六七月采嫩者，生食脆美。至秋房枯子黑，其堅如石，謂之石蓮子。八九月收之，斫去黑殼，貨之四方，謂之蓮肉。冬月至春掘藕食之，藕白，有孔有絲，大者如肱臂，長六七尺，凡五六節。大抵野生及紅花者，蓮多藕劣；種植及白花者，蓮少藕佳也。其花白者香，紅者艷，千葉者不結實。别有合歡，並頭者；有夜舒荷，夜布晝卷；睡蓮，花夜入水；金蓮，花黄；碧蓮，花碧；繡蓮，花如繡。皆是異種，故不述。相感志云：荷梗塞穴鼠自去，煎湯洗鑞垢自新。物性然也。

蓮實。【釋名】藕實本經、菂爾雅、薂音吸，同上、石蓮子别録、水芝本經、澤芝古今注。

【修治】【弘景曰】藕實即蓮子，八九月采黑堅如石者，乾擣破之。【頌曰】其菂至秋黑而沉水，爲石蓮子，可磨爲飯食。【時珍曰】石蓮剁去黑殼，謂之蓮肉。以水浸去赤皮、青心，生食甚佳。入藥須蒸熟去心，或晒或焙乾用。亦有每一斤，用豮豬肚一個盛貯，煮熟搗焙用者。今藥肆一種石蓮子，狀如土石而味苦，不知何物也。【氣味】甘，平，濇，無毒。【别録曰】寒。【大明曰】蓮子、石蓮性俱温。【時珍曰】嫩菂性平，石蓮性温。得伏苓、山藥、白术、枸杞子良。【詵曰】生食過多，微動冷氣脹人。蒸食甚良。大便燥濇者，不可食。【主治】補中養神，益氣力，除百疾。久服輕身耐老，不飢延年。本經。主五臟不足，傷中，益十二經脉血氣。孟詵。止渴去熱安心止痢治腰痛及泄精多食令人歡喜（大明）交心腎厚腸胃固精氣强筋骨補虛損利耳目除寒濕止脾泄久痢赤白濁女人帶下崩中諸血病（時珍）擣碎和米作粥飯食輕身益氣令人强健（蘇頌 出詩疏）○安靖上下君相火邪（嘉謨）

【發明】時珍曰蓮產于淤泥而不爲泥染居于水中而不爲水没根莖花實凡品难同清净濟用羣美兼得自弱莖而節上生莖生葉生花生藕由菡萏而生蓮生菂生薏其蓮菂則始而黄黄而青青而綠綠而黑中含白肉内隱青心石蓮堅剛可歷永久薏藏生意藕復萌芽展轉生生造化不息故釋氏用爲引譬妙理具存醫家取爲服食百病可却蓋蓮之味甘氣温而性嗇禀清芳之氣得稼穡之味乃脾之果也脾者黄宫所以交媾水火會合木金者也土爲元氣之母母氣既和津液相成神乃自生久視耐老此其權輿也昔人治心腎不交勞傷白浊有清心蓮子飲補心腎益精血有瑞蓮丸皆得此理藏器曰經秋正黑石蓮子入水必沉惟煎鹽鹵能浮之此物居山海間經百年不壞人得食之令髮黑不老說曰諸鳥猿猴取得不食藏之石室内人得三百年者食之永不老也又雁食之糞于田野山巖之中不逢陰雨經久不壞人得之每旦空腹食十枚身輕能登高涉遠也

去熱，安心止痢，治腰痛及泄精。多食令人歡喜。大明。交心腎，厚腸胃，固精氣，强筋骨，補虛損，利耳目，除寒濕，止脾泄久痢，赤白濁，女人帶下崩中，諸血病。時珍。擣碎和米作粥飯食，輕身益氣，令人强健。蘇頌。○出詩疏。安靖上下君相火邪。嘉謨。

【發明】【時珍曰】蓮産于淤泥而不爲泥染；居于水中而不爲水没。根莖花實，凡品難同；清净濟用，群美兼得。自蒻[一]蔤而節節生莖，生葉，生花，生藕；由菡萏而生蕊，生蓮，生菂，生薏。其蓮菂則始而黄，黄而青，青而緑，緑而黑，中含白肉，内隱青心。石蓮堅剛，可歷永久，薏藏生意，藕伏[二]萌芽，展轉生生，造化不息。故釋氏用爲引譬，妙理具存；醫家取爲服食，百病可却。蓋蓮之味甘氣温而性嗇，禀清芳之氣，得稼穡之味，乃脾之果也。脾者黄宫，所以交媾水、火，會合木、金者也。土爲元氣之母，母氣既和，津液相成，神乃自生，久視耐老，此其權輿也。昔人治心腎不交，勞傷白濁，有清心蓮子飲；補心腎，益精血，有瑞蓮丸，皆得此理。【藏器曰】經秋正黑，名[三]石蓮子。入水必沉，惟煎鹽鹵能浮之。此物居山海間，經百年不壞，人得食之，令髮黑不老。【詵曰】諸鳥、猿猴取得不食，藏之石室内。人得三百年者，食之永不老也。又雁食之，糞于田野山巖之中，不逢陰雨，經久不壞。人得之，每日空腹食十枚，身輕，能登高涉遠也。

〔一〕蒻：原作「弱」。今從江西本改。
〔二〕伏：原作「㣧」。據中華字海彳部：同「伏」，字見魏賈瑾墓志。今據改作「伏」。
〔三〕名：原脱。今據證類卷二十三藕實莖補。

【附方】舊四新十

服食不飢（詵曰）石蓮肉蒸熟去心為末煉蜜丸梧子大日服三十丸此仙家方也

清心寧神（宗奭曰）用蓮蓬中乾石蓮子肉於砂盆中擦去赤皮留心同為末入龍腦點湯服之

補中強志益耳目聰明用蓮實半兩去皮心研末水煮熟以粳米三合作粥入末攪勻食　聖惠方

補虛益損水芝丹用蓮實半升酒浸二宿以牙豬肚一個洗淨入蓮在內縫定煮熟取出曬乾為末酒煮米糊丸梧子大每服五十丸食前溫酒送下　醫學發明

小便頻數下焦真氣虛弱者用上方醋糊丸服

白精遺精石蓮肉龍骨益智仁等分為末每服二錢空心米飲下○普濟用蓮肉白茯苓等分為末白湯調服

心虛赤濁蓮子六一湯用石蓮肉六兩炙甘草一兩為末每服一錢灯心湯下　直指方

久痢禁口石蓮肉炒為末每服二錢陳倉米調下便覺思食甚妙加入香連丸尤妙　丹溪心法

脾泄腸滑方同上

噦逆不止石蓮肉六枚炒赤黃色研末冷熟水半盞和服便止　蘇頌圖經

產後欬逆嘔吐心忡目運用石蓮子兩半白茯苓一兩丁香五錢為末每米飲服二錢　良方補遺

眼赤作痛蓮實去皮研末一盞粳米半升以水煮粥常食　普濟方

小兒熱渴蓮實二十枚炒浮萍二錢半生薑少許水煎分三服　聖濟總錄

反胃吐食石蓮肉為末入少肉豆蔻末米湯調服之　直指方

【附方】舊四，新十。**服食不飢**。【詵曰】石蓮肉蒸熟去心，爲末，煉蜜丸梧子大。日服三十丸。此仙家方也。**清心寧神**。【宗奭曰】用蓮蓬中乾石蓮子肉，於砂盆中擦去赤皮，留心，同爲末，入龍腦點湯服之。**補中强志**，益耳目聰明。用蓮實半兩去皮心，研末，水煮熟，以粳米三合作粥，入末攪匀食。聖惠方。**補虚益損**。水芝丹：用蓮實半升，酒浸二宿，以牙豬肚一個洗浄，入蓮在内，縫定煮熟，取出晒乾爲末，酒煮米糊丸梧子大。每服五十丸，食前温酒送下。醫學發明。**小便頻數**。下焦真氣虚弱者，用上方，醋糊丸服。**白濁[一]遺精**。石蓮肉、龍骨、益智仁等分，爲末。每服二錢，空心米飲下。○普濟用蓮肉、白伏苓等分，爲末。白湯調服。**心虚赤濁**。蓮子六一湯：用石蓮肉六兩，炙甘草一兩，爲末。每服一錢，燈心湯下。直指方。**久痢禁口**。石蓮肉炒，爲末。每服二錢，陳倉米湯[二]調下，便覺思食，甚妙。加入香連丸，尤妙。丹溪心法。**脾泄腸滑**。方同上。**噦逆不止**。石蓮肉六枚，炒赤黄色，研末。冷熟水半盞和服便止。蘇頌圖經。**産後欬逆**，嘔吐，心忡目運。用石蓮子兩半，白茯苓一兩，丁香五錢，爲末。每米飲服二錢。良方補遺。**眼赤作痛**。蓮實去皮研末一盞，粳米半升，以水煮粥，常食。普濟方。**小兒熱渴**。蓮實二十枚炒，浮萍二錢半，生薑少許，水煎，分三服。聖濟總録。**反胃吐食**。石蓮肉爲末。入少肉豆蔻末，米湯調服之。直指方。

〔一〕濁：原作「精」。今據普濟方卷三十三腎虚漏濁遺精改。
〔二〕湯：原脱。今據丹溪心法卷二痢補。

藕【氣味】甘平無毒。大明曰：溫。時珍曰：相感志云：藕以鹽水供食則不損口，同油煠麪米果食則無渣。煑忌鐵器。
【主治】熱渴，散留血，生肌。久服令人心懽。別錄。止怒止洩，消
食解酒毒及病後乾渴。藏器。擣汁服，止悶除煩開胃，治霍亂，破
產後血悶。擣膏，署金瘡并傷折，止暴痛。蒸煮食之，大能開胃。
大明。生食治霍亂後虛渴。蒸食甚補五臟，實下焦。同蜜食，令人
腹臟肥，不生諸蟲，亦可休糧。孟詵。汁解射罔毒、蟹毒。徐之才。擣浸
澄粉服食，輕身益年。臞仙。
【發明】弘景曰：根入神仙家。宋時太官作血衉音勘，庖人削藕皮誤落血中，遂散渙不凝，故醫家用以破血多效也。
者，血羹也。詵曰：產後忌生冷物，獨藕不同生冷者，為能破血
也。時珍曰：白花藕大而孔扁者，生食味甘，煑食不美；紅花及
野藕，生食味澀，煑蒸則佳。夫藕生于卑污，而潔白自若。質柔
而穿堅，居下而有節。孔竅玲瓏，絲綸內隱。生于嫩蒻，而發為
莖葉花實，又復生芽，以續生生之脉。四時可食，令人心懽，可
謂靈根矣。故其所主者，皆心脾血分之疾，與蓮之功稍不同
云。

藕。【氣味】甘，平，無毒。【大明曰】温。【時珍曰】相感志云：藕以鹽水供食，則不損口；同油煠麪米果食，則無渣。煮忌鐵器。【主治】熱渴，散留血，生肌。久服令人心懽。別録。止怒，止泄，消食，解酒毒及病後乾渴。藏器。擣汁服，止悶除煩，開胃，治霍亂，破産後血悶。擣膏罯金瘡并傷折，止暴痛。蒸煮食之，大能開胃。大明。生食治霍亂後虚渴。蒸食甚補五臟，實下焦。同蜜食，令人腹臟肥，不生諸蟲，亦可休糧。孟詵。汁：解射菵毒、蟹毒。徐之才。擣浸澄粉服食，輕身益年。臞仙。

【發明】【弘景曰】根入神仙家。宋時太官作血衉，音勘，庖人削藕皮誤落血中，遂散涣不凝。故醫家用以破血多效也。衉者，血羹也。【詵曰】産後忌生冷物，獨藕不同生冷者，爲能破血也。【時珍曰】白花藕大而孔扁者，生食味甘，煮食不美；紅花及野藕，生食味澀，煮蒸則佳。夫藕生于卑污，而潔白自若。質柔而穿堅，居下而有節。孔竅玲瓏，絲綸内隱。生于嫩蒻，而發爲莖、葉、花、實，又復生芽，以續生生之脉。四時可食，令人心懽，可謂靈根矣。故其所主者，皆心脾血分之疾，與蓮之功稍不同云。

【附方】舊四，新六。時氣煩渴：生藕汁一盞，生蜜一合，和勻細服。傷寒口乾：生藕汁、生地黄汁、童子小便各半盞，煎溫服之。龐安時《傷寒論》。霍亂煩渴：藕汁一鍾，薑汁半鍾，和勻飲。《聖濟總錄》。霍亂吐利：生藕擣汁服。《聖惠》。上焦痰熱：藕汁、梨汁各半盞，和服。《簡便》。產後悶亂：血氣上衝，口乾腹痛。《梅師方》用生藕汁三升，飲之。○龐安時用藕汁、生地黄汁、童子小便等分，煎服。小便熱淋：生藕汁、生地黄汁、葡萄汁各等分，每服一盞，入蜜溫服。墜馬血瘀：積在胸腹，唾血無數者。乾藕根為末，酒服方寸匕，日二次。《千金方》。食蟹中毒：生藕汁飲之。《聖惠》。凍腳裂坼：蒸熟藕擣爛，塗之。塵芒入目：大藕洗擣，綿裹，滴汁入目中，即出也。《普濟方》。

藕蔤【釋名】藕絲菜。五六月嫩時，采為蔬茹，老則為藕稍，味不堪矣。【氣味】甘，平，無毒。【主治】生食，主霍乱後虛渴煩悶不能食，解酒食毒。蘇頌。功與藕同。時珍。解煩毒，下瘀血。汪穎。

藕節【氣味】澀，平，無毒。大明曰：冷。伏硫黄。【主治】擣汁飲，主吐血不止，及口鼻出血。甄權。消瘀血，解熱毒。產後血悶，和地黄研汁，入熱酒

【附方】舊四，新六。時氣煩渴。生藕汁一盞，生蜜一合，和勻，細服。聖惠。傷寒口乾。生藕汁、生地黄汁、童子小便各半盞，煎温，服之。龐安時傷寒論。霍亂煩渴。藕汁一鍾，薑汁半鍾，和勻飲。聖濟總録。霍亂吐利。生藕擣汁服。聖惠。上焦痰熱。藕汁、梨汁各半盞，和服。簡便。産後悶亂，血氣上衝，口乾腹痛。梅師方用生藕汁三升，飲之。○龐安時用藕汁、生地黄汁、童子小便等分，煎服。小便熱淋。生藕汁、生地黄汁、葡萄汁各等分，每服一盞，入蜜温服。墜馬血瘀，積在胸腹，唾血無數者。乾藕根爲末，酒服方寸匕，日二次。千金方。食蟹中毒。生藕汁飲之。聖惠。凍脚裂坼。蒸熟藕，擣爛塗之。塵芒入目。大藕洗擣，綿裹，滴汁入目中，即出也。普濟方。

藕蔤。【釋名】藕絲菜。五六月嫩時，采爲蔬茹，老則爲藕梢，味不堪矣。【氣味】甘，平，無毒。【主治】生食，主霍亂後虚渴煩悶不能食，解酒食毒。蘇頌。功與藕同。時珍。解煩毒，下瘀血。汪頴。

藕節。【氣味】澀，平，無毒。【大明曰】冷。伏硫黄。【主治】擣汁飲，主吐血不止，及口鼻出血。甄權。消瘀血，解熱毒。産後血悶，和地黄研汁，入熱酒、

小便飲。明大 能止欬血，唾血，血淋，溺血，下血，血痢，血崩。時珍

【發明】時珍曰：一男子病血淋，痛脹祈死。予以藕汁調髮灰，每服二錢，服三日而血止痛除。按趙溍養痾漫筆云：宋孝宗患痢，衆醫不效。高宗偶見一小藥肆，召而問之。其人問得病之由，乃食湖蟹所致。遂診脉曰：此冷痢也。乃用新采藕節搗爛，熱酒調下，數服即愈。高宗大喜，就以搗藥金杵臼賜之。人遂称為金杵臼嚴防禦家，可謂不世之遇也。大抵藕能消瘀血，解熱開胃，而又解蟹毒故也。

【附方】新五。

鼻衄不止：藕節搗汁飲，并滴鼻中。

卒暴吐血：雙荷散：用藕節、荷蒂各七個，以蜜少許擂爛，用水二鍾，煎八分，去滓，溫服。或為末丸服亦可。聖惠。

大便下血：藕節晒乾研末，人參、白蜜煎湯調服一錢，日二服。全幼心鑑。

遺精白濁：心虛不寧。金鎖玉關丸：用藕節、蓮鬚、蓮子肉、芡實肉、山藥、白茯苓、白茯神各二兩，為末。用金櫻子二斤，槌碎，以水一斗，熬八分，去滓，再熬成膏，入少麵和藥，丸梧子大。每服七十丸，米飲下。

鼻淵腦瀉：藕節、芎藭焙研，為末。每服二錢，米飲下。普濟。

蓮薏 即蓮子中青心也。

【釋名】苦薏。

【氣味】苦，寒，無毒。藏器曰：食蓮子不去心，令人作吐。

【主治】血渴，產後渴，生研末，米飲服二錢，立愈。士良。止霍亂。大明。清

小便飲。大明。能止欬血唾血，血淋溺血，下血血痢，血崩。時珍。

【發明】【時珍曰】一男子病血淋，痛脹祈死。予以藕汁調髮灰，每服二錢，服三日而血止痛除。按趙溍養疴漫筆云：宋孝宗患痢，衆醫不效。高宗偶見一小藥肆，召而問之。其人問得病之由，乃食湖蟹所致。遂診脉，曰：此冷痢也。乃用新采藕節擣爛，熱酒調下，數服即愈。高宗大喜，就以搗藥金杵臼賜之，人遂稱爲金杵臼嚴防禦家，可謂不世之遇也。大抵藕能消瘀血，解熱開胃，而又解蟹毒故也。

【附方】新五。鼻衄不止。藕節擣汁飲，并滴鼻中。卒暴吐血。雙荷散：用藕節、荷蒂各七個，以蜜少許擂爛，用水二鍾，煎八分，去滓，温服。或爲末丸服亦可。聖惠。大便下血。藕節晒乾研末，人參、白蜜煎湯，調服二錢，日二服。全幼心鑑。遺精白濁，心虚不寧。金鎖玉關丸：用藕節、蓮花鬚、蓮子肉、芡實肉、山藥、白伏苓、白伏神各二兩，爲末。用金櫻子二斤搥碎，以水一斗，熬八分，去滓，再熬成膏，入少麪和藥，丸梧子大。每服七十丸，米飲下。鼻淵腦瀉。藕節、芎藭焙研，爲末。每服二錢，米飲下。普濟。

蓮薏即蓮子中青心也。【釋名】苦薏。【氣味】苦，寒，無毒。【藏器曰】食蓮子不去心，令人作吐。【主治】血渴，産後渴，生研末，米飲服二錢，立愈。士良。止霍亂。大明。清

心去熱。時珍。出統旨

附方 二新

勞心吐血 蓮子心七个，糯米二十一粒，為末，酒服。此臨安張上舍方也。是齋百一方

小便遺精 蓮子心一撮，為末，入辰砂一分，每服一錢，白湯下，日二。醫林集要

蓮蕊鬚

釋名 佛座鬚 花開時采取陰乾，亦可充果食。

氣味 甘濇溫無毒。大明曰：忌地黃、葱蒜。

主治 清心通腎，固精氣，烏鬚髮，悅顏色，益血，止血崩、吐血。時珍

發明 時珍曰：蓮鬚，本草不收，而三因諸方、固真丸、巨勝子丸各補益方中，往往用之，其功大抵與蓮子同也。

附方 新

久近痔漏 三十年者，三服除根。用蓮花蕊、黑牽牛頭末各一兩半，當歸五錢，為末，每空心酒服二錢。忌熱物。五日見效。孫氏集效方

蓮花

釋名 芙蓉 古今注 芙蕖 同上 水華

氣味 苦甘溫無毒。忌地黃、葱蒜。

主治 鎮心益色，駐顏身輕。大明。○弘景曰：花入神仙家用，入香尤妙。

附方 舊二新二

服食駐顏 七月七日采蓮花七分，八月八日采根八分，九月九日采實九分，陰乾擣篩，每

心去熱。時珍。○出統旨。

【附方】新二。勞心吐血。蓮子心七個，糯米二十一粒，爲末，酒服。此臨安張上舍方也。是齋百一方。小便遺精。蓮子心一撮，爲末，入辰砂一分。每服一錢，白湯下，日二。醫林集要。

蓮蕊鬚。【釋名】佛座鬚。花開時采取，陰乾。亦可充果食。【氣味】甘，濇，温，無毒。【大明曰】忌地黄、葱、蒜。【主治】清心通腎，固精氣，烏鬚髮，悦顏色，益血，止血崩、吐血。時珍。

【發明】【時珍曰】蓮鬚本草不收，而三因諸方，固真丸、巨勝子丸各補益方中，往往用之。其功大抵與蓮子同也。

【附方】新一。久近痔漏。三十年者，三服除根。用蓮花蕊、黑牽牛頭末各一兩半，當歸五錢，爲末。每空心酒服二錢。忌熱物。五日見效。孫氏集效方。

蓮花。【釋名】芙蓉古今注、芙蕖同上、水華。【氣味】苦、甘，温，無毒。忌地黄、葱、蒜。【主治】鎮心益色。駐顏輕身〔一〕。大明。○【弘景曰】花入神仙家用，入香尤妙。

【附方】舊二，新二。服食駐顏。七月七日采蓮花七分，八月八日采根八分，九月九日采實九分，陰乾擣篩。每

〔一〕輕身：原作「身輕」。今據證類卷二十三藕實莖乙正。

服方寸匕，溫酒調服。○太清草木方。天泡濕瘡：荷花貼之。簡便方。難產催生：蓮花一葉，書人字，吞之，即易產。肘後方。墜損嘔血：墜跌積血，心胃嘔血不止，用乾荷花為末，每酒服方寸匕，其效如神。楊拱醫方摘要。

蓮房（釋名）蓮蓬殼。陳久者良。（氣味）苦，澀，溫，無毒。（主治）破血。孟詵。治血脹腹痛，及產後胎衣不下，酒煮服之。水煮服之，解野菌毒。藏器。止血崩、下血、溺血。時珍。

（發明）時珍曰：蓮房入厥陰血分，消瘀散血，與荷葉同功，亦急則治標之意也。

（附方）新六。經血不止：瑞蓮散：用陳蓮蓬殼燒存性，研末。每服二錢，熱酒下。婦人經驗方。血崩不止：不拘冷熱，用蓮蓬殼、荊芥穗各燒存性，等分，為末。每服二錢，米飲下。聖惠方。產後血崩：蓮蓬殼五個，香附二兩，各燒存性，為末。每服二錢，米飲下，日二。婦人良方。漏胎下血：蓮房燒研，麪糊丸梧子大。每服百丸，湯、酒任下，日二。朱氏集驗方。小便血淋：蓮房燒存性，為末，入麝香少許。每服二錢半，米飲調下，日二。經驗方。天泡濕瘡：蓮蓬殼燒存性，研末，井泥調塗，神效。海上方。

服方寸匕，温酒調服。○太清草木方。天泡濕瘡。荷花貼之。簡便方。難産催生。蓮花一[一]葉，書人字，吞之，即易産。肘後方。墜損嘔血。墜跌積血心胃，嘔血不止。用乾荷花爲末，每酒服方寸匕，其效如神。楊拱醫方摘要。

蓮房。【釋名】蓮蓬殼。陳久者良。【氣味】苦，濇，温，無毒。【主治】破血。孟詵。治血脹腹痛，及産後胎衣不下，酒煮服之。水煮服之，解野菌毒。藏器。止血崩、下血、溺血。時珍。

【發明】【時珍曰】蓮房入厥陰血分，消瘀散血，與荷葉同功，亦急則治標之意也。

【附方】新六。經血不止。瑞蓮散：用陳蓮蓬殼燒存性，研末。每服二錢，熱酒下。婦人經驗方。血崩不止。不拘冷熱，用蓮蓬殼、荊芥穗各燒有性[二]，等分爲末。每服二錢，米飲下。聖惠方。産後血崩。蓮蓬殼五個，香附二兩，各燒存性，爲末。每服二錢，米飲下，日二。婦人良方。漏胎下血。蓮房燒研，麪糊丸梧子大。每服百丸，湯、酒任下，日二。朱氏集驗方。小便血淋。蓮房燒存性，爲末，入麝香少許。每服二錢半，米飲調下，日二。經驗方。天泡濕瘡。蓮蓬殼燒存性，研末，井泥調塗，神效。海上方。

〔一〕一：原字缺損。今據證類卷二十三藕實莖引肘後方補正。
〔二〕有性：聖惠方查無此方。普濟方卷三百二十九崩中漏下作「令焦」。

荷葉【釋名】嫩者荷錢（象形）貼水者藕荷（生藕者）出水者芰荷（生花者）蔤名荷鼻【修治】（大明曰入藥並炙用）【氣味】苦平無毒（時珍曰畏桐油伏白銀伏硫黄）【主治】止渴落胞破血治產後口乾心肺躁煩（大明）治血脹腹痛產後胎衣不下酒煮服之荷鼻安胎去惡血留好血止血痢殺菌蕈毒並煮水服（藏器）生發元氣裨助脾胃澀精滑散瘀血消水腫癰腫發痘瘡治吐血咯血衄血下血溺血血淋崩中產後惡血損傷敗血（時珍）

【發明】杲曰潔古張先生口授枳术丸方用荷葉燒飯為丸當時未悟其理老年味之始得夫震者動也人感之生足少陽甲膽是屬風木為生化萬物之根蒂人之飲食入胃營氣上行即少陽甲膽之氣與手少陽三焦元氣同為生發之氣素問云履端于始序則不愆荷葉生于水土之下汙穢之中挺然獨立其色青其形仰其中空象震卦之體食藥感此氣之化胃氣何由不升乎用此為引可謂遠識合道矣更以燒飯和藥與白术協力滋養補令胃厚不致內傷其利廣矣大矣世之用巴豆牽牛者豈足語此時珍曰燒飯見穀部飯下戴原禮證訣方云雷頭風證頭面疙瘩腫痛憎寒發熱狀

荷葉。【釋名】嫩者荷錢象形，貼水者藕荷生藕者，出水者芰荷生花者，蒂名荷鼻。【修治】【大明曰】入藥並炙〔一〕用。【氣味】苦，平，無毒。【時珍曰】畏桐油。伏白銀，伏硫黄。【主治】止渴，落胞破血，治産後口乾，心肺躁煩。大明。治血脹腹痛，産後胎衣不下，酒煮服之。荷鼻：安胎，去惡血，留好血，止血痢，殺菌蕈毒，並煮水服。藏器。生發元氣，裨助脾胃，澀精滑，散瘀血，消水腫癰腫，發痘瘡，治吐血、咯血、衄血、下血、溺血、血淋、崩中、産後惡血、損傷敗血。時珍。

【發明】【杲曰】潔古張先生口授枳术丸方，用荷葉燒飯爲丸。當時未悟其理，老年味之始得。夫震者，動也。人感之生足少陽甲膽，是屬風木，爲生化萬物之根蒂。人之飲食入胃，營氣上行，即少陽甲膽之氣，與手少陽三焦元氣，同爲生發之氣。素問云：履端于始，序則不愆。荷葉生于水土之下，汙穢之中，挺然獨立。其色青，其形仰，其中空，象震卦之體。食藥感此氣之化，胃氣何由不升乎？用此爲引，可謂遠識合道矣。更以燒飯和藥，與白术協力滋養，補令胃厚，不致内傷，其利廣矣、大矣。世之用巴豆、牽牛者，豈足語此。【時珍曰】「燒飯」見穀部「飯」下。按東垣試效方云：雷頭風證，頭面疙瘩腫痛，憎寒發熱，狀

〔一〕炙：原作「多」。今據證類卷二十三藕實莖引日華子改。

如傷寒病在三陽不可過用寒藥重劑誅伐無過一人病此諸藥不效余訪得清震湯治之而愈用荷葉一枚升麻五錢蒼朮五錢水煎溫服蓋震為雷而荷葉之形象震體其色又青乃涉類象形之義也又案閑人規痘疹八十一論云痘瘡已出復為風寒外襲則竅閉血凝其點不長或變黑色此為倒靨必身痛四肢微厥但溫乳散邪則熱氣復行而斑自出也宜紫背荷葉散治之蓋荷葉能升發陽氣散瘀血留好血僵蠶能解結滯之氣故也此藥易得而活人甚多勝于人牙龍腦也又戴原禮證治要訣云荷葉服之令人瘦劣故單服可以消陽水浮腫之氣

附方舊四新二十二

陽水浮腫敗荷葉燒存性研末每服二錢米飲調下日三服證治要訣

脚膝浮腫荷葉心藁本等分煎湯淋洗之永類方

痘瘡倒靨紫背荷葉散又名南金散治風寒外襲倒靨勢危者乃元一夫川霜後荷葉貼水紫背者炙乾白僵蠶直者炒去絲等分為末每服半錢用胡荽湯或溫酒調下聞人規痘疹論

諸般癰腫拔毒止痛荷葉中心蒂如錢者不拘多少煎湯淋洗拭乾以飛過寒水石同臘豬脂塗之又治癰腫柞木飲方中亦用之本事方

打撲損傷惡血攻心悶亂疼痛者以乾荷葉五片燒存性為末每服錢童子熱尿一盞食前調下日三服利下惡物為度聖惠方

產後心痛惡血不盡也荷葉炒香為末每服方寸匕沸湯或童子小便調下或燒灰或煎汁皆可救急方

胎衣不下方同上

傷寒產後血運

如傷寒，病在三陽，不可過用寒藥重劑，誅伐無過。一人病此，諸藥不效，余處清震湯治之而愈。用荷〔一〕葉一枚，升麻五錢，蒼术五錢，水煎温服。蓋震爲雷，而荷葉之形象震體，其色又青，乃涉〔二〕類象形之義也。又案聞人規痘疹八十一論云：痘瘡已出，復爲風寒外襲，則竅閉血凝，其點不長，或變黑色，此爲倒靨，必身痛，四肢微厥。但温肌散邪，則熱氣復行而斑自出也。宜紫背荷葉散治之。蓋荷葉能升發陽氣，散瘀血，留好血，僵蠶能解結滯之氣故也。此藥易得而活人甚多，勝于人牙、龍腦也。又戴原禮證治要訣云：荷葉服之，令人瘦劣，故單服可以消陽水浮腫之氣。

【附方】舊四，新二十二。**陽水浮腫**。敗荷葉燒存性，研末。每服二錢，米飲調下，日三服。證治要訣。**脚膝浮腫**。荷葉心、藁本等分，煎湯，淋洗之。永類方。**痘瘡倒靨**。紫背荷葉散，又名南金散，治風寒外襲、倒靨勢危者，萬無一失。用霜後荷葉貼水紫背者炙乾，白殭蠶直者炒去絲，等分爲末。每服半錢，用胡荽湯或温酒調下。聞人規痘疹論。**諸般癰腫**。拔毒止痛，荷葉中心蒂如錢者，不拘多少，煎湯淋洗，拭乾，以飛過寒水石，同臘猪脂塗之。又治癰腫，柞木飲方中亦用之。本事方。**打撲損傷**。惡血攻心，悶亂疼痛者。以乾荷葉五片燒存性，爲末。每服三錢匕〔三〕，童子熱尿一琖，食前調下，日三服，利下惡物爲度。聖惠方。**産後心痛**，惡血不盡也。荷葉炒香爲末。每服方寸匕，沸湯或童子小便調下。或燒灰，或煎汁，皆可。救急方。**胎衣不下**。方同上。**傷寒産後，血運**

〔一〕荷：原作「苛」。今從江西本改。
〔二〕涉：原字殘損似「述」。江西本作「涉」。二者均可通，今從江西本補正。
〔三〕三錢匕：原作「錢」。今據證類卷二十三藕實莖補改。

欲死用荷葉紅花薑黃等分炒研末童子小便調服二錢龐安常傷寒論

孕婦傷寒大熱煩渴恐傷胎氣用嫩卷荷葉焙半兩蚌粉二錢半為末每服三錢新汲水入蜜調服并塗腹上名罩胎散鄭氏方

妊娠胎動已見黃水者乾荷蒂一枚炙研為末糯米淘汁一鐘調服即安唐氏經驗方

吐血不止嫩荷葉七個擂水服之甚佳○又方乾荷葉生蒲黃等分為末每服三錢桑白皮煎湯調下○肘后方用經霜敗荷燒存性研末新水服二錢

吐血咯血荷葉焙乾為末米湯調服二錢一日二服以知為度○聖濟總錄一方用敗荷葉蒲黃各一兩為末每服二錢麥門冬湯下

吐血衄血陽乘于陰血熱妄行宜服四生丸陳日華云屢用得效用生荷葉生艾葉生柏葉生地黃等分擣爛丸雞子大每服一丸水三盞煎一盞去滓服濟生方

崩中下血荷葉燒研半兩蒲黃黃芩各一兩為末每空心酒服三錢

血痢不止荷葉蒂水煮汁服之普濟方

下痢赤白荷葉燒研每服二錢紅痢蜜白痢沙糖湯下

脫肛不收貼水荷葉焙研酒服二錢仍以荷葉盛末坐之經驗良方

牙齒疼痛青荷葉剪取錢蒂七个以濃米醋一盞煎半盞去滓熬成膏時時抹之妙唐氏經驗方

赤遊火丹新生荷葉擣爛入鹽塗之摘玄方

漆瘡作癢乾荷葉煎湯洗之良集驗方

偏身風癘荷葉三十枚石灰一斗淋汁合煮漬之半日乃出數日一作良聖惠方

偏頭風痛升麻蒼朮各一兩荷葉一個

欲死。用荷葉、紅花、薑黄等分，炒，研末。童子小便調服二錢。龐安常傷寒論。**孕婦傷寒**，大熱煩渴，恐傷胎氣。用嫩卷荷葉焙半兩，蚌粉二錢半，爲末。每服三錢，新汲水入蜜調服，并塗腹上。名罩胎散。鄭氏方。**妊娠胎動**，已見黄水者。乾荷蒂一枚炙，研爲末。糯米淘汁一鍾，調服即安。唐氏經驗方。**吐血不止**。嫩荷葉七個，擂水服之，甚佳。○又方：乾荷葉、生蒲黄等分，爲末。每服三錢，桑白皮煎湯調下。○肘後方用經霜敗荷燒存性，研末。新水服二錢。**吐血咯血**。荷葉焙乾，爲末。米湯調服二錢，一日二服，以知爲度。○聖濟總録用敗荷葉、蒲黄各一兩，爲末。每服二錢，麥門冬湯下。**吐血衄血**。陽乘于陰，血熱妄行，宜服四生丸。陳日華云屢用得效。用生荷葉、生艾葉、生柏葉、生地黄等分，擣爛，丸雞子大。每服一丸，水三盞，煎一盞，去滓服。濟生方。**崩中下血**。荷葉燒研半兩，蒲黄、黄芩各一兩，爲末。每空心酒服三錢。**血痢不止**。荷葉蒂，水煮汁服之。普濟方。**下痢赤白**。荷葉燒研。每服二錢，紅痢蜜、白痢沙餹湯下。**脱肛不收**。貼水荷葉焙研，酒服二錢，仍以荷葉盛末坐之。經驗良方。**牙齒疼痛**。青荷葉剪取錢蒂七個，以濃米醋一盞，煎半盞，去滓，熬成膏，時時抹之，妙。唐氏經驗方。**赤遊火丹**。新生荷葉擣爛，入鹽塗之。摘玄方。**漆瘡作痒**。乾荷葉煎湯，洗之良。集驗方。**偏身風癘**。荷葉三十枚，石灰一斗，淋汁合煮。漬之半日乃出。數日一作，良。聖惠方。**偏頭風痛**。升麻、蒼术各一兩，荷葉一

葉一个水二鍾煎一鍾食后温服或燒荷葉一个為末以前汁調服簡便方刀斧傷瘡荷葉燒研搽之集簡方

陰腫痛痒荷葉浮萍蛇牀等分煎水日洗之醫壘元戎

紅白蓮花拾遺

〔校正〕自草部移入此

〔集解〕藏器曰紅蓮花白蓮花生西國胡人將來也時珍曰此不知即蓮花否而功與蓮同以類相從姑移入此

〔氣味〕甘平無毒〔主治〕久服令人好顏色變白卻老藏器

芰實音妓○別錄上品

〔釋名〕菱別錄水栗風俗通沙角時珍曰其葉支散故字從支其角稜峭故謂之菱而俗呼為菱角也昔人多不分別惟王安石武陵記以三角四角者為芰兩角者為菱左傳屈到嗜芰即此物也爾雅謂之厥攈音眉又許慎說文云菱楚謂之芰秦謂之薢茩楊氏丹鉛錄以芰為雞頭引離騷緝芰荷以為衣言菱葉不可緝衣皆誤矣案爾雅薢茩乃決明之名非厥攈也又埤雅芰荷乃藕上出水生花之莖非雞頭也與菱同名異物許楊二氏失于詳攷故正之

〔集解〕弘景曰芰實廬江間最多皆取火燔以為米充糧今多蒸暴食之頌曰菱處處有之葉浮水上花黃白色花落而實生漸向水中乃熟實有二種一種四角一種兩角兩角中又有嫩皮而紫色者謂之浮菱食之尤美江淮及山東人

個，水二鍾，煎一鍾，食後温服。或燒荷葉一個，爲末，以前汁調服。簡便方。刀斧傷瘡。荷葉燒研，搽之。集簡方。陰腫痛痒。荷葉、浮萍、蛇牀等分煎水，日洗之。醫壘元戎。

紅白蓮花拾遺

【校正】自草部移入此。

【集解】【藏器曰】紅蓮花、白蓮花，生西國，胡人將來也。【時珍曰】此不知即蓮花否？而功與蓮同，以類相從，姑移入此。

【氣味】甘，平，無毒。【主治】久服，令人好顏色，變白却老。藏器。

芰實音妓○別録上品

【釋名】菱別録、水栗風俗通、沙角。【時珍曰】其葉支散，故字從支。其角稜峭，故謂之菱，而俗呼爲菱角也。昔人多不分別，惟王安貧武陵記以三角、四角者爲芰，兩角者爲菱。左傳屈到嗜芰，即此物也。爾雅謂之厥攈，音眉。又許慎説文云：菱，楚謂之芰，秦謂之薢茩。楊氏丹鉛録以芰爲雞頭，引離騷「緝芰、荷以爲衣」，言菱葉不可緝衣，皆誤矣。案爾雅薢茩乃決明之名，非厥攈〔一〕也。又埤雅芰荷乃藕上出水生花之莖，非雞頭也。與菱同名異物。許、楊二氏失于詳考，故正之。

【集解】【弘景曰】芰實，廬、江間〔二〕最多，皆取火燔以爲米充粮，今多蒸暴食之。【頌曰】菱，處處有之。葉浮水上，花黄白色，花落而實生，漸向水中乃熟。實有二種：一種四角，一種兩角。兩角中又有嫩皮而紫色者，謂之浮菱，食之尤美。江、淮〔三〕及山東人

〔一〕攈：原字缺損。今據上文引爾雅補正。與江西本合。
〔二〕間：原字缺損。今據證類卷二十三芰實引陶隱居補正。
〔三〕淮：原字缺損。今據同上引圖經補正。

暴其實以為米代糧。時珍曰：芰菱有湖濼處則有之。菱落泥中，最易生發。有野菱、家菱，皆三月生蔓延引。葉浮水上，扁而有尖，光面如鏡。葉下之莖有股如蝦股，一莖一葉，兩兩相差，如蝶翅狀。五六月開小白花，背日而生，晝合宵炕，隨月轉移。其實有數種：或三角、四角，或兩角、無角。野菱自生湖中，葉、實俱小。其角硬直刺人，其色嫩青老黑。嫩時剝食甘美，老則蒸煮食之。野人暴乾，剁米為飯為粥，為糕為果，皆可代糧。其莖亦可暴收，和米作飯，以度荒歉，蓋澤農有利之物也。家菱種于陂塘，葉、實俱大，角軟而脆，亦有兩角彎卷如弓形者，其色有青、有紅、有紫，嫩時剝食，皮脆肉美，蓋佳果也。老則殼黑而硬，墜入江中，謂之烏菱。冬月取之，風乾為果，生熟皆佳。夏月以糞水澆其葉，則實更肥美。按段成式酉陽雜俎云：蘇州折腰菱多兩角。荊州郢城菱三角無刺，可以挼莎。漢武帝昆明池有浮根菱，亦曰青水菱，葉沒水下，菱出水上。或云：玄都有雞翔菱，碧色，狀如雞飛，仙人鳧伯子常食之。

氣味　甘，平，無毒。詵曰：生食，性冷利。多食傷人臟腑，損陽氣，痿莖，生蟯蟲。水族中此物最不治病。若過食腹脹者，可暖薑酒服之即消，亦可含吳茱萸咽津。時珍曰：仇池筆記言菱花開背日，芡花開向日，故菱寒而芡暖。別錄言芰實性平，豈生者性冷，而乾者則性平歟？

主治　安中補五臟，不饑輕身。別錄。蒸暴，和蜜餌之，斷穀長生。弘景。

暴其實以爲米，代粮。【時珍曰】芰菱，有湖濼處則有之。菱落泥中，最易生發。有野菱、家菱，皆三月生蔓延引。葉浮水上，扁而有尖，光面如鏡。葉下之莖有股如蝦股，一莖一葉，兩兩相差如蝶翅狀。五六月開小白花，背日而生，晝合宵炕，隨月轉移。其實有數種：或三角、四角，或兩角、無角。野菱自生湖中，葉、實俱小。其角硬直刺人，其色嫩青、老黑。嫩時剥食甘美，老則蒸煮食之。野人暴乾剁米，爲飯，爲粥，爲餻，爲果，皆可代粮。其莖亦可暴收，和米作飯，以度荒歉，蓋澤農有利之物也。家菱種于陂塘，葉、實俱大。角耎而脆，亦有兩角，彎卷如弓形者，其色有青、有紅、有紫。嫩時剥食，皮脆肉美，蓋佳果也。老則殼黑而硬，墜入江中，謂之烏菱。冬月取之，風乾爲果，生、熟皆佳。夏月以糞水澆其葉，則實更肥美。案段成式酉陽雜俎云：蘇州折腰菱，多兩角。荆州郢城菱，三角無刺，可以挼〔一〕莎。漢武帝昆明池有浮根菱，亦曰青水菱，葉没水下，菱〔二〕出水上。或云：玄都有雞翔菱，碧色，狀如雞飛，仙人鳧伯子常食之。

【氣味】甘，平，無毒。【詵曰】生食，性冷利。多食，傷人臟腑，損陽氣，痿莖，生蟯蟲。水族中此物最不治病。若過食腹脹者，可暖薑酒服之即消，亦可含吴茱萸咽津。【時珍曰】仇池筆記言：菱花開背日，芡花開向日，故菱寒而芡暖。别録言芰實性平，豈生者性冷，而乾者則性平與？

【主治】安中補五臟，不飢輕身。别録。蒸暴，和蜜餌之，斷穀長生。弘景。

〔一〕挼：原字漫漶。今據酉陽雜俎卷十九草篇「芰」補正。

〔二〕菱：同上作「根」。

解丹石毒蘇頌鮮者解傷寒積熱止消渴解酒毒射菌毒孝先

爛煑粉食補中延年臞仙

芰花【氣味】澀【主治】入染鬚髮方時珍

烏菱殼【主治】入染鬚髮方亦止泄痢時珍

芡實音儉○本經上品

【釋名】雞頭本經 鴈喙同 鴈頭古今注 鴻頭韓退之 雞雍莊子 卯菱管子 蔿子音唯 水流黃【弘景曰】此即今蔿子也莖上花似雞冠故名雞頭【頌曰】其苞形類雞鴈頭故有諸名【時珍曰】芡可濟儉歉故謂之芡雞雍見莊子徐无鬼篇卯菱見管子五行篇揚雄方言云南楚謂之雞頭幽燕謂之鴈頭徐青淮泗謂之芡子其莖謂之蔿亦曰蔿鄭樵通志以鉤芙爲芡誤矣鉤芙陸生草也其莖可食水流黃見下

【集解】【別錄曰】雞頭實生雷池池澤八月采之【保昇曰】苗生水中葉大如荷皺而有刺花子若拳大形似雞頭實若石榴其皮青黑肉白如菱米也【頌曰】處處有之生水澤中其葉俗名雞頭盤花下結實其莖嫩者名蔿蔌亦名蔿菜人采爲蔬茹【宗奭曰】天下皆有之臨水居人采子去皮擣仁爲粉蒸渫作餅可以代糧【時珍曰】芡莖三月生葉貼水大于荷葉皺

解丹石毒。蘇頌。鮮者解傷寒積熱，止消渴，解酒毒、射菵毒。時珍。擣[一]爛澄[二]粉食，補中延年。臞仙。

芰花。【氣味】澁。【主治】入染鬚髮方。時珍。

烏菱殼。【主治】入染鬚髮方，亦止泄痢。時珍。

芡實 音儉○本經上品

【釋名】雞頭本經、雁喙同、雁頭古今注、鴻頭韓退之、雞雍莊子、卯菱管子、蔿子音唯、水流黄。【弘景曰】此即今為子也。莖上花似雞冠，故名雞頭。【頌曰】其苞形類雞、雁頭，故有諸名。【時珍曰】芡可濟儉歉，故謂之芡。雞雍見莊子徐[三]無鬼篇，卯菱見管子五行篇。揚雄方言云：南楚謂之雞頭，幽、燕謂之雁頭，徐、青、淮、泗謂之芡子。其莖謂之蔿，亦曰葰。鄭樵通志以鉤芙爲芡，誤矣。鉤芙，陸生草也。其莖可食。「水流黄」見下。

【集解】【別録曰】雞頭實生雷澤[四]池澤。八月采之。【保昇曰】苗生水中，葉大如荷，皺而有刺。花子若拳大，形似雞頭。實若石榴，其皮青黑，肉白如菱米也。【頌曰】處處有之，生水澤中。其葉俗名雞頭盤，花下結實。其莖嫩者名蔿菽，亦名葰菜，人采爲蔬茹。【宗奭曰】天下皆有之。臨水居人采子去皮，擣仁爲粉，蒸爍作餅，可以代粮。【時珍曰】芡莖三月生葉貼水，大于荷葉，皺

〔一〕时珍擣：底本三字缺損。今據其他金陵本補正。
〔二〕澄：原作「登」。今據臞仙神隱卷上山居飲食改。
〔三〕徐：原脱。今據莊子徐無鬼篇補。
〔四〕澤：原作「池」。今據證類卷二十三雞頭實改。

文如縠蹙衄如沸面青背紫莖葉皆有刺其莖長至丈餘中
亦有孔有絲嫩者剥皮可食五六月生紫花花開向日結苞
外有青刺如蝟刺及栗毬之形花在苞頂亦如雞喙及蝟喙
剥開內有斑駁軟肉裹子累累如珠璣殼內白米狀如魚目
深秋老時澤農廣收爛取芡子藏至囷
石以備歉荒其根狀如三棱煮食如芋

【修治】詵曰凡用蒸熟烈日曬裂取仁亦可舂取粉用　時珍曰新者煮食良入澀精藥連殼用亦可　案陳彥和暇日記云芡實一斗以防風四兩煎湯浸過用且經久不壞

【氣味】甘平濇無毒　弘景曰小兒多食令不長　詵曰生食多動風冷氣　宗奭曰食多不益脾胃兼難消化

【主治】濕痺腰脊膝痛補中除暴疾益精氣強志令耳目聰明久服輕身不飢耐老神仙本經　開胃助氣日華　止渴益腎治小便不禁遺精白濁帶下時珍

【發明】弘景曰仙方取此合蓮實餌之甚益人　恭曰作粉食益人勝于菱也　頌曰取其實及中子擣爛暴乾再擣篩末熬金櫻子煎和丸服之云補下益人謂之水陸丹　時珍曰案孫升談圃云芡本不益人而俗謂之水流黃何也蓋人之食芡必咀嚼之終日囁囁而芡味甘平腴而不膩食之者能使華液流通轉相灌溉其功勝于乳石也淮南子云貍頭愈鼠

文如縠，蹙衄如沸，面青背紫，莖、葉皆有刺。其莖長至丈餘，中亦有孔有絲，嫩者剥皮可食。五六月生紫花，花開向日。結苞〔一〕外有青刺如蝟刺及栗毬之形。花在苞頂，亦如雞喙及蝟喙。剥開内有斑駁軟肉裹子，累累如珠璣。殼内白米，狀如魚目。深秋老時，澤農廣收，爛取芡子〔二〕，藏至囷石，以備歉荒。其根狀如三棱，煮食如芋。

【修治】【詵曰】凡用蒸熟，烈日晒裂取仁，亦可舂取粉用。【時珍曰】新者煮食良。入澀精藥，連殼用亦可。案陳彦和〔三〕暇日記云：芡實一斗，以防風四兩煎湯浸過用，且經久不壞。

【氣味】甘，平，濇，無毒。【弘景曰】小兒多食，令不長。【詵曰】生食多動風冷氣。【宗奭曰】食多不益脾胃，兼難消化。【主治】濕痺，腰脊膝痛，補中，除暴疾，益精氣，强志，令耳目聰明。久服輕身不飢，耐老神仙。本經。

開胃助氣。日華。止渴益腎，治小便不禁，遺精白濁，帶下。時珍。

【發明】【弘景曰】仙方取此合蓮實餌之，甚益人。【恭曰】作粉食，益人勝于菱也。【頌曰】取其實及中子，擣爛暴乾，再擣篩末，熬金櫻子煎和丸服之，云補下益人，謂之水陸丹。【時珍曰】案孫升談圃云：芡本不益人，而俗謂之水流黄，何也？蓋人之食芡，必咀嚼之，終日囁囁。而芡味甘平，腴而不膩，食之者能使華液流通，轉相灌溉，其功勝于乳石也。淮南子云：貍頭愈癙，

〔一〕苞：原作「苟」。今從江西本改。
〔二〕子：原字缺損似「了」。今從改同上。
〔三〕陳彦和：此爲暇日記中提及之人物，非作者。卷一引據古今經史百家書目載作者爲「劉跂」。

雞頭曰雁頭□瘦訂者云即芡實也

附方舊一新三。雞頭粥益精氣，強志意，利耳目。雞頭實三合，煮熟去殼，粳米一合煮粥，日日空心食。經驗

王鎖丹治精氣虛滑。用芡實、蓮蕊。方見藕節下。四精丸治思慮色慾過度，損傷心氣，小便數，遺精。用秋石、白伏苓、芡實、蓮肉各二兩，為末，蒸棗和丸梧子大。每服三十丸，空心鹽湯送下。永類方

分清丸治濁病。用芡實粉、白伏苓粉，黃蠟化蜜和丸梧桐子大。每服百丸，鹽湯下。摘玄方

雞頭菜即芡莖也。氣味鹹，甘，平，無毒。主治止煩渴，除虛熱，生熟皆宜。時珍

根氣味同莖。主治小腹結氣痛，煮食之。士良

附方新一。偏墜氣塊雞頭根切片煮熟，鹽醋食之。法天生意

烏芋別錄中品

釋名鳧茈音疵烏茨音瓷葧臍衍義黑三稜博濟方芍音曉地栗鄭樵通志。時珍曰：烏芋，其根如芋而色烏也。鳧喜食之，故爾雅名鳧茈，後遂訛為鳧茨，又訛為葧臍。蓋切韻鳧、葧同一字母，音相近也。

雞頭已瘻。註者云，即芡實也。

【附方】舊一，新三。雞頭粥。益精氣，强志意，利耳目。雞頭實三合，煮熟去殼，粳米一合煮粥，日日空心食。經驗後方[一]。玉鎖丹。治精氣虛滑。用芡實、蓮蕊。方見藕節下。四精丸。治思慮、色慾過度，損傷心氣，小便數，遺精。用秋石、白伏苓、芡實、蓮肉各二兩，爲末，蒸棗和丸梧子大。每服三十丸，空心鹽湯送下。永類方。分清丸。治濁病。用芡實粉、白伏苓粉，黄蠟化，蜜和丸梧桐子大。每服百丸，鹽湯下。摘玄方。

雞頭菜，即莜菜。芡莖也。【氣味】鹹、甘，平，無毒。【主治】止煩渴，除虛熱，生熟皆宜。時珍。

根。【氣味】同莖。【主治】小腹結氣痛，煮食之。士良。

【附方】新一。偏墜氣塊。雞頭根切片煮熟，鹽、醋食之。法天生意。

烏芋 別録中品

【釋名】鳧茈音疵、鳧茨音瓷、葧臍衍義、黑三棱博濟方、芍音曉、地栗鄭樵通志。【時珍曰】烏芋，其根如芋而色烏也。鳧喜食之，故爾雅名鳧茈，後遂訛爲鳧茨，又訛爲葧臍。蓋切韵鳧、葧同一字母，音相近也。

[一] 後方：原脱。今據證類卷二十三雞頭實補。

三棱地栗皆形似也。瑞曰：小者名鳧茈，大者名地栗。

【集解】頌曰：烏芋，今鳧茨也。苗似龍鬚而細，色正青。根如指頭大，黑色，皮厚有毛。又有一種皮薄無毛者，亦同。田中人並食之。宗奭曰：皮厚色黑肉硬而白者，謂之猪葧臍；皮薄澤色淡紫肉軟而脆者，謂之羊葧臍。正二月人采食之。此二等藥中罕用，荒歲人多采以充糧。時珍曰：鳧茈生淺水田中。其苗三四月出土，一莖直上，無枝葉，狀如龍鬚。肥田栽者粗近葱蒲，高二三尺。其根白蒻，秋後結顆，大如山查、栗子，而臍有聚毛，累累下生入泥底。野生者黑而小，食之多滓。種出者紫而大，食之多毛。吳人以沃田種之，三月下種，霜後苗枯，冬春掘收為果，生食煮食皆良。

【正誤】別錄曰：烏芋一名藉姑，二月生葉如芋；三月三日采根暴乾。弘景曰：藉姑生水田中，葉有椏，狀如澤瀉，不正似芋。其根黃，似芋子而小。疑有烏者根極相似，細而美，葉狀如莧，草呼為鳧茨，恐即此也。恭曰：烏芋一名槎丫，一名茨菰。時珍曰：烏芋、慈姑原是二物。慈姑有葉，其根散生；烏芋有莖無葉，其根下生。氣味不同，主治亦異。而別錄誤以藉姑為烏芋，謂其葉如芋。陶、蘇二氏因烏芋、慈姑字音相近，遂致混註，而諸家說者因之不明。今正其誤。

根【氣味】甘，微寒，滑，無毒。詵曰：性冷。先有冷氣人不可食，令人腹脹氣滿。小兒秋月食多，臍下結痛也。【主治】消渴痹熱，溫中益氣。別錄　下丹石，消風毒，除胸中實熱三棱、地栗，皆形似也。【瑞曰】小者名凫茈，大者名地栗。

【集解】【頌曰】烏芋，今凫茨也。苗似龍鬚而細，色正青。根如指頭大，黑色，皮厚有毛。又有一種皮薄無毛者亦同。田中人並食之。【宗奭曰】皮厚色黑，肉硬而白者，謂之猪葧臍。皮薄澤，色淡紫，肉軟而脆者，謂之羊葧臍。正二月，人采食之。此二等藥中罕用，荒歲人多采以充粮。【時珍曰】凫茈生淺水田中。其苗三四月出土，一莖直上，無枝葉，狀如龍鬚。肥田栽者，粗近葱、蒲，高二三尺。其根白蒻。秋後結顆，大如山查、栗子，而臍有聚毛，累累下生入泥底。野生者，黑而小，食之多滓。種出者，紫而大，食之多毛。吴人以沃田種之，三月下種，霜後苗枯，冬春掘收爲果，生食、煮食皆良。

【正誤】【别録曰】烏芋，一名藉姑。二月生葉如芋。三月三日采根，暴乾。【弘景曰】藉姑生水田中。葉有椏，狀如澤瀉，不正似芋。其根黄，似芋子而小。疑有烏者，根極相似，細而美。葉狀如莧草，呼爲凫茨，恐即此也。【恭曰】烏芋，一名槎丫，一名茨菰。【時珍曰】烏芋、慈姑原是二物。慈姑有葉，其根散生。烏芋有莖無葉，其根下生。氣味不同，主治亦異。而别録誤以藉姑爲烏芋，謂其葉如芋。陶、蘇二氏因凫茨、慈姑字音相近，遂致混註，而諸家説者因之不明。今正其誤。

根。【氣味】甘，微寒，滑，無毒。【詵曰】性冷。先有冷氣人不可食，令人腹脹氣滿。小兒秋月食多，臍下結痛也。【主治】消渴痺熱，温中益氣。别録。下丹石，消風毒，除胸中實熱

氣可作粉食明耳目消黃疸孟詵開胃下食大明作粉食厚人腸
胃不飢能解毒服金石人宜之蘇頌療五種膈氣消宿食飯後
宜食之治誤吞銅物汪機主血痢下血血崩辟蠱毒時珍

【發明】機曰烏芋善毀銅合銅錢嚼之則錢化可見其為消堅削積之物故能化五種膈疾而消宿食治誤吞銅也時
珍曰按王氏博濟方治五積冷氣攻心變為五膈諸病金鎖
丸中用黑三稜註云即鳧茈乾者則汪氏所謂消堅之說蓋
本于此又董炳集驗方云地栗晒乾為末白湯每服二錢能
辟蠱毒傳聞下蠱之家知有此物便不敢下此亦前人所未
知者

【附方】新五 大便下血葧臍搗汁大半鍾好酒半鍾空心溫服三日見效神秘方 下痢赤白作日午時取完好葧臍洗淨拭乾勿令損破放瓶內入好燒酒浸之黃泥密封收貯遇有患者取二枚細嚼空心用原酒送下唐瑤經驗方 婦人血崩鳧茈一歲一个燒存性研末酒服之李氏方 小兒口瘡用葧臍燒存性研末摻之楊起簡便方 誤吞銅錢生鳧茈研汁細細呷之自然消化成水王璆百一選方

慈姑

日華

【校正】原混烏芋下今分出仍併入圖經外類剪刀草

氣。可作粉食，明耳目，消黄疸。孟詵。開胃下食。大明。作粉食，厚人腸胃，不飢，能解毒，服金石人宜之。蘇頌。療五種膈氣，消宿食，飯後宜食之。治誤吞銅物。汪機。主血痢，下血，血崩，辟蠱毒。時珍。

【發明】【機曰】烏芋善毁銅，合銅錢嚼之，則錢化，可見其爲消堅削積之物。故能化五種膈疾而消宿食，治誤吞銅也。【時珍曰】按王氏博濟方治五積，冷氣攻心，變爲五膈諸病，金鎖丸中用黑三棱。註云：即鳧此乾者。則汪氏所謂消堅之説，蓋本于此。又董炳集驗方云：地栗晒乾爲末，白湯每服二錢，能辟蠱毒。傳聞下蠱之家，知有此物，便不敢下。此亦前人所未知者。

【附方】新五。大便下血。葧臍擣汁大半鍾，好酒半鍾，空心温服。三日見效。神秘方。下痢赤白。午日午時取完好葧臍，洗浄拭乾，勿令損破，於瓶内入好燒酒浸之，黄泥密封收貯。遇有患者，取二枚細嚼，空心用原酒送下。唐瑶經驗方。婦人血崩。鳧茈一歲一個，燒存性，研末，酒服之。李氏方。小兒口瘡。用葧臍燒存性，研末，摻之。楊起簡便方。誤吞銅錢。生鳧茈研汁，細細呷之，自然消化成水。王璆百一選方。

慈姑 日華

【校正】原混烏芋下，今分出。仍併入圖經外類剪刀草。

釋名 藉姑（別錄） 水萍（別錄） 河鳧茈（圖經） 白地栗（同上） 苗名剪刀草（圖經） 箭搭草（救荒） 槎丫草（蘇恭） 燕尾草（大明）○**時珍曰** 慈姑一根歲生十二子如慈姑之乳諸子故以名之作茨菰者非矣河鳧茈白地栗所以別烏芋之鳧茈地栗也剪刀箭搭槎丫燕尾並象葉形也

集解 別錄曰藉姑三月三日采根暴乾 **弘景曰** 藉姑生水田中葉有椏狀如澤瀉其根黃似芋子而小煑之可啖 **恭曰** 慈姑生水中葉似鉀箭之族澤瀉之類也 **頌曰** 剪刀草生江湖及汴洛近水河溝沙磧中葉如剪刀形莖幹似嫩蒲又似三稜苗甚軟其色深青綠每叢十餘莖內抽出一兩莖上分枝開小白花四瓣蘂深黃色根大者如杏小者如栗色白而瑩滑五六七月采葉正二月采根即慈姑也煑熟味甘甜時人以作果子福州別有一種小異三月開花四時采根功亦相似 **時珍曰** 慈姑生淺水中人亦種之三月生苗青莖中空其外有稜葉如燕尾前尖後岐霜後葉枯根乃練結冬及春初掘以為果須灰湯煑熟去皮食乃不麻澀戟人咽也嫩莖亦可煠食又取汁可制粉霜雌黃又有山慈姑名同實異見草部

根

氣味 苦甘微寒無毒（大明曰）冷有毒多食發虛熱及腸風痔漏崩中帶下瘡癤以生薑同煑佳懷孕人不可食（詵曰）吳人常食之令人發脚氣癱緩風損齒失顏色皮肉乾燥卒食之使人乾嘔也 **主治** 百毒

【釋名】藉姑別録、水萍別録、河鳧茈〔一〕圖經、白地栗同上。苗名剪刀草圖經、箭搭草救荒、槎丫草蘇恭、燕尾草大明。○【時珍曰】慈姑，一根歲生十二子，如慈姑之乳諸子，故以名之。作茨菰者非矣。河鳧茈、白地栗，所以別烏芋之鳧茈、地栗也。剪刀、箭搭、槎丫、燕尾，並象葉形也。

【集解】【別録曰】藉姑，三月三日采根，暴乾。【弘景曰】藉姑生水田中。葉有椏，狀如澤瀉。其根黄，似芋子而小，煮之可啖。【恭曰】慈姑生水中。葉似鉀箭之鏃〔二〕，澤瀉之類也。【頌曰】剪刀草，生江、湖及汴、洛近水河溝沙磧中。葉如剪刀形。莖幹似嫩蒲，又似三稜。苗甚軟，其色深青緑。每叢十餘莖，内抽出一兩莖，上分枝，開小白花，四瓣，蕊深黄色。根大者如杏，小者如栗，色白而瑩滑。五、六、七月采葉，正、二月采根，即慈姑也。煮熟味甘甜，時人以作果子。福州別有一種，小異，三月開花，四時采根，功亦相似。【時珍曰】慈姑生淺水中，人亦種之。三月生苗，青莖中空，其外有稜。葉如燕尾，前尖後岐。霜後葉枯，根乃練結。冬及春初，掘以爲果。須灰湯煮熟，去皮食，乃不麻澀戟人咽也。嫩莖亦可煠食。又取汁，可制粉霜、雌黄。又有山慈姑，名同實異，見草部。

根。【氣味】苦、甘，微寒，無毒。【大明曰】冷，有毒。多食發虚熱，及腸風痔漏，崩中帶下，瘡癤。以生姜同煮佳。懷孕人不可食。【詵曰】吳人常食之，令人發脚氣、癱緩風，損齒、失顔色，皮肉乾燥。卒食之，使人乾嘔也。【主治】百毒，

〔一〕茈：證類卷三十剪刀草作「茨」。

〔二〕鏃：原作「族」。今據證類卷二十三烏芋改。

産後血悶攻心欲死産難胞衣不出擣汁服一升又下石淋（大明）

葉【主治】諸惡瘡腫小兒遊瘤丹毒擣爛塗之即便消退甚佳（蘇頌）治蛇蟲咬擣爛封之（大明）調蚌粉塗痱瘡（時珍）

附錄諸果 綱目二十一種 拾遺一種

（時珍曰）方冊所記諸果名品甚多不能詳其性味狀既列于果則養生者不可不知因畧采附以俟

津符子（時珍曰）孫真人千金方云味苦平滑多食令人口爽不知五味

必思荅（又曰）忽必烈飲膳正要云味甘無毒調中順氣出回回田地

甘劍子（又曰）范成大桂海志云狀似巴欖子仁附肉有白靨不可食發人病北人呼為海胡桃是也

楊搖子（又曰）沈瑩臨海異物志云生閩越其子生樹皮中其體有脊形甚異而味甘無奇色青黃長四五寸

海梧子（又曰）嵇含南方草木狀云出林邑樹似梧桐色白葉似青桐其子如大栗肥甘可食

木竹子（又曰）桂海志云皮色形狀全似大枇杷肉味甘美秋冬實熟出廣西

產後血悶，攻心欲死，産難胞衣不出，擣汁服一升。又下石淋。大明〔一〕。

葉。【主治】諸惡瘡腫，小兒遊瘤丹毒，擣爛塗之，即便消退，甚佳。蘇頌。治蛇、蟲咬，擣爛封之。大明。調蚌粉，塗瘙痱。時珍。

附録諸果 綱目二十一種，拾遺一種

【時珍曰】方册所記諸果，名品甚多，不能詳其性、味、狀。既列于果，則養生者不可不知，因略采附以俟。

津符子。【時珍曰】孫真人千金方云：味苦，平，滑。多食令人口爽，不知五味。

必思荅。【又曰】忽必烈〔二〕飲膳正要云：味甘，無毒。調中順氣。出回回田地。

甘劍子。【又曰】范成大桂海志云：狀似巴欖子，仁附肉，有白靨，不可食，發人病。北人呼爲海胡桃是也。

楊搖子。【又曰】沈瑩臨海異物志云：生閩、越。其子生〔三〕樹皮中，其體有脊，形甚異而味甘無奇，色青黄，長四五寸。

海梧子。【又曰】嵇含南方草木狀云：出林邑。樹似梧桐，色白。葉似青桐。其子如大栗，肥甘可食。

木竹子。【又曰】桂海志云：皮色形狀全似大枇杷，肉味甘美，秋冬實熟。出廣西。

〔一〕大明：此前之文見證類卷二十三烏芋引「唐本注云」。
〔二〕忽必烈：據百川書志醫藏書目等著録，及今存飲膳正要記載，該書作者爲忽思慧。
〔三〕生：原字缺損類「主」。今從江西本改。

櫓罟子（又曰）桂海志云大如半升盌數十房攢聚成毬每房有縫冬生青至夏紅破其瓣食之微甘出廣西

羅晃子（又曰）桂海志云狀如橄欖其皮七重出廣西顧玠海槎錄云橫州出九層皮果至九層方見肉也夏熟味如栗

橽子（又曰）徐表南州記云出九真交趾樹生子如桃實長寸餘二月開花連着子五月熟色黃鹽藏食之味酸似梅

夫編子（又曰）南州記云樹生交趾山谷三月開花仍連着子五六月熟入雞魚猪鴨羹中味美亦可鹽藏

白緣子（又曰）劉欣期交州記云出交趾樹高丈餘實味甘美如胡桃

繫彌子（又曰）郭義恭廣志云狀圓而細赤如軟棗其味初苦後甘可食

人面子（又曰）草木狀云出南海樹似含桃子如桃實無味以蜜漬之可食其核正如人面可玩祝穆方輿勝覽云出廣中大如梅李春花夏實秋熟蜜煎甘酸可食其核兩邊似人面口目鼻皆具

黃皮果（又曰）海槎錄云出廣西橫州狀如楝子及小棗而味酸

四味果（又曰）段成式酉陽雜俎云出祁連山木生如棗剖以竹刀則甘鐵刀則苦木刀則酸蘆刀則辛行旅得之能止飢渴

櫓罟子。【又曰】桂海志云：大如半升盌，數十房攢聚成毬，每房有縫[一]。冬生青，至夏紅。破其瓣食之，微甘。出廣西。

羅晃子。【又曰】桂海志云：狀如橄欖，其皮七重。出廣西。顧玠[二]海槎録云：横州出九層皮果，至九層方見肉也。夏熟，味如栗。

榼子。【又曰】徐表南州記云：出九真、交趾。樹生子如桃實，長寸餘。二月開花，連着子，五月熟，色黄。鹽藏食之，味酸似梅。

夫編子。【又曰】南州記云：樹生交趾山谷。三月開花，仍連着子，五六月熟。入雞、魚、猪、鴨羹中，味美，亦可鹽藏。

白緣子。【又曰】劉欣期交州記云：出交趾。樹高丈餘，實味甘美如胡桃。

繫彌子。【又曰】郭義恭廣志云：狀圓而細，赤如軟棗。其味初苦後甘，可食。

人面子。【又曰】草木狀云：出南海。樹似含桃。子如桃實，無味，以蜜漬之可食。其核正如人面，可玩。祝穆方輿勝覽云：出廣中。大如梅、李。春花、夏實、秋熟，蜜煎甘酸可食。其核兩邊似人面，口、目、鼻皆具。

黄皮果。【又曰】海槎録云：出廣西横州。狀如楝子及小棗而味酸。

四味果。【又曰】段成式酉陽雜俎云：出祁連山。木生如棗。剖以竹刀則甘，鐵刀則苦，木刀則酸，蘆刀則辛。行旅得之，能止飢渴。

[一] 縫：原字略有缺損。今據桂海虞衡志果志櫓罟子補正。
[二] 玠：明史藝文志及海槎餘録原書序均作「岕」。

千歲子（又曰草木狀云出交趾蔓生子在根下鬚緑色交加如織一苞恒二百餘顆皮殼青黃色殼中有肉如栗味亦如之乾則殼肉相離撼之有聲桂海志云狀似青黃李味甘）

侯騷子（又曰酉陽雜俎云蔓生子大如雞卵既甘且冷消酒輕身王太業會獻之）

酒杯藤子（又曰崔豹古今註云出西域藤大如臂花堅硬可以酌酒文章映澈實大如指味如豆蔻食之消酒張騫得其種于大宛）

蘭子（音閭）（又曰賈思勰齊民要術云藤生交趾合浦緣樹木正二月花四五月熟如梨赤如雞冠核如魚鱗生食味淡泊）

山棗（又曰寰宇志云出廣西肇慶府葉似梅果似荔枝九月熟可食）

隈支（又曰宋祁益州方物圖云生邛州山谷中樹高丈餘枝修而弱開白花實大若雀卵狀似荔枝肉黃膚甘）

靈牀上果子（拾遺藏器云人夜謗語食之即止）

諸果有毒（拾遺）

凡果未成核者食之令人發癰癤及寒熱

千歲子。【又曰】草木狀云：出交趾。蔓生。子在根下，鬚綠色，交加如織。一苞恒二百餘顆，皮殼青黃色。殼中有肉如栗，味亦如之。乾則殼肉相離，撼之有聲。桂海志云：狀似青黃李，味甘。

侯騷子。【又曰】酉陽雜俎云：蔓生。子大如雞卵，既甘且冷，消酒輕身。王太僕曾〔一〕獻之。

酒杯藤子。【又曰】崔豹古今註云：出西域。藤大如臂。花堅硬，可以酌酒，文章映澈。實大如指，味如豆蔻，食之消酒。張騫得其種于大宛。

蕳音間子。【又曰】賈思〔二〕勰齊民要術云：藤生交趾、合浦。緣樹木，正二月花，四五月熟，實〔三〕如梨，赤如雞冠。核如魚鱗。生食，味淡泊。

山棗。【又曰】寰宇志云：出廣西肇慶府。葉似梅，果似荔枝，九月熟，可食。

隈支。【又曰】宋祁益州方物圖云：生邛州山谷中。樹高丈餘，枝修而弱。開白花。實大若雀卵，狀似荔枝，肉黃膚甘。

靈牀上果子拾遺。藏器云：人夜譫語，食之即止。

諸果有毒拾遺

凡果未成核者，食之令人發癰癤及寒熱。

〔一〕僕曾：原作「菐會」。今從江西本改。
〔二〕思：原脱。今據卷一引據古今經史百家書目補。
〔三〕實：原脱。今據齊民要術卷十藤補。

凡果落地有惡蟲緣過者食之令人患九漏

凡果雙仁者有毒殺人

凡瓜雙蒂者有毒殺人沉水者殺人

凡果忽有異常者根下必有毒蛇食之殺人

凡果落地有惡蟲緣過者，食之令人患九漏。
凡果雙仁者，有毒殺人。
凡瓜雙蒂者，有毒殺人。沉水者，殺人。
凡果忽有異常者，根下必有毒蛇，食之殺人。

科学出版社中医药出版分社
联系电话：010-64019031　010-64037449
E-mail:med-prof@mail.sciencep.com

(R-0012.01)
ISBN 978-7-5088-5323-9
定　價：328.00圓